U0294688

美学区种植
实战图谱

Color Atlas of
Implant Therapy in
Aesthetic Zone

主　审
宫　苹

主　编
谭　震

编　者（按姓氏首字母排序）

Irfan Abas	Davide Farronato	Raquel Zita Gomes	Carolina Lenzi
Giuseppe Luongo	Mitsias E.Miltiadis	Luca Moscatelli	Zhen Tan（谭震）

主编助理
刘文佳　方一娜

人民卫生出版社

主编简介

About the Editor

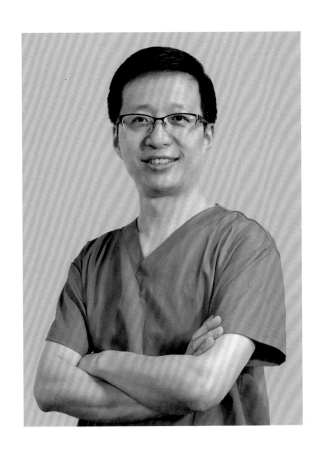

谭震　医生

口腔种植学、修复学博士

Minec中国区主席及首席专家,国际种植学会专家组成员(ITI fellow),国际种植牙医师协会中国分会常务理事兼副秘书长,香港大学牙学院前临床研究员,四川大学华西口腔医学院副教授,中华口腔医学会西藏分会常务理事,四川省口腔种植专业委员会常委,四川省口腔美学专业委员会常委,曾任中华口腔医学会种植专业委员会青年委员。2010年度国际种植学会奖学金获得者。主编《口腔种植关键技术实战图解》,主译《口腔种植彩色图谱》《口腔种植外科彩色图谱》,参编《中华口腔科学》等十余部口腔专著。主持国际口腔种植学会研究项目、国家自然科学基金项目、国家级继续教育项目。

作者简介

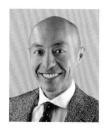

Irfan Abas 医生

口腔修复硕士,荷兰弗兰德口腔修复协会认证口腔修复专科医师、欧洲修复协会认证修复专业医师。现为口腔种植、修复、重建、牙周美容外科专业医师。

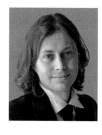

Davide Farronato 医生

PhD,伊苏布利亚大学研究员。IAO(意大利骨结合学会)活跃会员,多个种植体公司种植体系统设计师。研究领域为口腔种植与修复新技术,专长为口腔外科专业。

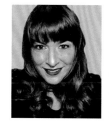

Raquel Zita Gomes 医生

波尔图大学种植学博士专业 PhD,波尔图大学牙科学院牙科医师。美格真葡萄牙意见领袖,专业团体——Follow the RED 导师,葡萄牙 CESPU 大学修复专业及研究生课程特约导师。

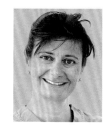

Carolina Lenzi 医生

意大利骨结合协会管理委员会成员,2017 年意大利骨结合协会活跃会员。从事以美学修复外科为主的工作,专长即刻负重及粘接技术。

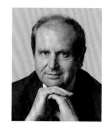

Giuseppe Luongo 医生

1999 年起担任那不勒斯菲里德里克第二大学颌面外科系副教授。数字化牙科协会主席,骨结合协会活跃会员;前任意大利骨结合协会主席。著作包括:*Il Successo in Implantologia*(Elsevier 出版),*Digital Implantology*(Quintessence 出版)。以口腔种植为主题在多个出版物发表文章。

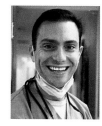

Mitsias E.Miltiadis 医生

德国基尔获博士学位,任助理研究员。雅典大学修复专业讲师,纽约大学牙周科客座教授。

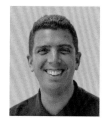

Luca Moscatelli 医生

意大利伊苏布利亚大学授课老师和多个种植及培训公司讲师(外科及修复),意大利骨结合协会会员,多中心种植体优化设计团队成员。主要从事外科及种植修复。

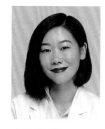

主编助理
刘文佳　医生

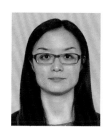

主编助理
方一娜　医生

序一

口腔种植医学正处于一个飞速发展的阶段,牙种植现已成为修复缺牙的首选方式。越来越多的口腔医师对口腔种植技术产生了浓厚兴趣,开始涉足种植治疗。对于任何一位口腔种植医师,美学相关区域的种植治疗都是治疗的难点。任何一例涉及美学的种植治疗,都需要在治疗前进行仔细的美学风险评估,制订详细的治疗计划。在口腔外科手术阶段,需要将种植体置于理想的三维位置并获得初始稳定性,还要进行妥善的软硬组织处理。在口腔修复阶段,需要选择合理的修复材料和修复方案,如有必要永久修复前还要进行局部软组织塑形。

由此可见,美学区种植病例的最终结果一定是主诊医师最高水平的综合体现。要从事美学区种植,医师需要有良好的美学素养、较强的口腔外科技能和深厚的口腔修复功底。而这需要接受全面系统的教育、培训或者经过系统的学习才能胜任。

谭震博士等人编写的《美学区种植实战图谱》为我国口腔种植医师提供了一部高水平、高质量的参考书。书中汇集了不同国家医师的精彩病例,可看到不同的文化、教育背景的口腔种植医师在面对不同的临床状况时所采取的治疗策略。读者可以借此开阔眼界,拓展思路。本书是国内与国外口腔种植学者联合创作的第一部作品,也体现了国内口腔种植的发展已得到国外学者的赞赏与肯定。

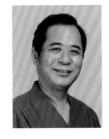

宿玉成 教授,医学博士,主任医师
现任中国医学科学院北京协和医院口腔种植中心主任、首席专家。曾任佳木斯医学院口腔医院及口腔医学院院长、佳木斯大学医学院副院长、邮电总医院副院长、中国医学科学院北京协和医院(PUMCH)副院长等职。学术兼职有中华口腔医学会口腔种植专业委员会主任委员、北京口腔种植培训学院(BITC)首席教官、国际牙医师学院院士、国际口腔种植学会(ITI)专家组成员、《口腔医学研究杂志》副主编、《中华口腔医学杂志》等杂志编委等职。主编《口腔种植学》(第2版),翻译《国际口腔种植学会(ITI)口腔种植临床指南》,科技部重大专项课题首席专家,1993年起享受国务院政府 特殊津贴。

书中每个病例均展示了治疗的详细过程,读者一目了然,能够迅速将这些病例的治疗方法应用到临床工作中。同时全书以循证医学为指导,不仅分析了每一例患者的临床决策问题,并从应用的角度,详述了相关技术具体的操作步骤和注意事项。该书兼具易读性、实用性及新颖性。无论是初学者还是有一定经验的临床医师,都可以通过本书提高临床技能。

　　愿所有从事口腔种植的低年资医师都能从本书获益!感谢谭震博士对口腔种植学发展的又一次贡献!

中华口腔医学会口腔种植专业委员会　主任委员

2019 年 2 月

Foreword Two

In a time when there are political and economic issues facing the entire world it is reassuring that there are dedicated clinicians who understand that there is a universal language that helps to unite those dedicated to improving patient care. *Color Atlas of Implant Therapy in the Aesthetic Zone* brings a group of superbly talented clinicians from around the globe together to showcase current state-of-the-art procedures in dental implantology in an excellent educational and collaborative textbook. Each of these clinicians have already contributed extensively to the dental literature and lecture internationally on dental implants and related ancillary procedures.

Under the Editorial supervision of Professor Zhen Tan, the chapters in the book represent a variety of treatment protocols from each of these international clinicians who include: Irfan Abas (Amsterdam, Netherlands), Luca Moscatelli (Turin, Italy), Davide Farronato (Milan, Italy), Raquel Zita Gomes (Oporto, Portugal), Carolina Lenzi (Bologna, Italy), Giuseppe Luongo (Rome, Italy), Mitsias E.Miltiadis (Athens, Greece), and Professor Tan.

Each case example reviews the patient history, 3-D diagnostic imaging, and pre-operative photographs. Professor Tan developed a protocol to assess esthetic risk factors from low, medium, to high, along with medical and smoking status. Additionally, intra-oral documentation included gingival smile display, with of the edentulous span, shape of existing teeth, status of neighboring teeth, gingival phenotype, pre-existing infections, soft tissue anatomy, bone levels of adjacent teeth, facial bone wall phenotype, bone anatomy of alveolar crest, and finally the expectations for each patient. The attention to detail represented by this collection of data is essential to understand the complexity of each patient presentation and critical thinking necessary to determine the direction of treatment. The educational value is amplified with clinical illustrations of the step-by-step surgical procedures such as tooth extraction, soft tissue grafting, particular bone grafting, block bone grafting, implant placement, membrane placement, and much more. The healing phase is followed by the restorative phase which is of course the eventual goal of treatment, providing the patient with teeth.

It gives me great pleasure to introduce a true contribution to the dental literature, a reference for all clinicians involved with dental implantology, and one that speaks the international language of education. All of the credit goes to the most dedicated of clinicians who took the time to carefully document and record their clinical cases to aid other clinicians along their journey to improve their diagnostic, surgical, and restorative skills. Thank you Professor Tan for allowing me the honor of presenting your combined efforts which will serve to motivate dental professionals for years to come.

Scott D. Ganz, DMD

Chief Editor, *Cone Beam International Magazine*

Associate Editor, *BMC Oral Health--Digital Dentistry Section*

Board of Directors, ICOI • Assistant Editor Implant Dentistry

Past-President Computer Aided Implantology Academy (CAI)

Past-President NJ Section of the American College of Prosthodontists

Co-Director AIE (Advanced Implant Education)

当今时代全球政治经济纷争，然而让人欣慰的是有一群具有奉献精神的临床医生，他们深信可以共同携手一起去改善对患者的关爱。《美学区种植实战图谱》一书中就汇集了这样一群来自全球各地、富有才华的临床医生，他们携手向读者展示了一系列种植治疗新技术。所有参编者都在相关领域卓有成就，积极发表研究论文并活跃在学术交流和口腔种植教育的前沿。

这些医生包括：Irfan Abas（阿姆斯特丹，荷兰）、Luca Moscatelli（都灵，意大利）、Davide Farronato（米兰，意大利）、Raquel Zita Gomes（波尔图，葡萄牙）、Carolina Lenzi（博洛尼亚，意大利）、Giuseppe Luongo（罗马，意大利）、Mitsias E.Miltiadis（雅典，希腊）、谭震（成都，中国）。在谭震博士的努力下，《美学区种植实战图谱》一书按照是否进行软硬组织增量分章节展示了他们完成的一系列病例。

每个病例均回顾了患者的病史、影像学检查及术前照片，然后再结合患者的全身健康及吸烟情况进行美学风险评估和病例难度等级分类。评估内容还包括牙龈微笑状态、缺牙间隙、余留牙形态、邻牙状况、牙龈类型、是否存在感染、软组织解剖、邻牙骨水平、唇侧骨板状况、牙槽嵴解剖及患者的期望。通过收集的数据和细节，可以评估每个病例的复杂程度，也有助于严谨地分析决定治疗的方向。每个病例均通过配图展示详细的治疗步骤，例如拔牙、软组织移植、颗粒状骨移植、块状骨移植、植体植入、屏障膜覆盖等使其易于理解并具有指导价值。当然这些步骤还包括愈合后修复阶段，也就是种植治疗的最终目标，即给患者恢复缺牙。

这一切都归功于这群无私奉献的临床医生，他们花费大量时间记录了他们的临床治疗过程以帮助其他医生在种植诊断、外科及修复方面快速成长。能够为口腔种植医生介绍这本卓越的书籍，这样一本大家都容易理解的图谱，我感到非常荣幸。感谢谭震博士邀请我为这本凝结着大家共同心血的力作撰写序言！相信本书会在未来几年一直帮助和激励着广大口腔专业工作者！

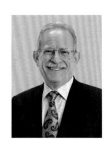

Scott D. Ganz, DMD

Cone Beam International Magazine 主　编，*BMC Oral Health-Digital Dentistry Section* 副主编。国际种植牙专科医师学会董事，计算机辅助种植学学会前任主席，美国修复医师学会前任 NJ 主席，高级种植教育中心副主任。专著 *Computer-Guided Applications for Dental implants, Bone Grafting and Reconstructive Surgery*（《计算机引导技术在牙种植、骨移植及修复重建中的应用》）已翻译为中文在国内出版。

前言

Preface

困惑

从事口腔种植一转眼已 20 多年了，在这个领域越久就越体会到这一工作的不易。我们始终面临以下几种困扰：

1. 循证医学与技术创新的矛盾　一方面，循证医学是临床工作中必须要遵循的指针，但另一方面，对许多新技术的应用又是一个探索过程，亦即在一些特殊病例的诊疗过程中所采用的某种新方法尚没有足够的循证医学证据支持。面对疑难病例，是用保守的，或者有大量循证医学证据支持的技术获得一个相对可靠的结果？还是冒险采用一些新技术以期望获得更为理想的结果？这是临床医师每天都要面对的难题。

2. 医患双方需求不同的矛盾　一方面，许多患者的时间不是那么充裕，由此即刻种植、即刻修复越来越受到大家的欢迎，作为医师，如何防控风险？从患者的角度，手术尽可能小、无痛是他们的需求，由此微创、舒适化治疗成为越来越多同行追求的目标，但有些病例需要多次手术才能让结果更加完美，到底如何抉择？随访也是一个问题，患者在没有明显不适的情况下往往不愿意定期复查，他们意识不到种植牙面对的风险。而从医师的角度，随访和维护又是必须进行的，这是确保种植义齿长期行使功能的关键。

3. 治疗过程的投入和结果之间的矛盾　我们都知道在临床上常需要花费很多时间才能把一个病例做得尽可能完美，但这个过程中医务人员投入的时间成本、材料成本是相当大的，而患者也需要投入相当的时间成本，这个增加的投入与最终治疗结果的提高程度到底是否合理也是医患双方所要考虑的。通俗地讲，如果常规治疗能达到 80 分，而你想要达到 90 分就得付出超过 1 倍的时间，这时候该如何决策？我们的职业理念和素养要求我们尽可能做得完美一些，但有时患者的治疗要求没有那么高，有些患者仅仅关心有无牙齿咀嚼食物或者基本的美观，他们往往不希望花费过多的时间来进一步提高局部的美学效果。

在美学尤其是种植美学中，上述这几个问题就体现得更加明显了。

求索

多年的临床工作中我一直在思索上述的这些问题。近年来中国经济的崛起、中国口腔种植医学的快速发展，使我有更多机会参加国内、国际交流，与国内外同行交流口腔种植的现状和未来。我们发现，大家其实都在面对同样的问题和困惑。在与他们的交流中，我逐渐意识到以下问题：

1. 目前所有的治疗手段都存在不足，技术创新是人类发展的永恒主题。这是口腔医学发展、个人执业发展的动力。我们永远只能在现有的条件下采用可行的手段，获得尽可能好的结果。

2. 由于现有技术的局限，绝大多数治疗结果都存在瑕疵，或者随着时间的推移会出现瑕疵。正所谓"完美不常有，常常不完美"。面对这样一种现状，我们要学会勇于面对治疗结果的不完美，或者不那么完美。接受这样的事实我们才能达到内心的平和。Kokich 等人（1999）和 Suphanantachat S 等人（2012）的研究显示患者自己对修复体的美学满意度通常会高于医师。

3. 深入细致的医患沟通是解决医患需求差异、平衡投入及收获的必要手段。

其实上述问题都离不开一个核心和根本，即"技术"。如果医师能掌握好美学区种植相关技术，这些问题也许就不会带给我们过多的困扰！由于美学区种植的特殊性，许多刚踏入口腔种植领域的医师迫切想要掌握相关的临床技能。5 年前，我和几位国外医师偶然讨论了一个想法，即我们能否就一些大家关心的主题，寻找有代表性的病例，并按照一定的模式呈现出来，看看不同教育背景的各国医师在临床如何进行决策。这几年由于各种原因，这个想法一直停留在构思阶段，直到 2017 年，时机终于成熟，我们开始启动这个工作。

本书精选来自多个国家的口腔种植医师的优秀病例，根据临床采取的治疗措施将其分类，并对每个病例的治疗过程进行分析，并呈现其中的临床关键（clinical pearls）。由此帮助更多立志于从事口腔种植的临床医师开拓思路、深刻理解美学区种植的原则和临床技术细节。

当然，尽管经过多年的发展，口腔美学已从各种模糊的、抽象的概念转变为具体的、可操作的科学定义和原则。但不可否认的是，美学的重塑需要将科学和艺术创造完美结合才能实现，对此我们还任重道远。

致谢

感谢中华口腔医学会种植专业委员会现任主任委员宿玉成教授对本书的大力支持！不仅欣然同意为本书作序，还就全书架构、专业词汇使用、案例点评等具体问题给予了很多建议。

感谢我的导师宫苹教授，作为本书的审校，在全书的撰写过程中倾注了大量的心血，确保了本书的顺利完稿和出版。感谢宫苹教授一如既往的支持！

感谢我的好朋友和师长 Scott D. Ganz 教授为本书作序！尽管由于语言的问题他无法通读全书，但他在繁忙的工作中向我反复了解本书的细节，向他致敬！

感谢所有参与本书的、来自不同国家的杰出口腔种植医师，刘文佳博士，方一娜医师、辛娜博士、蔺难难医师、康健博士、陈立医师等，是你们的共同努力和支持成就了本书！感谢宏盛义齿孙强技师及团队，感谢他们所呈现的精湛技艺！

2019 年 2 月

目录

Contents

第三章　单纯进行软组织增量的种植治疗

Chapter 3　Dental implant treatment with soft tissue augmentation

第四章　同时进行软硬组织增量的种植治疗

Chapter 4　Dental implant treatment with soft and hard tissue augmentation

第五章　牙根屏障技术

Chapter 5　Dental implant treatment with socket shield technique

第一章
未进行软硬组织增量的种植治疗

Chapter 1
Dental implant treatment without any
soft and hard tissue augmentation

一、病例 1　Ⅲ度松动中切牙的不翻瓣即刻种植

主诊医师:Giuseppe Luongo

(一) 患者情况

患者,女,65 岁。

主　　　诉: 右上颌前牙松动、咬合不适 6⁺ 个月。

既 往 史: 患者体健,无吸烟史,否认"高血压、糖尿病"等病史,无其他系统性疾病。否认药物和食物过
　　　　　敏史。

检　　　查: 患者 11、21 牙龈退缩。11 Ⅲ°松动,21 稳固(图 1-1-1)。

辅助检查: 根尖片显示 11 牙根吸收(图 1-1-2),CBCT 矢状面可见颊侧骨板没有明显缺损,牙槽嵴厚度尚
　　　　　可,高度充足(图 1-1-3)。

诊　　　断: 11 根尖吸收伴Ⅲ°松动。

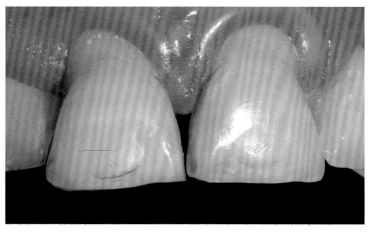

图 1-1-1　患者因 11 松动就诊,术前口内像可见 11、21 牙颈部牙龈退缩,但两者一致协调

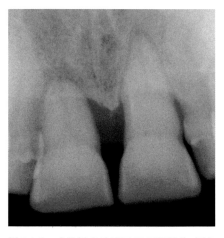

图 1-1-2　术前根尖片显示 11 牙根吸收,根尖周膜增宽

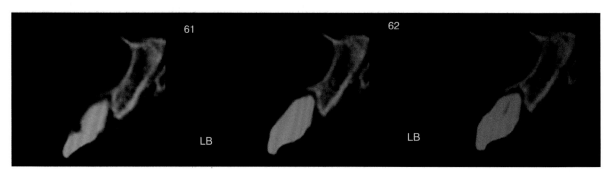

图 1-1-3　术前 CBCT 矢状面显示 11 牙根吸收,唇侧骨板相对完整

（二）美学风险评估

根据美学风险评估表（esthetic risk assessment，ERA），结合其他临床因素，该病例外科难度等级为高度复杂（complex）。

病例难度等级或者称为病例的 SAC 分类，是国际种植学会（International Team for Implantology，ITI）推荐的、用于种植病例分级及用来评估种植治疗程序的复杂和风险程度的工具。SAC 三个字母的意义分别是 S 代表 straightforward（简单）、A 代表 advanced（复杂）、C 代表 complex（高度复杂）。SAC 不仅可以用于判断病例外科难度等级，也可以用于判断修复难度等级，在本书中，仅将其用于病例外科部分的难度分级。SAC 分级的决定因素包括三点：美学与非美学区、治疗过程的复杂性和并发症的风险。本书中的病例由于涉及美学，故都属于复杂与高度复杂等级。另外，外科相关修正因素包括骨量、解剖风险、手术复杂程度、术式并发症风险等也会影响病例的难度分级（表 1-1-1）。

（三）治疗方案

本病例患者年龄偏大，对治疗的诉求主要是恢复松动的上颌前牙功能。与患者交流后，患者不考虑对 21 进行美学修复，而且希望治疗期间避免缺牙。同时，由于患者 11 牙根吸收，因此其颊侧骨板没有明显缺损，种植位点高度充足，厚度尚可，牙龈生物类型属于厚龈生物型，局部没有急性炎症，符合即刻种植的条件。关于种植体植入可以考虑数字化外科导板或者自由手进行操作，患者因考虑到治疗费用及时间安排放弃使用数字化外科导板。主治医师综合患者相关因素和自己的临床经验确定了不翻瓣即刻种植和即刻修复，认为尽管不采用数字化导板也可以通过精细地操作将种植体植于理想位置，同时不翻瓣手术有助于减少患者的术后反应。

表 1-1-1 　美学风险评估表[1]

风险因素 esthetic risk factors	风险级别 level of risk		
	低 low	中 medium	高 high
全身状况 medical status	健康,愈合良好 healthy,uneventful healing	—	愈合欠佳 compromised healing
吸烟习惯 smoking habit	非吸烟者 non-smoker	吸烟者(每天≤10根) light smoker(≤10cig/day)	吸烟者(每天>10根) heavy smoker(>10cig/day)
笑线位置 gingival display at full smile	低笑线 low	中笑线 medium	高笑线 high
缺牙间隙的宽度 width of edentulous span	单颗牙缺失(缺牙间隙≥7mm[a]或≥6mm[b]) 1 tooth(≥7mm[a] or≥6mm[b])	单颗牙缺失(缺牙间隙<7mm[a]或<6mm[b]) 1 tooth(<7mm[a] or<6mm[b])	2颗及以上牙位缺失 2 teeth or more
缺失牙[和(或)邻牙]形态 shape of tooth crowns	矩形或椭圆形 rectangular	—	三角形 triangular
邻牙修复情况 restorative status of neighboring teeth	未修复 virgin	—	已修复 restored
牙龈生物学类型 gingival phenotype	低平弧形,厚龈生物型 low-scalloped,thick	中等弧形,中厚生物型 medium-scalloped,medium-thick	高陡弧形,薄龈生物型 high-scalloped,thin
种植位点的感染 infection at implant site	无感染 none	慢性感染 chronic	急性感染 acute
软组织形态 soft-tissue anatomy	软组织形态完整 soft-tissue intact	—	软组织缺损 soft-tissue defects
邻牙骨高度 bone level at adjacent teeth	距接触点≤5mm ≤5mm to contact point	距接触点5.5~6.5mm 5.5~6.5mm to contact point	距接触点≥7mm ≥7mm to contact point
唇(颊)侧骨厚度* facial bone-wall phenotype*	唇(颊)侧骨厚度≥1mm thick-wall phenotype≥1mm thickness	—	唇(颊)侧骨厚度<1mm thin-wall phenotype<1mm thickness
骨组织形态 bone anatomy of alveolar crest	无骨缺损 no bone deficiency	水平骨缺损 horizontal bone deficiency	垂直骨缺损 vertical bone deficiency
患者的期望值 patient's esthetic expectations	较实际的期望值 realistic expectations	—	不切实际的期望值 unrealistic expectations

[a] 标准径种植体(standard-diameter implant,regular connection)

[b] 窄径种植体(narrow-diameter implant,narrow connection)

* 如果牙齿存在且有 CT 影像(if three-dimensional imaging is available with the tooth in place)

(四) 详细治疗过程

详细治疗过程见图1-1-4~图1-1-17。

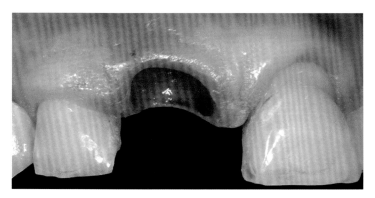

图1-1-4 微创拔除11

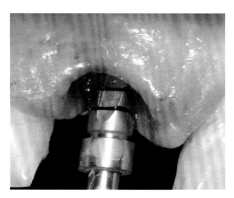

图1-1-5 即刻预备种植骨孔,先在拔牙窝的腭侧骨面定点,注意种植骨孔偏向腭侧

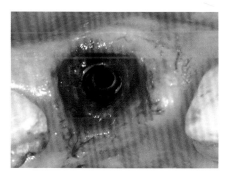

图1-1-6 植入种植体(Megagen Anyridge 3.5mm×11.5mm),可见种植体唇侧与唇侧骨板之间有足够的间隙

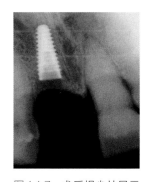

图1-1-7 术后根尖片显示种植体植入位点及轴向满意

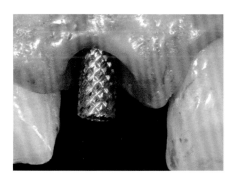

图1-1-8 安放临时基台

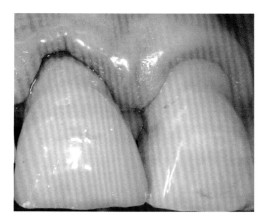

图1-1-9 用拔除的患牙牙冠粘接在临时基台上制作临时修复体

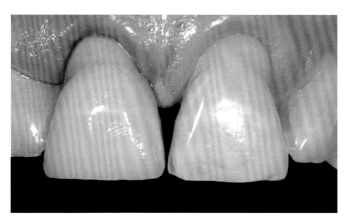

图1-1-10 手术当天临时修复体就位后的软组织形态,可见11龈缘形态保持稳定与21协调

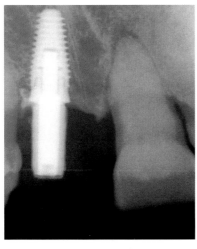

图 1-1-11 术后 10 个月根尖片显示 11 种植体周围骨愈合良好（患者自身原因延迟就诊）

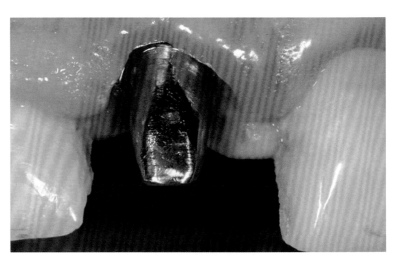

图 1-1-12 常规取模，拟行永久修复体制作，安放最终基台

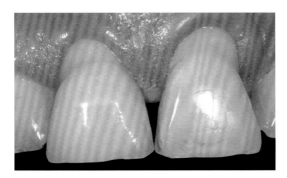

图 1-1-13 最终修复体粘接就位，可见龈缘软组织与邻牙对称协调，牙齿颜色形态与对称牙一致

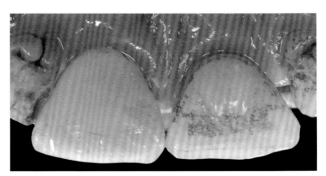

图 1-1-14 最终修复体的腭侧形态

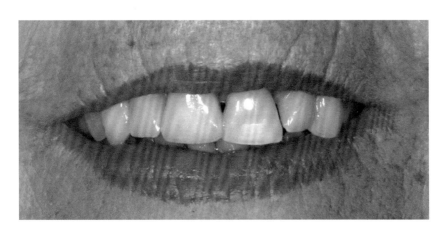

图 1-1-15 最终修复后微笑像，暴露的义齿部分逼真

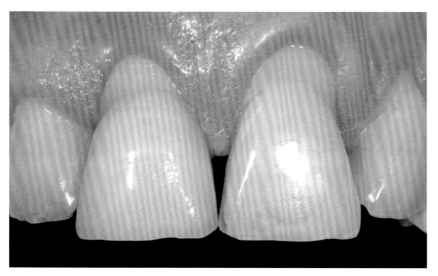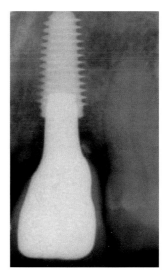

图 1-1-16 术后 6 年随访可见软组织稳定,红白美学效果非常好

图 1-1-17 术后 6 年随访,根尖片显示种植体周围骨水平稳定,无明显吸收

（五）治疗流程

患者有牙周病史,经过系统的治疗牙周病已得到控制,但后来由于啃咬硬物导致中切牙严重松动无法保留。经过仔细检查和评估后确定了治疗方案,首先在不翻瓣的条件下即刻种植,利用离体天然牙行临时冠修复,很好的支撑和稳定了原有软组织的形态,修复阶段采用个性化牙冠设计,模拟术前及邻牙牙龈萎缩、牙根暴露的形态,获得了仿真、对称的美学效果（图 1-1-18）。

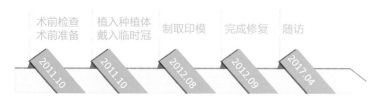

术前检查 术前准备	植入种植体 戴入临时冠	制取印模	完成修复	随访
2011.10	2011.10	2012.08	2012.09	2017.04

图 1-1-18 治疗流程图

（六）病例点评

1. 不翻瓣即刻种植　前牙区拔牙后即刻种植（immediate implant placement）治疗的方式已得到广泛应用,具有减少患者就诊次数、缩短治疗时间、提高患者良好的就诊体验等优势。Buser 等提出了常规即刻种植应具备的条件:①牙槽窝骨板完整,厚型颊侧骨板厚度应超过 1mm;②牙龈为厚牙龈生物类型;③牙槽窝无急性化脓性炎症;④在理想的三维位置植入后种植体尖端或腭侧有充足的骨量确保种植体具有良好的初期稳定性[2]。在满足即刻种植的条件下,应尽可能考虑不翻瓣手术（flapless surgery）,与翻瓣设计

相比,不翻瓣手术术后发生唇侧中份软组织退缩的风险较小,且不会遗留瘢痕,但由于不翻瓣手术的手术视野相对较差,对术者技术要求高,有时需要数字化导板辅助进行操作[3]。

2. 利用离体天然牙制作临时冠 微创拔除患牙、对拔牙窝进行清创、植入种植体等操作后拔牙窝周围的软组织会因失去牙体组织的支持而塌陷,因此,恢复即刻种植后拔牙窝周围软组织形态是即刻种植术后的任务及挑战之一[3]。多数医师采用术后即刻临时冠修复的方式对牙龈进行支撑、诱导及塑形,其修复方式、修复体形态及修复材料选择成为研究热点之一。很多临床因素会影响种植支持的临时冠修复的治疗效果,其中,复制或模仿术前牙龈形态及天然牙牙颈部形态可以提高临时冠对牙龈诱导的效率,同时常用的临时冠修复材料(如丙烯酸类树脂)后期的氧化及单体成分释放,会引起材料的变色和老化,有些材料甚至会对周围软组织产生一定的细胞毒性[4]。本病例术者为模仿术前天然牙穿龈形态,利用离体天然牙制作临时冠,冠的形态及表面结构有利于软组织的贴合,生物相容性好,同时可以很好地对软组织进行支撑和塑形,即刻恢复了患者的美学需求。利用离体天然牙制作临时冠,还可以快速有效地封闭创口,加速创口的愈合[5,6]。也有学者利用聚甲基丙烯酸甲酯材料复制原有天然牙冠的颈部形态,制作模仿天然牙穿龈形态的"shell",也可获得良好的临时冠外形[3]。但利用离体天然牙进行即刻临时修复的方法缺乏大样本临床报道,其有效性有待进一步临床实践和观察。同时,利用离体天然牙制作临时冠的步骤较繁杂,技术要求高,需要在创口反复安放及调试临时冠,此过程也有可能对周围软组织造成一定损伤,甚至引起软组织的退缩[5]。

3. 单颗牙缺失的局部对称美 牙齿排列与牙龈、唇和面部的协调组成了口颌系统整体的宏观美学,其中牙齿、牙龈及唇的关系是红白美学的重要组成要素,整体美学中需要考虑的要素有中线位置、牙与牙之间关系、笑线评估和牙龈结构设计等[7],其中,整体中线对称及局部对称美是宏观美学中最为重要的[8]。因此,对于一些对称牙红白美学理想的病例的种植修复设计,可以按照前牙美学设计的一般设计原则进行软硬组织重建,恢复患者的美学诉求。而对于类似于本病例这样的单颗牙缺失的修复设计,则需要首先考虑对称美,根据邻牙颜色、形态及周围软硬组织情况进行设计,甚至需要通过特殊颜色、不均匀表面或模仿牙龈退缩等设计以获得较满意的仿真美学效果。在本病例中,术者根据对称牙及牙周状况采用了一种较为保守的治疗手段,虽然种植义齿从单纯的红白美学来讲未必理想,但最终结果协调,达到了"以假乱真"的效果。

参考文献

1. Chappuis V, Martin W. ITI Treatment Guide: Implant Therapy in the Esthetic Zone-Current Treatment Modalities and Materials for Single-tooth Replacements. volume 10. Berlin: Quintessenz Verlags GmbH, 2017.

2. Buser D, Chappuis V, Belser UC, et al. Implant placement post extraction in esthetic single tooth sites: when immediate, when early, when late? Periodontology 2000, 2017, 73(1): 84-102.

3. Chu SJ, Hochman MN, Tan-Chu JH, et al. A novel prosthetic device and method for guided tissue preservation of immediate postextraction socket implants. Int J Periodontics Restorative Dent, 2014, 34(suppl): 9-17.

4. Ulker M, Ulker HE, Zortuk M, et al. Effects of current provisional restoration materials on the viability of fibroblasts. European Journal of Dentistry, 2009, 3(2):114-119.

5. Trimpou G, Weigl P, Krebs M, et al. Rationale for esthetic tissue preservation of a fresh extraction socket by an implant treatment concept simulating a tooth replantation. Dental Traumatology, 2010, 26(1):105-111.

6. Miranda ME, Olivieri KA. Natural teeth used as provisionals in immediate implant loading in the maxilla: a case report. Implant Dentistry, 2012, 21(1):25-27.

7. Morley J, Eubank J. Macroesthetic elements of smile design. Journal of the American Dental Association, 2001, 132(1):39-45.

8. Geissberger M. Esthetic Dentistry in Clinical Practice. Ames, Lowa: Wiley-Blackwell, 2010.

二、病例 2 拔牙后采用原位植骨恢复骨量后行种植治疗

主诊医师:Davide Farronato

(一) 患者情况

患者,男,53 岁。

主　　诉: 右上颌后牙松动及咬合不适 6⁺ 个月就诊。

现 病 史: 患者 15 年前右上颌前磨牙曾行根管治疗及烤瓷冠修复,近半年患牙出现松动及咬合不适。

既 往 史: 患者体健,每天吸烟少于 10 支,无其他系统性疾病。否认药物和食物过敏史。

检　　查: 患者 13、14、15、16 均为烤瓷修复体。14 Ⅲ°松动,颊侧牙周袋 7mm,近中牙周袋 9mm,牙冠略长于邻牙(图 1-2-1～图 1-2-3)。

辅助检查: 根尖片显示 15、16 为种植修复体,14 牙根偏短,近中邻面骨质吸收严重,远中尚可。

诊　　断: 14 慢性牙周炎伴Ⅲ°松动。

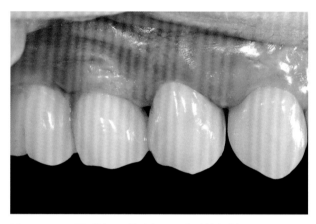

图 1-2-1　14 牙冠偏长,Ⅲ°松动(15、16 为种植义齿)

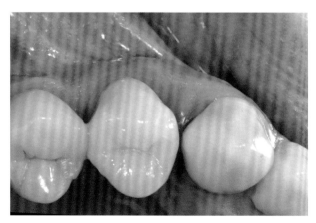

图 1-2-2　可见 14 颊侧丰满度尚可(殆面观)

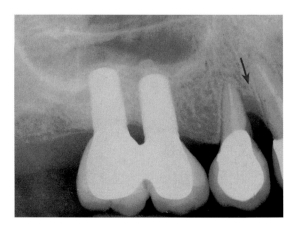

图 1-2-3　术前根尖片显示 14 近中牙槽骨吸收至根尖 1/3

（二）美学风险评估

根据 ERA 表（表 1-2-1），结合其他临床因素，该病例外科难度等级为高度复杂（complex）。

表 1-2-1　美学风险评估表[1]

风险因素 esthetic risk factors	风险级别 level of risk		
	低 low	中 medium	高 high
全身状况 medical status	健康，愈合良好 healthy, uneventful healing	—	愈合欠佳 compromised healing
吸烟习惯 smoking habit	非吸烟者 non-smoker	吸烟者（每天≤10 根） light smoker（≤10cig/day）	吸烟者（每天 >10 根） heavy smoker（>10cig/day）
笑线位置 gingival display at full smile	低笑线 low	中笑线 medium	高笑线 high
缺牙间隙的宽度 width of edentulous span	单颗牙缺失（缺牙间隙 ≥7mm[a] 或≥6mm[b]） 1 tooth (≥7mm[a] or≥6mm[b])	单颗牙缺失（缺牙间隙 <7mm[a] 或 <6mm[b]） 1 tooth (<7mm[a] or < 6mm[b])	2 颗及以上牙位缺失 2 teeth or more
缺失牙［和（或）邻牙］形态 shape of tooth crowns	矩形或椭圆形 rectangular	—	三角形 triangular
邻牙修复情况 restorative status of neighboring teeth	未修复 virgin	—	已修复 restored
牙龈生物学类型 gingival phenotype	低平弧形，厚龈生物型 low-scalloped, thick	中等弧形，中厚生物型 medium-scalloped, medium-thick	高陡弧形，薄龈生物型 high-scalloped, thin
种植位点的感染 infection at implant site	无感染 none	慢性感染 chronic	急性感染 acute
软组织形态 soft-tissue anatomy	软组织形态完整 soft-tissue intact	—	软组织缺损 soft-tissue defects
邻牙骨高度 bone level at adjacent teeth	距接触点≤5mm ≤5mm to contact point	距接触点 5.5~6.5mm 5.5~6.5mm to contact point	距接触点≥7mm ≥7mm to contact point
唇（颊）侧骨厚度 * facial bone-wall phenotype*	唇（颊）侧骨厚度≥1mm thick-wall phenotype≥1mm thickness	—	唇（颊）侧骨厚度 <1mm thin-wall phenotype <1mm thickness
骨组织形态 bone anatomy of alveolar crest	无骨缺损 no bone deficiency	水平骨缺损 horizontal bone deficiency	垂直骨缺损 vertical bone deficiency
患者的期望值 patient's esthetic expectations	较实际的期望值 realistic expectations	—	不切实际的期望值 unrealistic expectations

[a] 标准径种植体（standard-diameter implant, regular connection）

[b] 窄径种植体（narrow-diameter implant, narrow connection）

* 如果牙齿存在且有 CT 影像（if three-dimensional imaging is available with the tooth in place）

（三）治疗方案

该患者 14 颊侧及近中有明显牙槽骨缺损，患者希望采用种植手段恢复该牙的功能，尽可能达到比较好的治疗效果。患者对治疗时间和费用没有太多限制。考虑到单次即刻种植手术很难恢复患者缺牙位点的骨缺损，主治医师考虑采用分期法进行骨增量，待局部骨组织愈合后再进行种植治疗。在治疗中较长的愈合期可采用粘接桥以恢复患者的美观。

（四）详细治疗过程

详细治疗过程见图 1-2-4~ 图 1-2-28。

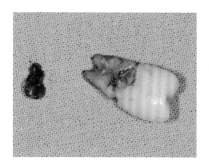

图 1-2-4　微创拔除 14

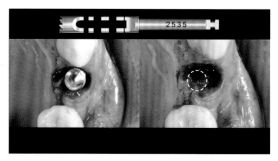

图 1-2-5　用环形取骨钻在牙槽窝腭侧取骨，圆圈示取骨位置

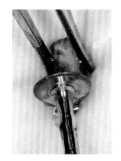

图 1-2-6　将取出的骨块截短以放置在牙槽窝相应的位置

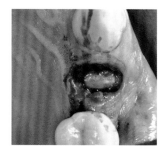

图 1-2-7　将大骨块和碎骨块分别放入 14 拔牙窝内偏颊侧的位置，这样有助于颊侧骨板的愈合

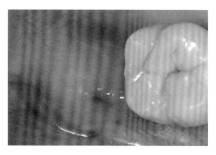

图 1-2-8　于 A 区上颌结节处取游离上皮 - 结缔组织瓣

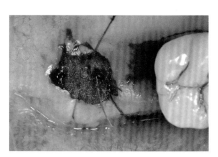

图 1-2-9　供区填塞胶原材料止血，8 字缝合

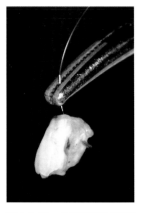

图 1-2-10　用缝线穿过游离的上皮 - 结缔组织瓣

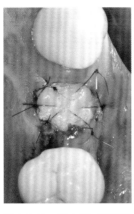

图 1-2-11　用上皮 - 结缔组织瓣封闭牙槽窝,细针细线多点间断缝合

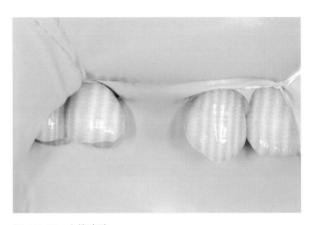

图 1-2-12　上橡皮障

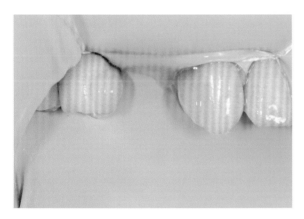

图 1-2-13　在 13 远中和 15 近中涂布粘接剂

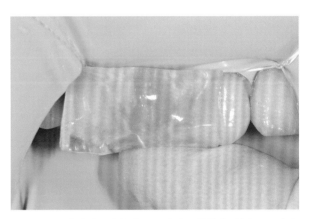

图 1-2-14　将事先准备好的透明硅胶阴模就位,检查是否完全就位

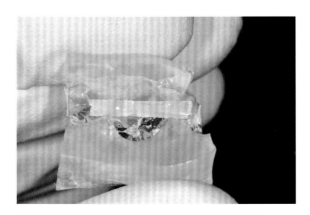

图 1-2-15　在 14 区放置纤维条以加固光固化树脂材料

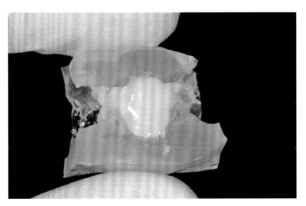

图 1-2-16　在 14 区注入光固化树脂

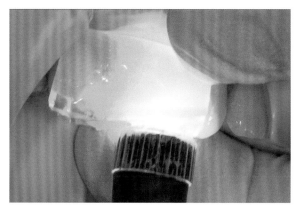

图 1-2-17　就位硅胶阴模，光固化树脂

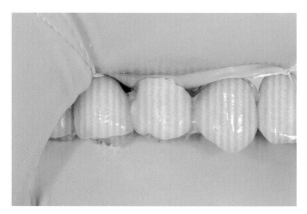

图 1-2-18　取下透明阴模，可见 14 区形成了良好形态的临时冠

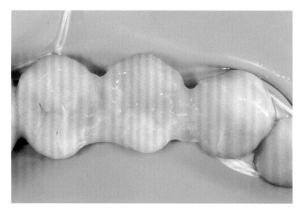

图 1-2-19　将临时冠打磨抛光（船面观）

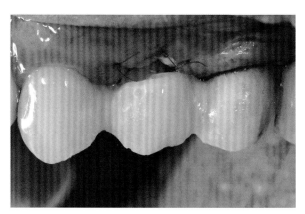

图 1-2-20　取下橡皮障，在临时冠组织面留有间隙（防止创口水肿时过度压迫）

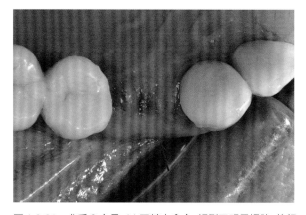

图 1-2-21　术后 6 个月，14 区基本愈合，颊侧无明显塌陷，软组织愈合良好

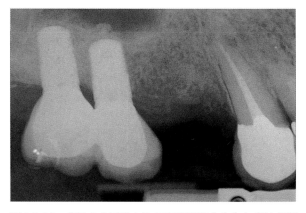

图 1-2-22　术后 6 个月根尖片，可见牙槽窝完全愈合，近中牙槽嵴缺损处恢复良好

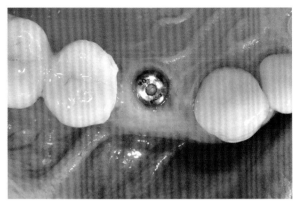

图 1-2-23　于 14 区行不翻瓣种植体植入（Megagen Anyridge 4.5mm×10mm），安放愈合基台

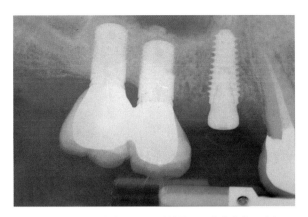

图 1-2-24　术后根尖片显示 14 种植体近远中方向位置良好

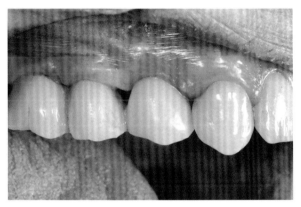

图 1-2-25　种植体植入后 3 个月，完成修复，可见牙冠与邻牙协调，近中龈乳头基本完整，龈缘水平比治疗前有提升

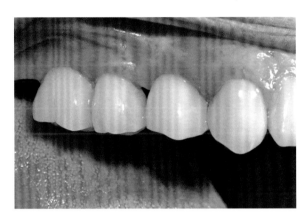

图 1-2-26　术后 6 个月随访

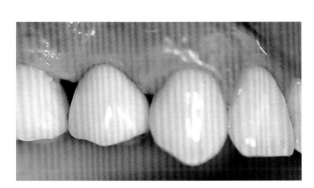

图 1-2-27　术后 3 年随访红白美学稳定

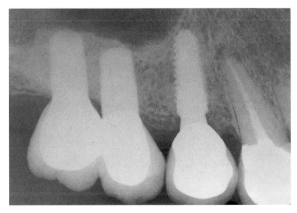

图 1-2-28　术后 3 年随访，根尖片显示 14 种植体周牙槽骨水平稳定，无明显吸收

（五）治疗流程

本病例是一例美学区利用自体骨进行牙槽窝植骨的单颗牙缺失病例。通过牙槽嵴保存技术，拔牙同期在牙槽窝内腭侧取骨，然后植入牙槽窝内偏颊侧，促进了牙槽窝的愈合，可部分代偿颊侧骨板的吸收，局部种植修复取得了较好的美观效果（图1-2-29）。

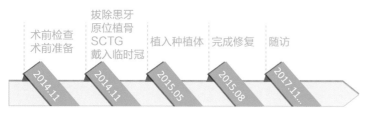

图1-2-29　治疗流程图

（六）病例点评

1. 拔牙后牙槽骨改建　拔牙后拔牙窝周围牙槽骨和软组织将进行生理性改建，据报道，这种组织的改建可以导致牙槽骨高度和厚度减少40%~60%[2]，以及角化龈宽度和软组织厚度的减小。而当牙齿本身存在牙周牙髓疾病或外伤引起的牙缺失时，牙槽窝更可能存在骨壁的缺失或高度的不足[3]。本病例从术前的根尖片可以看出，14近中牙槽骨呈角形吸收至根中1/2，拔牙后拔牙窝将出现近中侧面骨壁缺失，牙槽窝愈合后近中垂直高度将会缺损较多，这种情况对于口腔种植医师而言是非常棘手的。因为软组织高度取决于骨组织的支持，而对于这种由于牙周病引起的垂直向的骨丧失而言，龈乳头几乎没有重建的可能。要想取得一个比较满意的美学效果，重建近中的牙槽骨高度即为本病例的关键。

2. 利用自体骨块移植（autologous bone graft）进行牙槽嵴保存　本病例采用微创拔牙，在不翻瓣的情况下利用环形取骨钻，经拔牙窝从14腭根的腭侧取骨，然后将自体骨块填充于牙槽窝，试图重建近中牙槽嵴和侧面骨壁。从牙槽窝愈合6个月后的根尖片上可以看出，14缺牙区近中牙槽骨高度明显增加，与远中牙槽嵴无明显差异。采用拔牙后同期植骨进行牙槽嵴保存，减少了牙槽嵴吸收，避免了种植时复杂的骨增量手术，缩短了治疗时间。

据报道，牙槽嵴保存可以显著提高单颗牙种植的美学效果，尤其是上颌前牙区，它可以帮助维持种植位点充足的骨量，从而使种植手术简化[4]。常见的牙槽嵴保存技术包括以下几种方法：①微创拔牙后进行牙槽窝植骨；②引导性骨再生（Guided Bone Regeneration，GBR）（加或不加植骨材料）；③用不同的组织移植进行的牙槽窝封闭技术。采用植骨材料作为GBR或牙槽窝封闭的一部分是基于下面两个假设，一是这种植骨材料具有支撑作用，可防止膜或移植的软组织塌陷入牙槽窝；二是希望通过骨诱导、骨传导作用进而促进成骨[5]。牙槽窝植骨常用的材料有自体骨、脱矿或脱蛋白同种异体骨、脱蛋白小牛骨、复合陶瓷材料等。本病例由于拔牙后牙槽窝为三壁或四壁缺损,近中骨缺损大,自体骨因其优异的骨诱导作用成为了其最可靠的选择。

牙槽嵴保存的效果历来存在争议,尽管植骨材料的应用可以维持拔牙位点的轮廓,但对于软组织和骨组织的保存效果结果不一,甚至有研究认为植骨材料可能干扰正常的愈合过程。Neil 等对 2015 年以前的文献进行了系统性回顾研究,结果表明,采用牙槽嵴保存的病例较自然愈合的病例其垂直高度的吸收明显减少,水平骨吸收也有减少,但不同的牙槽嵴保存方法之间的差异没有统计学意义。牙槽嵴保存最常见的并发症是软组织炎症和感染,其他还有骨粉充填稀疏、膜暴露、患者不适等[5]。

3. 牙槽窝的创口关闭　牙槽窝植骨后创口的封闭是保证植骨效果的重要因素。本病例从上颌结节处取游离的上皮 - 结缔组织瓣封闭拔牙窝,对移植骨块起到了良好的固定和屏障作用。供区内填塞胶原海绵并进行缝扎固定,可以起到止血作用。

4. 临时冠的制作　为了减少对美观的影响,术后可即刻用马里兰桥恢复缺牙区美观。一般可以术前先取模,然后排牙,制作模拟修复体(本病例由于有牙齿存在,此步骤可以省略)。再用透明硅胶在排好牙的模型上局部制取印模,获得 14 的模拟修复体的形态。手术完成后,将光固化树脂材料注入印模中,同时置入纤维带加强,然后将印模口内复位,进行光固化。这种制作暂冠的方法简便快捷,同时应用橡皮障可以有效防止对术区的污染。

参考文献

1. Chappuis V, Martin W. ITI Treatment Guide：Implant Therapy in the Esthetic Zone-Current Treatment Modalities and Materials for Single-tooth Replacements.volume 10. Berlin：Quintessenz Verlags GmbH, 2017.
2. Farmer M, Darby I. Ridge dimensional changes following single-tooth extraction in the aesthetic zone. Clinical Oral Implants Research, 2014, 25（2）：272-277.
3. Iasella JM, Greenwell H, Miller RL, et al. Ridge preservation with freeze-dried bone allograft and a collagen membrane compared to extraction alone for implant site development：a clinical and histologic study in humans. Journal of Periodontology, 2003, 74（7）：990-999.
4. Mardas N, Trullenque-Eriksson A, MacBeth N, et al. Does ridge preservation following tooth extraction improve implant treatment outcomes：a systematic review. Clinical Oral Implant Research, 2015, 26（11）：1-12.
5. MacBeth N, Trullenque-Eriksson A, Donos N, et al.Hard and soft tissue changes following alveolar ridge preservation：a systematic review. Clin Oral Implants Res, 2017, 28（8）：982-1004.

三、病例3 延期种植后即刻临时修复

主诊医师:Carolina Lenzi

(一)患者情况

患者,男,45岁。

主　　诉:左上颌后牙修复体不美观要求治疗。

现 病 史:患者10年前左上颌前磨牙拔除,邻牙曾行根管治疗,烤瓷桥修复缺牙。现因修复体影响美观
　　　　　而就诊。

既 往 史:患者体健,否认吸烟史,无其他系统性疾病。否认药物和食物过敏史。

检　　查:24缺失,23、24、25为烤瓷桥修复体。23、25牙龈退缩,修复体边缘暴露,修复体崩瓷,美观欠佳。
　　　　　磨削去除24桥体后检查23、25松(-),叩(-),未探及深牙周袋(图1-3-1~图1-3-3)。

辅助检查:根尖片显示23已完成根管治疗,桩冠修复。25未进行根管治疗。23、25周围骨组织未见明显
　　　　　吸收。

诊　　断:24缺失;23、24、25固定桥崩瓷。

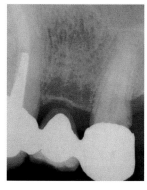 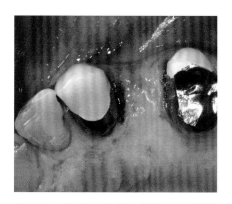 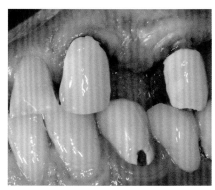

图1-3-1　初诊时根尖片显示患者24缺失,23、24、25固定桥修复

图1-3-2　将24桥体磨除,暂时保留两侧基牙的冠修复体

图1-3-3　桥体磨除后,可见23、25颊侧牙龈退缩,冠边缘暴露(颊面观)

(二)美学风险评估

根据ERA表(表1-3-1),结合其他临床因素,该病例外科难度等级为中度复杂(advanced)。

表 1-3-1　美学风险评估表[1]

风险因素 esthetic risk factors	风险级别 level of risk		
	低 low	中 medium	高 high
全身状况 medical status	健康,愈合良好 healthy,uneventful healing	—	愈合欠佳 compromised healing
吸烟习惯 smoking habit	非吸烟者 non-smoker	吸烟者(每天≤10 根) light smoker(≤10cig/day)	吸烟者(每天 >10 根) heavy smoker(>10cig/day)
笑线位置 gingival display at full smile	低笑线 low	中笑线 medium	高笑线 high
缺牙间隙的宽度 width of edentulous span	单颗牙缺失(缺牙间隙 ≥7mm[a] 或≥6mm[b]) 1 tooth (≥7mm[a] or≥6mm[b])	单颗牙缺失(缺牙间隙 <7mm[a] 或 <6mm[b]) 1 tooth (<7mm[a] or <6mm[b])	2 颗及以上牙位缺失 2 teeth or more
缺失牙[和(或)邻牙]形态 shape of tooth crowns	矩形或椭圆形 rectangular	—	三角形 triangular
邻牙修复情况 restorative status of neighboring teeth	未修复 virgin	—	已修复 restored
牙龈生物学类型 gingival phenotype	低平弧形,厚龈生物型 low-scalloped,thick	中等弧形,中厚生物型 medium-scalloped, medium-thick	高陡弧形,薄龈生物型 high-scalloped,thin
种植位点的感染 infection at implant site	无感染 none	慢性感染 chronic	急性感染 acute
软组织形态 soft-tissue anatomy	软组织形态完整 soft-tissue intact	—	软组织缺损 soft-tissue defects
邻牙骨高度 bone level at adjacent teeth	距接触点≤5mm ≤5mm to contact point	距接触点 5.5~6.5mm 5.5~6.5mm to contact point	距接触点≥7mm ≥7mm to contact point
唇(颊)侧骨厚度 * facial bone-wall phenotype*	唇(颊)侧骨厚度≥1mm thick-wall phenotype≥1mm thickness	—	唇(颊)侧骨厚度 <1mm thin-wall phenotype <1mm thickness
骨组织形态 bone anatomy of alveolar crest	无骨缺损 no bone deficiency	水平骨缺损 horizontal bone deficiency	垂直骨缺损 vertical bone deficiency
患者的期望值 patient's esthetic expectations	较实际的期望值 realistic expectations	—	不切实际的期望值 unrealistic expectations

[a] 标准径种植体(standard-diameter implant,regular connection)

[b] 窄径种植体(narrow-diameter implant,narrow connection)

* 如果牙齿存在且有 CT 影像(if three-dimensional imaging is available with the tooth in place)

（三）治疗方案

该患者的情况较为常见，治疗内容包括两方面：①通过种植治疗修复24；②通过重新修复恢复两侧邻牙的美观。由于整个治疗过程中，种植所需的时间较长，所以与患者沟通后决定先进行种植治疗，待局部愈合后，最后一并进行冠修复，以便于修复体颜色保持一致性。

（四）详细治疗过程

详细治疗过程见图1-3-4~图1-3-22。

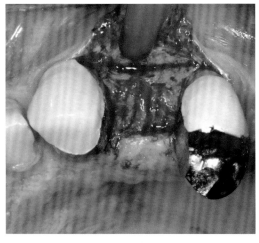

图1-3-4 设计24区的牙槽嵴顶，23颊侧、远中和腭侧与25的颊侧、近中和腭侧的龈沟切口，作"信封样"瓣(不作垂直切口，有别于角形瓣和梯形瓣)，可见局部牙槽嵴颊舌侧厚度尚可

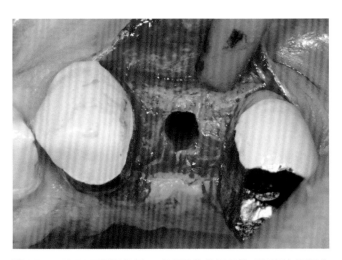

图1-3-5 于24区逐级备洞，可见骨孔的位置理想，颊舌侧与近远中均有足够的骨量和间隙

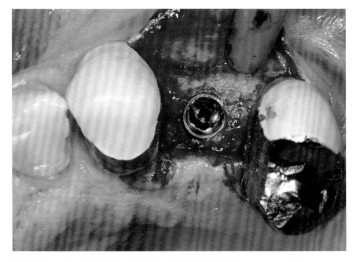

图1-3-6 于24区植入种植体，唇侧骨壁超过1.5mm厚(Megagen Anyridge 3.5mm×11.5mm)

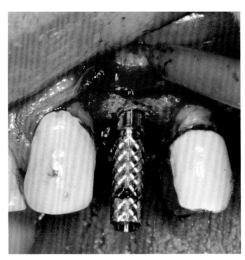

图1-3-7 试戴临时基台

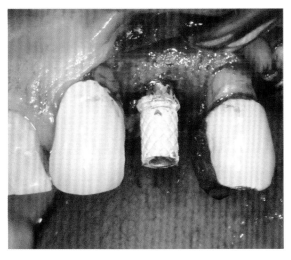

图 1-3-8　调磨临时基台高度,表面行遮色处理

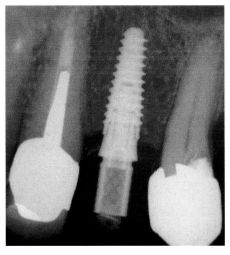

图 1-3-9　术后根尖片显示 24 区种植体植入位点及轴向良好

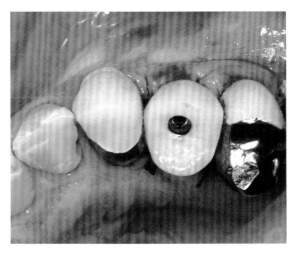

图 1-3-10　制作 24 临时冠

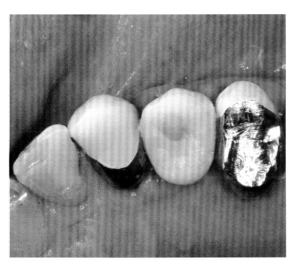

图 1-3-11　1 周后拆线(𬌗面观)

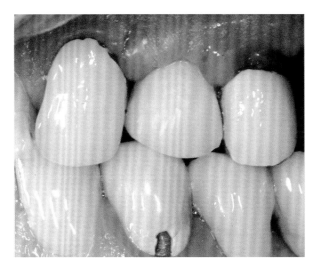

图 1-3-12　术后 1 周,14 与邻牙相比,牙龈边缘靠近冠方(颊面观)

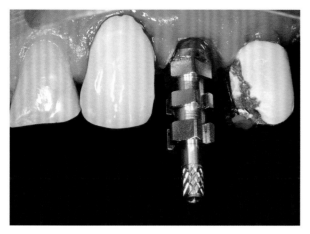

图 1-3-13　安放印模杆,确保其完全就位

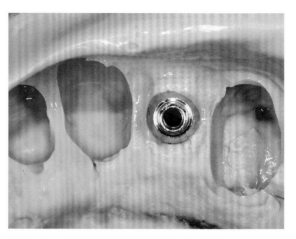

图 1-3-14　制取印模,灌模后在模型上选磨基台

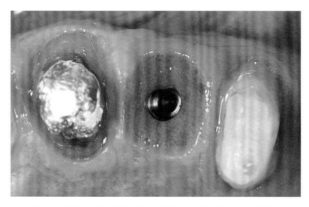

图 1-3-15　戴基台前将两边修复体取下,可见临时冠塑形 5 个月后的周围软组织形态,在此之前完成 25 的根管治疗,制备和固定纤维根管桩,树脂修复缺损

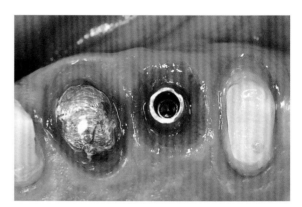

图 1-3-16　24 区连接最终基台

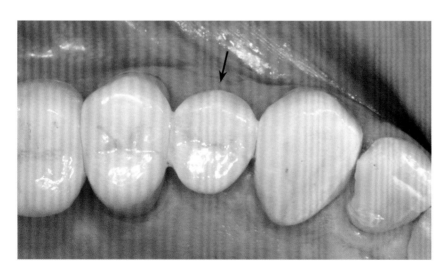

图 1-3-17　24 最终修复,颊侧丰满度尚可(殆面观)(箭头所示)

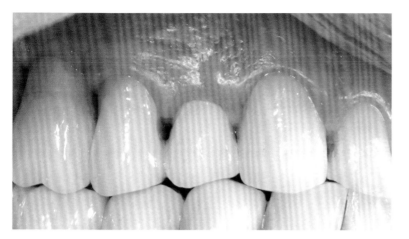

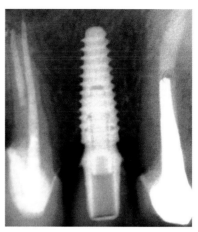

图 1-3-18 最终修复,所有修复体边缘位于龈下,修复体颜色逼真(颊面观)

图 1-3-19 修复体就位后的根尖片显示 24 区基台、牙冠完全就位

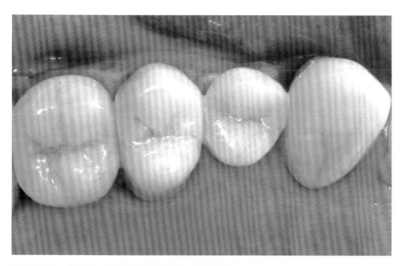

图 1-3-20 术后 5 年,24 颊侧丰满度尚可(骀面观)

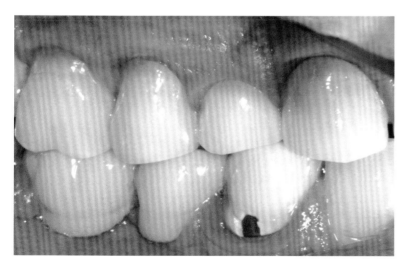

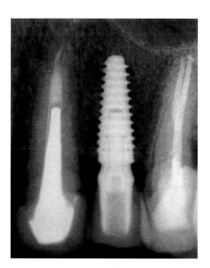

图 1-3-21 术后 5 年,24 龈乳头充满邻间隙,软组织边缘稳定(颊面观)

图 1-3-22 术后 5 年随访,根尖片显示种植体周牙槽骨水平稳定,无明显吸收

（五）治疗流程

该病例是一例延期种植即刻修复的病例,经过 ERA 评估认为是一例中等复杂的病例。该病例属于患者原因所致的延期种植,但术中可见牙槽骨的颊舌侧厚度尚可,不需要复杂的骨增量手术(图 1-3-23)。

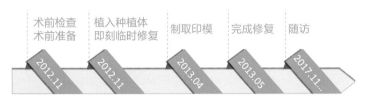

术前检查　植入种植体　　制取印模　完成修复　随访
术前准备　即刻临时修复

2012.11　2012.11　2013.04　2013.05　2017.11...

图 1-3-23　治疗流程图

（六）病例点评

1. 延期种植（Delayed implant placement）的适应证　根据 ITI 共识性报告,大于 6 个月的种植属于延期种植。通常来讲,延期种植延长了治疗时间,不符合患者的需求。但延期种植也有其适用的情况,可分为患者原因和位点特殊性原因两类。患者原因包括:①青少年因外伤等导致牙缺失,但年纪尚早不宜接受种植治疗;②因怀孕或其他原因无法更早的接受种植治疗。当然还有些患者因为自己的工作、生活时间的因素导致拔牙后很长时间才到医疗机构寻求种植治疗。位点特殊性原因包括:大的根尖部骨缺损如根尖周囊肿等,根尖部骨量不足导致早期或常规种植难以获得良好的初期稳定性[2]。该病例中,患者由于曾行烤瓷固定桥修复,现因烤瓷影响美观而寻求种植治疗。

2. 手术切口的设计　在美学区,切口的设计要考虑以下几点:①瓣的基底部应足够宽以保证有足够的营养管进入瓣内;②瓣的长宽比不能超过 2∶1;③美学区尽量不作垂直松弛切口,如需要作垂直松弛切口也要尽量靠后,且靠近龈缘处要垂直于龈边缘;④单侧垂直松弛切口(角形瓣)优于双侧垂直松弛切口(梯形瓣)[3]。

3. 即刻修复（immediate restoration）　随着种植手术技术、种植体结构的改进,即刻修复在某些条件下已经变成现实。即刻修复可以支撑种植体周软组织的高度,增加种植体周的骨密度[4],同时它可以明显缩短患者的缺牙时间,为患者增加便利。良好的初期稳定性是即刻修复的前提。另外种植体负荷过大可能导致种植治疗失败。影响种植体负荷的主要因素有:肌力、牙尖斜度、修复体位置、种植体位置、基台设计等[5]。因此应该仔细分析骨-种植体界面的生物力学以减轻修复体的负荷。本病例种植体植入后初期稳定性佳,术后即刻连接临时基台,对临时基台进行调磨、遮色,然后进行即刻临时冠修复,注意临时冠形态设计上近远中应留出足够空间以引导龈乳头生长。同时调𬌗时应注意减轻种植体负荷,临时冠与对颌牙无直接咬合接触。通过约 5 个月的临时冠的塑形,该病例最终修复前获得了较为理想的龈缘和龈乳头形态,此时再预备 23、25、26、27,与其余后牙一同修复,获得了协调一致的红白美学效果。特别需要注意的是由于患者为低笑线，主诊医师并未强求将种植牙的龈缘调整至与邻牙一致，这是基于推测种植牙周围组织退缩可能比天然牙周组织更快而采取的预防性措施。

参考文献

1. Chappuis V, Martin W. ITI Treatment Guide: Implant Therapy in the Esthetic Zone-Current Treatment Modalities and Materials for Single-tooth Replacements. volume 10. Berlin: Quintessenz Verlags GmbH, 2017.

2. Buser D, Chappuis V, Belser UC, et al. Implant placement post extraction in esthetic single tooth sites: when immediate, when early, when late？Periodontology 2000, 2017, 73(1): 84-102.

3. Morton D, Chen ST, Martin WC, et al. Consensus statements and recommended clinical procedures regarding optimizing esthetic outcomes in implant dentistry. Int J Oral Maxillofac Implants, 2014, 29 Suppl: 216-220.

4. Chaushu G, Chaushu S, Tzohar A, et al. Immediate loading of single-tooth implants: immediate versus non-immediate implantation. A clinical report. Int J Oral Maxillofac Implants, 2001, 16(2): 267-272.

5. Al-Sawai AA, Labib H. Success of immediate loading implants compared to conventionally-loaded implants: a literature review. J Investig Clin Dent, 2016, 7(3): 217-224.

四、病例 4　侧切牙即刻种植后即刻临时修复

主诊医师：Carolina Lenzi

（一）患者情况

患者，男，50 岁。

主　　诉：右上颌前牙因外伤折断。

既 往 史：患者体健，自诉每天吸烟 10 支左右，否认"高血压、糖尿病"等病史，无其他系统性疾病。否认
　　　　　药物和食物过敏史。

检　　查：患者 12 折断，断面位于龈下，可探及颊侧骨板，无明显缺损。其余牙齿无明显异常，口腔卫生
　　　　　状况良好（图 1-4-1~ 图 1-4-3）。

辅助检查：根尖片显示 12 牙根断面位于骨面下。11 远中、13 近中骨高度没有降低（图 1-4-4）。

诊　　断：12 根折。

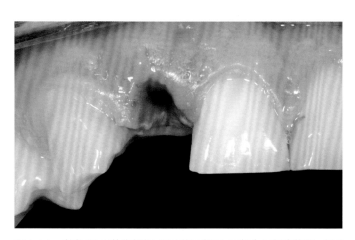

图 1-4-1　患者 12 因外伤根折，断面位于龈下，牙龈为厚龈生物型，点彩分布广泛

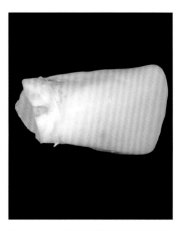

图 1-4-2　折断后脱落的牙冠及部分牙根

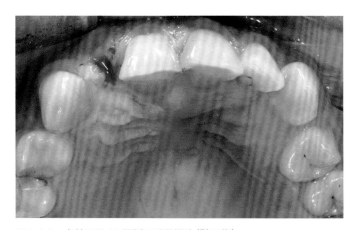

图 1-4-3　术前可见 12 唇侧无明显塌陷（殆面像）

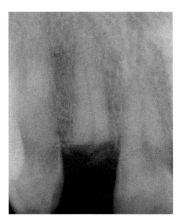

图 1-4-4　术前根尖片可见 12 剩余的牙根

（二）美学风险评估

根据 ERA 表(表 1-4-1),结合其他临床因素,包括所采用的治疗方案(主治医师拟采用小翻瓣即刻种植和即刻修复),该病例外科难度等级为高度复杂(complex)。

表 1-4-1　美学风险评估表[1]

风险因素 esthetic risk factors	风险级别 level of risk		
	低 low	中 medium	高 high
全身状况 medical status	健康,愈合良好 healthy,uneventful healing	—	愈合欠佳 compromised healing
吸烟习惯 smoking habit	非吸烟者 non-smoker	吸烟者(每天≤10 根) light smoker(≤10cig/day)	吸烟者(每天 >10 根) heavy smoker(>10cig/day)
笑线位置 gingival display at full smile	低笑线 low	中笑线 medium	高笑线 high
缺牙间隙的宽度 width of edentulous span	单颗牙缺失(缺牙间隙 ≥7mm[a] 或≥6mm[b]) 1 tooth(≥7mm[a] or≥6mm[b])	单颗牙缺失(缺牙间隙 <7mm[a] or>6mm[b]) 1 tooth(<7mm[a] or<6mm[b])	2 颗及以上牙位缺失 2 teeth or more
缺失牙[和(或)邻牙]形态 shape of tooth crowns	矩形或椭圆形 rectangular	—	三角形 triangular
邻牙修复情况 restorative status of neighboring teeth	未修复 virgin	—	已修复 restored
牙龈生物学类型 gingival phenotype	低平弧形,厚龈生物型 low-scalloped,thick	中等弧形,中厚生物型 medium-scalloped, medium-thick	高陡弧形,薄龈生物型 high-scalloped,thin
种植位点的感染 infection at implant site	无感染 none	慢性感染 chronic	急性感染 acute
软组织形态 soft-tissue anatomy	软组织形态完整 soft-tissue intact	—	软组织缺损 soft-tissue defects
邻牙骨高度 bone level at adjacent teeth	距接触点≤5mm ≤5mm to contact point	距接触点 5.5~6.5mm 5.5~6.5mm to contact point	距接触点≥7mm ≥7mm to contact point
唇(颊)侧骨厚度 * facial bone-wall phenotype*	唇(颊)侧骨厚度≥1mm thick-wall phenotype≥1mm thickness	—	唇(颊)侧骨厚度 <1mm thin-wall phenotype <1mm thickness
骨组织形态 bone anatomy of alveolar crest	无骨缺损 no bone deficiency	水平骨缺损 horizontal bone deficiency	垂直骨缺损 vertical bone deficiency
患者的期望值 patient's esthetic expectations	较实际的期望值 realistic expectations	—	不切实际的期望值 unrealistic expectations

[a] 标准径种植体(standard-diameter implant,regular connection)

[b] 窄径种植体(narrow-diameter implant,narrow connection)

* 如果牙齿存在且有 CT 影像(if three-dimensional imaging is available with the tooth in place)

(三) 治疗方案

患者因侧切牙外伤就诊,余留牙无明显异常,邻牙没有骨吸收,患者希望尽快恢复美观。患者软组织为厚龈生物型,局部无炎症,颊侧骨板无明显缺损,高度理想,主治医师遂决定进行即刻种植,在植入时把握好植入位点和轴向,种植体唇侧表面与牙槽窝唇侧骨壁间预留充足的跳跃间隙。考虑到患者要求进行即刻修复,故决定在治疗过程中不植骨,与患者术前交流时也告知其进行即刻种植的风险,有可能出现局部软组织轻微的退缩,患者表示可以接受少量的软组织退缩。

(四) 详细治疗过程

详细治疗过程见图 1-4-5~ 图 1-4-22。

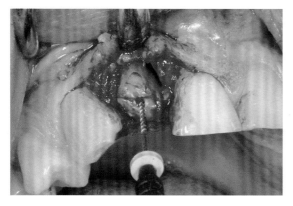

图 1-4-5　在 11 颊侧、远中和腭侧以及 13 颊侧、近中和腭侧作龈沟切口,翻瓣后,利用牙周膜刀和扩锉针拔除 12 残根

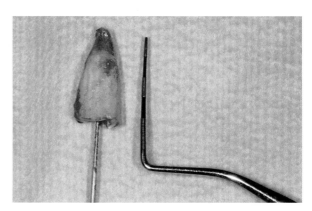

图 1-4-6　拔除的残根

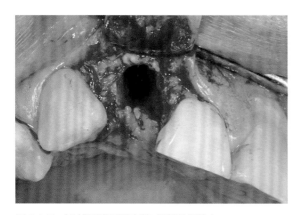

图 1-4-7　12 拔牙窝骨壁完整,颊侧骨板约 1mm

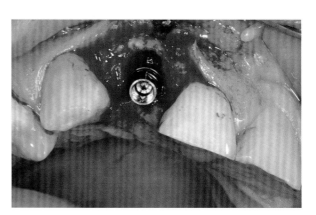

图 1-4-8　即刻植入种植体(Xive S 3.4mm×13mm)

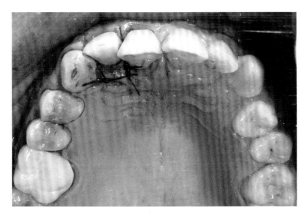

图 1-4-9　缝合创口，12 即刻临时修复

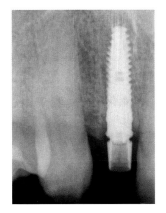

图 1-4-10　术后根尖片显示种植体近远中骨水平理想，临时基台完全就位

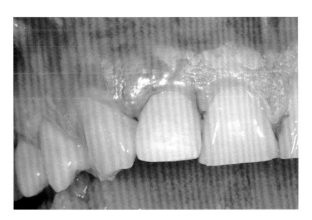

图 1-4-11　拆线时，临时修复体周软组织愈合良好（唇面观）

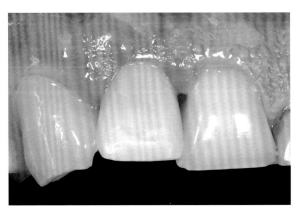

图 1-4-12　术后 2 个月，软组织处于改建过程

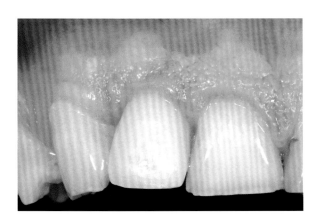

图 1-4-13　术后 4 个月，软组织色泽、纹理理想

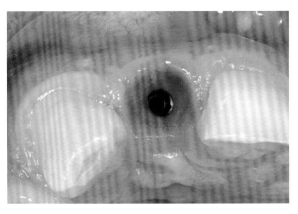

图 1-4-14　术后 5 个月时，12 区软组织形态，唇侧无塌陷（殆面观）

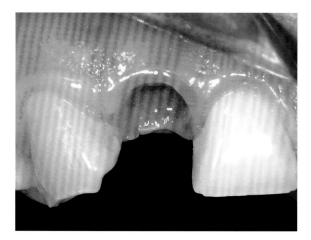

图 1-4-15 术后 5 个月时,12 区软组织弧度理想(唇面观)

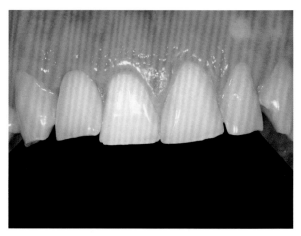

图 1-4-16 制取印模后最终修复,12 冠修复体采用个性化设计,与邻牙及对称牙协调

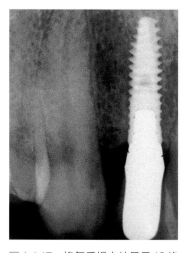

图 1-4-17 修复后根尖片显示 12 修复体就位

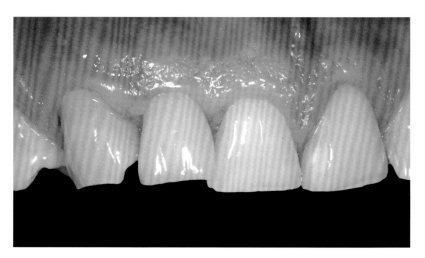

图 1-4-18 术后 2 年随访,可见 12 局部完美的红白美学

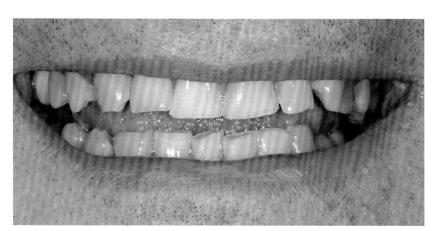

图 1-4-19 术后 2 年微笑像

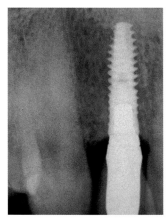

图 1-4-20 术后 2 年根尖片显示 12 种植体周围骨水平稳定,无明显吸收

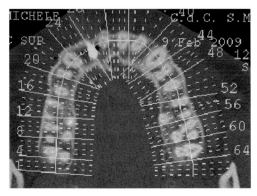
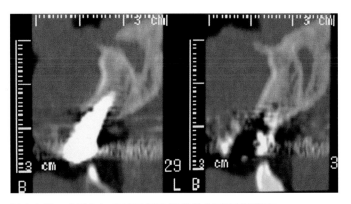

图 1-4-21 术后 2 年 CBCT 显示 12 种植体唇侧骨
量充足

图 1-4-22 术后 2 年 CBCT 显示 12 种植体周围骨量稳定

（五）治疗流程

该病例中患牙为外伤折断牙,因无法保留残根,术者决定拔除患牙后行即刻种植,并即刻临时修复恢复患者的美观要求(图 1-4-23)。

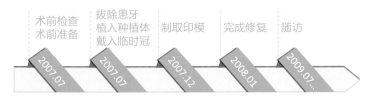

图 1-4-23 治疗流程图

（六）病例点评

1. 前牙外伤的处理原则 前牙外伤是口腔常见疾病之一,有33%的成年人在一生中至少经历一次恒牙外伤[2]。上颌前牙的萌出位置及受力方向导致其容易在外伤过程中发生冠折、冠根折甚至是脱位。同时由于美观需求,多数前牙外伤患者要求在短时间内完成缺损或折断前牙的修复治疗。前牙折断的时间、年龄、断面位置、折断方式及牙髓是否暴露等都会影响患牙治疗方案的制订。目前通常将牙外伤而导致的折裂分为:①牙釉质折裂;②牙釉质 - 牙本质折裂不伴牙髓暴露;③牙釉质 - 牙本质折裂伴牙髓暴露;④冠根折不伴牙髓暴露;⑤冠根折伴牙髓暴露;⑥根折[3]。本病例中患者由于外伤导致龈下冠根折伴牙髓暴露,根据牙外伤临床指南建议和患者的临床检查及诉求,术者选择拔除患牙牙根后行即刻种植,并利用折断牙冠制作临时冠即刻恢复患者的美观。

2. 即刻种植的适应证　　即刻种植在获得较满意的美学修复效果的同时,缩短了整个疗程,但即刻种植不能防止拔牙后牙槽骨的吸收,因此,在临床工作中即刻种植的适应证需要严格掌握。理想的即刻种植适应证通常要符合的条件:①牙槽窝骨板完整,厚型颊侧骨板,厚度应超过 1mm;②牙龈为厚牙龈生物类型;③牙槽窝无急性化脓性炎症;④种植体在理想的三维位置植入后,种植体尖端或腭侧有充足的骨量以确保种植体具有良好的初期稳定性[4]。

Funato A 等在 2007 年提出了前牙区即刻种植的临床情况分类和适应证选择,临床中可以作为参考(表 1-4-2)[5]。

表 1-4-2　即刻种植的临床情况分类和适应证选择

分类	临床情况	种植技术	即刻种植预期结果	是否属于即刻种植适应证
1	颊侧骨板完整,牙龈较厚	不翻瓣即刻种植	理想	是
2	颊侧骨板完整,牙龈较薄	即刻种植并考虑结缔组织移植	较好	是
3	牙槽骨有缺损,但种植体可在理想位置植入并获得初期稳定性	即刻种植同期 GBR,考虑结缔组织移植	可以接受	少数可以
4	颊侧骨板缺损,种植体无法在理想位置植入	延期种植	不可接受	绝不

3. 唇侧骨壁厚度对即刻种植的影响　　微创拔牙后的拔牙窝形态不一,与种植体的形态也无法完全匹配,将种植体偏腭侧植入,使其唇侧表面与牙槽窝唇侧骨壁之间预留足够的间隙,即跳跃距离(gap distance),以降低唇侧骨板垂直向的吸收量[6]。在 2013 年的第五届 ITI 共识性会议报告中提出,种植体唇颊侧的水平"跳跃距离"应至少大于 2mm,该距离越大,新形成的骨量就会越多,而形成的唇颊侧骨越厚,则后期骨的垂直吸收量就会越少,继而其美学风险大大降低[7]。Kuchler 等学者也提出即刻种植时种植体周围的间隙是影响后期种植体唇颊侧牙槽骨垂直高度的重要指标,角化龈的丢失和种植时唇侧薄的骨壁也是导致牙槽骨垂直性吸收的重要原因[8]。

4. 利用离体牙制作临时冠　　由于术者选择离体牙制作临时冠,离体牙的牙颈部形态可以很好的支撑和封闭创口,同时,离体牙本身生物相容性更好,最终可以获得良好的软组织形态。

参考文献

1. Chappuis V,Martin W. ITI Treatment Guide:Implant Therapy in the Esthetic Zone-Current Treatment Modalities and Materials for Single-tooth Replacements.volume 10. Berlin:Quintessenz Verlags GmbH,2017.
2. Glendor U. Epidemiology of traumatic dental injuries-a 12 year review of the literature. Dent Traumatol,2008,

24:603-611.

3. Diangelis AJ,Andreasen JO,Ebeleseder KA,et al. International Association of Dental Traumatology guidelines for the management of traumatic dental injuries：1.Fractures and luxations of permanent teeth. Dental Traumatology,2012,28（1）：2.

4. Buser D,Chappuis V,Belser UC,et al. Implant placement post extraction in esthetic single tooth sites：when immediate,when early,when late？ Periodontology 2000,2017,73（1）：84-102.

5. Funato A,Salama MA,Ishikawa T,et al.Timing,positioning,and sequential staging in esthetic implant therapy：a four-dimensional perspective.Int J Periodontics Restorative Dent,2007,27（4）：313-323.

6. Park SY,Kye SB,Yang SM,et al. The effect of non-resorbable membrane on buccal bone healing at an immediate implant site：an experimental study in dogs. Clin Oral Implants Res,2011,22（3）：289-294.

7. Chen S,Cochran D,Buser D,et al. Proceedings of the fifth ITI consensus conference April 23-25,2013. Bern,Switzerland.The International Journal of Oral & Maxillofacial Implants,2014,29：14-346.

8. Kuchler U,Chappuis V,Gruber R,et al. Immediate implant placement with simultaneous guided bone regeneration in the esthetic zone：10-year clinical and radiographic outcomes. Clinical Oral Implants Research,2016,27（2）：253-257.

五、病例 5　乳牙滞留恒牙阻生位点的即刻种植

主诊医师：Luca Moscatelli

（一）患者情况

患者，女，25 岁。

主　　诉：右上颌前牙松动 2$^+$ 个月。

现 病 史：右上颌乳前牙滞留，继承恒牙未萌出，2 个月前乳牙出现松动、咬合不适，患者希望尽快恢复牙齿功能和美观。

既 往 史：患者体健，否认全身系统疾病病史，否认吸烟史。否认药物和食物过敏史。

检　　查：53 牙体较小，Ⅲ°松动，与对称牙 23 有较大差别。53 远中有缺损，颈部偏黄，且有缺损。腭侧埋伏牙处有一膨隆。12、14 无松动，无深牙周袋。其余牙齿无异常，口腔卫生状况一般（图 1-5-1~图 1-5-8）。

辅助检查：CBCT 显示 12、53 和 14 腭侧有埋伏牙。

诊　　断：53 滞留；13 埋伏阻生。

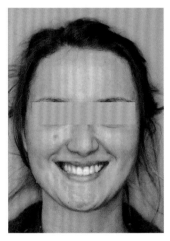

图 1-5-1　术前面部像，患者为高笑线

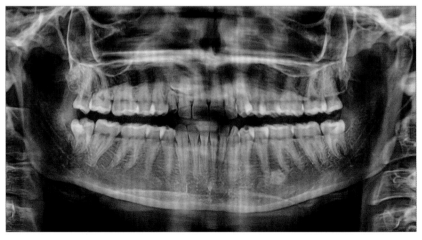

图 1-5-2　术前全口牙位曲面体层片显示 53 滞留，53 和 12、14 根方有埋伏牙 13

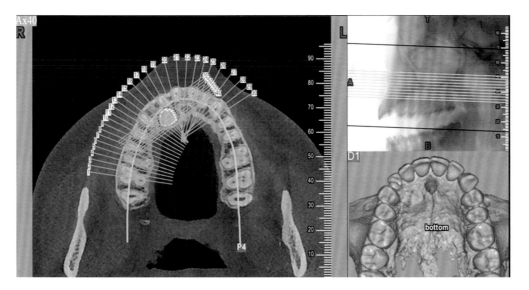

图 1-5-3　拍摄 CBCT，研究埋伏牙所在位置，可见埋伏牙位于腭侧

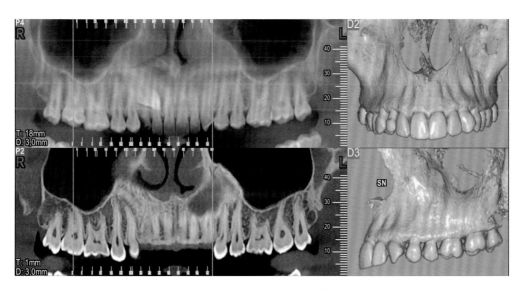

图 1-5-4　结合上颌牙位曲面体层片和 CBCT，确定埋伏牙的形态、位置和轴向

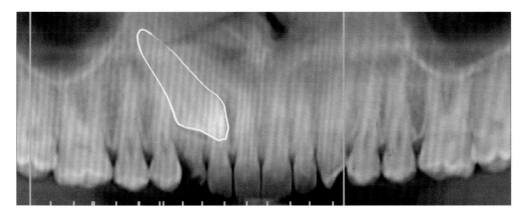

图 1-5-5　在上颌牙位曲面体层片上标记埋伏牙的位置和形态，可见牙冠偏向近中，根尖朝向远中和上颌窦窦底

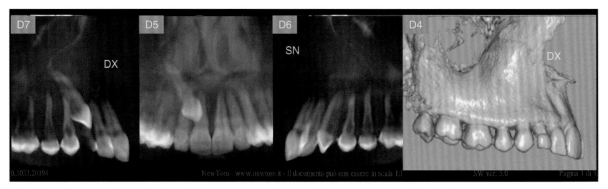

图 1-5-6　结合不同角度的影像学检查,进一步确认埋伏牙的三维位置

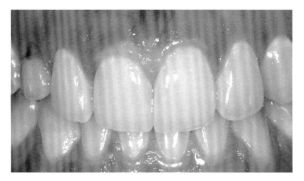

图 1-5-7　术前口内像显示 A 区尖牙与 B 区尖牙形态和大小不一

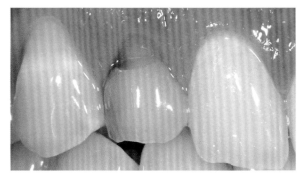

图 1-5-8　术前口内局部像,可见侧切牙与第一前磨牙之间的牙齿明显小于正常尖牙

(二) 美学风险评估

根据 ERA 表(表 1-5-1),结合其他临床因素,包括所采用的治疗方案(主治医师拟先拔除腭侧阻生牙,然后采用不翻瓣即刻种植和即刻修复),该病例外科难度等级为高度复杂(complex)。

(三) 治疗方案

该患者由于 13 埋伏阻生,与 12 和 14 相邻,根尖朝向 14 根方,可能会妨碍种植体的植入,同时其不断萌出还可能伤及 12 等,所以首先必须拔除埋伏尖牙。拔除尖牙的入路:根据其解剖位置需要从腭侧进入。其次才是要进行 13 位置的种植修复。由于乳牙通常牙根较短,因此其根方往往有足量的牙槽骨存在,这种解剖特点可以极大地提高种植体的初期稳定性,因此该病例可以考虑进行即刻种植。即刻种植既要在种植体唇颊侧预留出足够的跳跃间隙,还要防止种植体过于偏腭侧出现腭侧骨缺损(腭侧拔除了埋伏尖牙有骨缺损)。同时较高的初期稳定性意味着可以进行即刻修复,因此手术完成后考虑即刻修复。

表 1-5-1 美学风险评估表[1]

风险因素 esthetic risk factors	风险级别 level of risk		
	低 low	中 medium	高 high
全身状况 medical status	健康,愈合良好 healthy,uneventful healing	—	愈合欠佳 compromised healing
吸烟习惯 smoking habit	非吸烟者 non-smoker	吸烟者(每天≤10根) light smoker(≤10cig/day)	吸烟者(每天>10根) heavy smoker(>10cig/day)
笑线位置 gingival display at full smile	低笑线 low	中笑线 medium	高笑线 high
缺牙间隙的宽度 width of edentulous span	单颗牙缺失(缺牙间隙 ≥7mm^a 或≥6mm^b) 1 tooth(≥7mm^a or≥6mm^b)	单颗牙缺失(缺牙间隙 <7mm^a or <6mm^b) 1 tooth(<7mm^a or <6mm^b)	2颗及以上牙位缺失 2 teeth or more
缺失牙[和(或)邻牙]形态 shape of tooth crowns	矩形或椭圆形 rectangular	—	三角形 triangular
邻牙修复情况 restorative status of neighboring teeth	未修复 virgin	—	已修复 restored
牙龈生物学类型 gingival phenotype	低平弧形,厚龈生物型 low-scalloped,thick	中等弧形,中厚生物型 medium-scalloped, medium-thick	高陡弧形,薄龈生物型 high-scalloped,thin
种植位点的感染 infection at implant site	无感染 none	慢性感染 chronic	急性感染 acute
软组织形态 soft-tissue anatomy	软组织形态完整 soft-tissue intact	—	软组织缺损 soft-tissue defects
邻牙骨高度 bone level at adjacent teeth	距接触点≤5mm ≤5mm to contact point	距接触点5.5~6.5mm 5.5~6.5mm to contact point	距接触点≥7mm ≥7mm to contact point
唇(颊)侧骨厚度 * facial bone-wall phenotype*	唇(颊)侧骨厚度≥1mm thick-wall phenotype ≥1mm thickness	—	唇(颊)侧骨厚度<1mm thin-wall phenotype <1mm thickness
骨组织形态 bone anatomy of alveolar crest	无骨缺损 no bone deficiency	水平骨缺损 horizontal bone deficiency	垂直骨缺损 vertical bone deficiency
患者的期望值 patient's esthetic expectations	较实际的期望值 realistic expectations	—	不切实际的期望值 unrealistic expectations

^a 标准径种植体(standard-diameter implant,regular connection)

^b 窄径种植体(narrow-diameter implant,narrow connection)

* 如果牙齿存在且有 CT 影像(if three-dimensional imaging is available with the tooth in place)

（四）详细治疗过程

详细治疗过程见图 1-5-9~ 图 1-5-33。

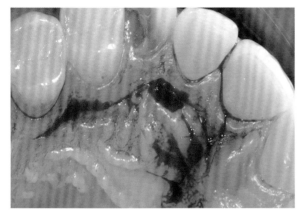

图 1-5-9　根据埋伏尖牙的位置设计腭侧切口,进行埋伏牙拔除,在距离腭侧龈缘 2~3mm 处行切口,未涉及切牙乳头

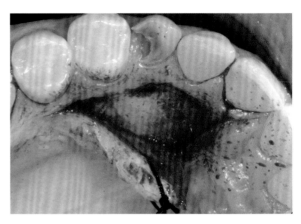

图 1-5-10　翻瓣,暴露腭侧骨板,可见局部骨面明显膨隆

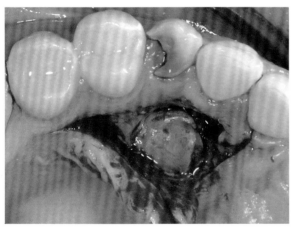

图 1-5-11　确认患牙位置,超声骨刀或者骨钻、骨凿去骨,暴露埋伏的 13 牙冠

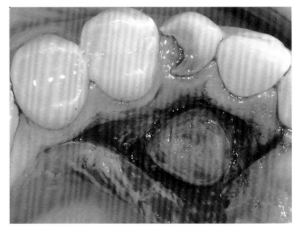

图 1-5-12　进一步去骨,挺松患牙

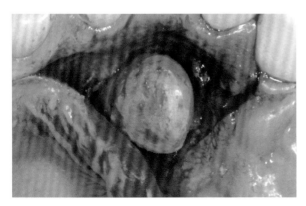

图 1-5-13　拔除患牙

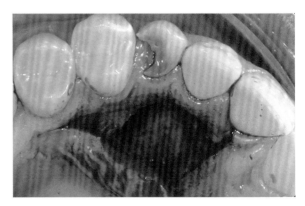

图 1-5-14　拔牙窝

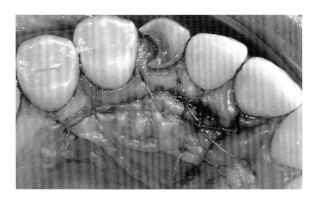

图 1-5-15　严密缝合腭侧创口

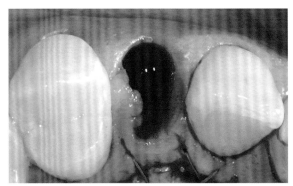

图 1-5-16　微创拔除 53

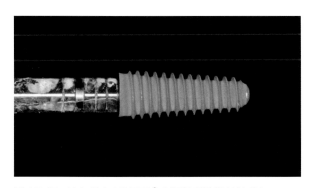

图 1-5-17　植入具有 XPEED® 表面处理的种植体（Megagen Anyridge 4mm×13mm）

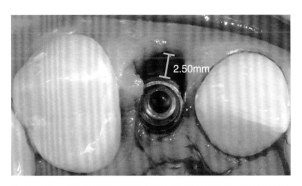

图 1-5-18　可见唇侧骨板腭表面与种植体的唇侧表面之间的距离为 2.5mm，跳跃间隙内未植骨

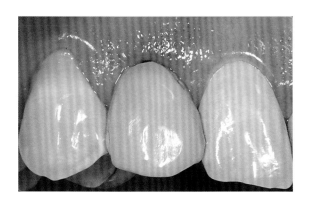

图 1-5-19　试戴预先制作的临时冠

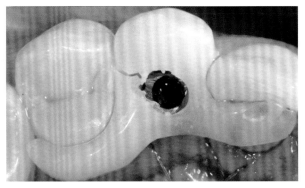

图 1-5-20　预先制作的临时冠在两侧通过翼来辅助就位，在中央备有孔洞，如果临时冠就位时与临时基台有阻挡，则要加大孔洞直到临时冠完全就位

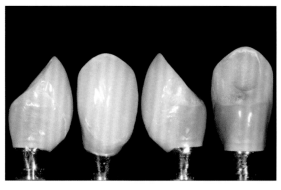

图 1-5-21　依据患者缺牙位点软组织状况调磨临时冠形态，抛光

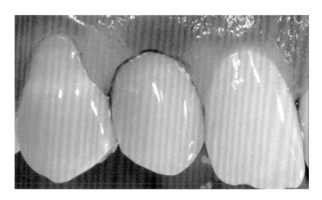

图 1-5-22　手术当天戴入临时冠并调殆，临时冠对软组织有明显的支撑（唇面观）

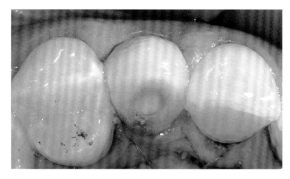

图 1-5-23　手术当天戴入临时冠，唇侧牙槽嵴轮廓没有变化（殆面观）

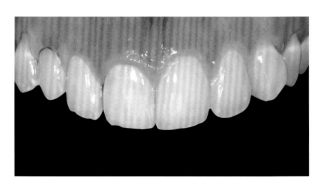

图 1-5-24　临时修复完成后（口内观）

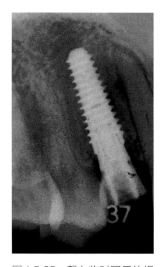

图 1-5-25　戴入临时冠后的根尖片

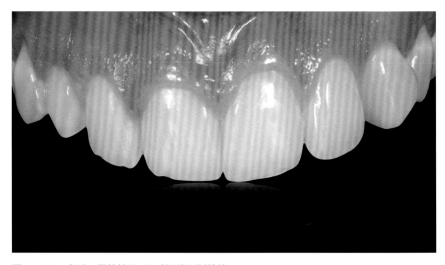

图 1-5-26　术后 1 周的情况，同时拆除腭侧缝线

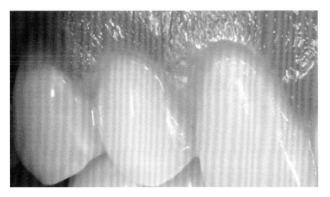

图 1-5-27　术后 1 周时的软组织情况,可见 13 的软组织形态满意,有明显的点彩结构

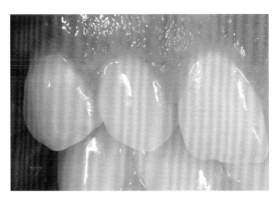

图 1-5-28　术后 3 个月的情况,13 的局部软组织已接近正常

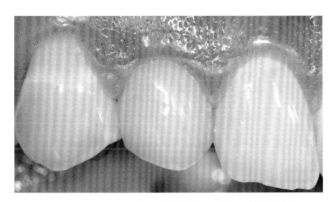

图 1-5-29　术后 6 个月的情况,软组织色泽、纹理和轮廓完美

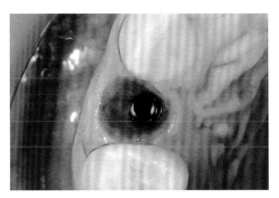

图 1-5-30　术后 20 个月,完成软组织成形。如有必要可以通过调整临时冠形态进一步完成软组织塑形,取下临时冠,制取终印模

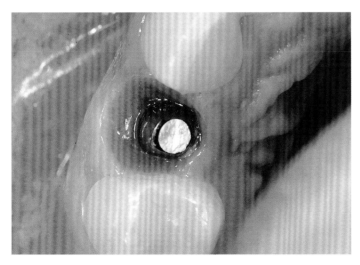

图 1-5-31　戴入最终基台

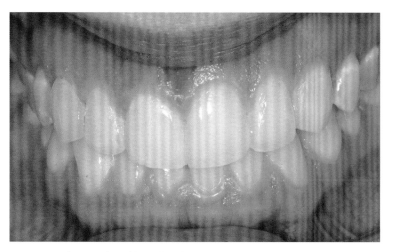

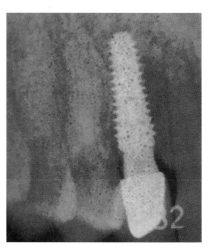

图 1-5-32　术后 22 个月,戴入最终修复体

图 1-5-33　完成最终修复后 3 个月随访,根尖片显示种植体周围骨水平稳定

(五) 治疗流程

　　乳牙滞留常伴随继承恒牙的阻生或先天缺失,常规可通过拔除乳牙并对继承恒牙进行开窗牵引的方式将恒牙排列至牙弓正常位置[2]。但当埋伏恒牙严重阻生(如倒置阻生)或已发生牙根吸收(或)合并其他病理改变时,则建议拔除继承恒牙,当乳牙缺失后通过修复治疗恢复缺牙区的美观和功能。在该病例中,患者 53 牙的继承恒牙完全腭侧埋伏阻生,且患者不愿意进行开窗牵引治疗,希望能够尽快恢复患侧的美观,因此术者设计拔除滞留乳牙及阻生恒牙,并在术区进行不翻瓣即刻种植和即刻临时修复(图 1-5-34)。在设计拔除阻生的 13 时,必须进行 CBCT 的检查以明确该牙的具体位置和轴向,为手术切口设计和选择拔牙入路提供依据。在种植体选择方面,术者选择具有 XPEED®(Megagen 公司)表面处理方式的种植体,该处理技术将钙离子加入种植体表面,形成一种 $CaTiO_3$ 纳米结构,而 $CaTiO_3$ 被证实可有效提高骨结合的速度[3,4]。

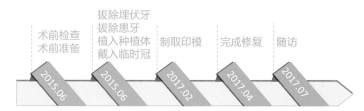

图 1-5-34　治疗流程图

(六) 病例点评

　　1. 种植体的位置和轴向　在拔除 53 和 13 后,术者设计进行不翻瓣即刻种植,尽可能降低唇侧骨板的骨吸收并减少术后可能遗留的切口瘢痕[5]。相对于翻瓣手术而言,不翻瓣设计的手术视野不开放,因此,在不翻瓣的条件下,成功将种植体植入理想位置对术者的临床操作技术要求较高。即刻植入种植体的

准确三维空间包括近远中向、唇(颊)舌向和冠根向三方面,每个空间方向都有植入的"安全区"(comfort zone)和"危险区"(dangerous zone)。在近远中方向(图 1-5-35),植入的"危险区"位于靠近邻牙的位置,种植体应尽量位于"安全区"内,根据不同种植体形态设计,其颈部与邻牙牙根距离应至少在 1~1.5mm[6]。在唇(颊)舌方向,种植体颈部颊侧边缘应位于绿色的"安全区"内,有文献指出,种植体颈部唇颊侧边缘应至少位于邻牙唇颊侧外形的腭侧 2mm(图 1-5-36)[1]。ITI 会议共识性报告中指出,种植体表面与唇颊侧骨壁内壁间的距离应至少在 2mm 以上,该间隙可提供足够的空间进行骨粉充填,增加唇颊侧骨的厚度,同时,此间隙内的血凝块可以起到支撑新生编织骨的作用[7]。但种植体的位置不可一味的偏向腭侧,否则后期的最终修复体只能设计成"盖嵴式"(ridge lap restoration),既不利于清洁,也不利于对唇颊侧软组织的塑形和支撑[6]。也有学者对于美学区种植体颈部唇颊侧边缘应至少位于邻牙唇颊侧外形的腭侧 2mm 或者将种植体偏切嵴腭侧植入持有异议,认为这会使修复体唇颊侧形态与天然牙有明显差异,从而导致粘接剂残留,软组织退缩,因此建议将美学区植体的位置略微移向唇颊侧,即正对切嵴植入,当然这样的话唇颊侧骨板厚度就会略微减少,约为 1.5~2mm[8]。在冠根方向,由于即刻不翻瓣设计仍会发生 0.5~1mm 的骨吸收,因此种植体颈部边缘仍需在唇颊侧牙槽骨以下(图 1-5-37)[5],或位于未来理想修复体唇颊侧中份龈缘下 3mm[1]。

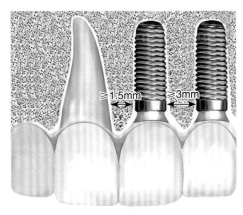

图 1-5-35 种植体的近远中向植入位置

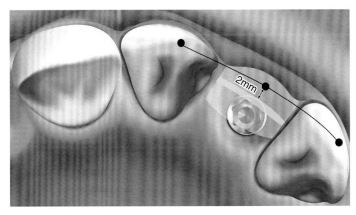

图 1-5-36 种植体的唇(颊)舌向植入位置

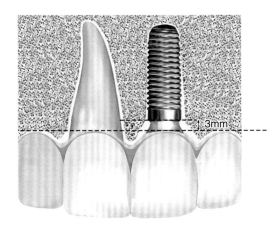

图 1-5-37 种植体的冠根向植入位置

2. 临时冠的制作　为了快速准确地获得良好的临时冠外形,术者选择在术前进行取模并灌制石膏模型,打磨去除患牙石膏后制作翼辅助就位的临时冠。在植入种植体、安放临时基台时,将临时冠中间磨空,防止临时基台阻碍临时冠的就位,再在临时冠内添加树脂材料,将临时冠与临时基台固定为一体,最后进行打磨抛光,完成临时冠的制作。该患者为高笑线,术后美学风险较高,但患者牙龈为厚龈生物型,在结合完善的术前计划和准确的种植体植入后,获得了令人满意的美学修复效果。

参考文献

1. Chappuis V,Martin W. ITI Treatment Guide:Implant Therapy in the Esthetic Zone-Current Treatment Modalities and Materials for Single-tooth Replacements.volume 10. Berlin:Quintessenz Verlags GmbH,2017.

2. Ngan P,Hornbrook R,Weaver B. Early timely management of ectopically erupting maxillary canines. Seminars in Orthodontics,2005,11(3):152-163.

3. Hanawa T,Kon M,Doi H,et al. Amount of hydroxyl radical on calcium-ion-implanted titanium and point of zero charge of constituent oxide of the surface-modified layer.Journal of Materials Science Materials in Medicine,1998,9(2):89-92.

4. Webster TJ,Ergun C,Doremus RH,et al. Increased osteoblast adhesion on titanium-coated hydroxylapatite that forms CaTiO3. Journal of Biomedical Materials Research Part A,2003,67A(3):975-980.

5. Buser D,Chappuis V,Belser UC,et al. Implant placement post extraction in esthetic single tooth sites:when immediate,when early,when late？ Periodontology 2000,2017,73(1):84-102.

6. Buser D,Martin W,Belser UC. Optimizing esthetics for implant restorations in the anterior maxilla anatomic and surgical considerations. The International Journal of Oral & Maxillofacial Implants,2004,19(1):43-61.

7. Morton D,Chen ST,Martin WC,et al. Consensus statements and recommended clinical procedures regarding optimizing esthetic outcomes in implant dentistry. The International Journal of Oral & Maxillofacial Implants,2014,29:216-220.

8. Testori T,Weinstein T,Scutellà F,et al.Implant placement in the esthetic area:criteria for positioning single and multiple implants.Periodontol 2000,2018,77(1):176-196.

六、病例6 采用信封样小翻瓣技术行延期种植

主诊医师:Luca Moscatelli

(一) 患者情况

患者,女,46岁。

主　　诉:左上颌前牙义齿配戴不适。

现 病 史:左上颌前牙缺失半年,后行可摘局部义齿修复,现因义齿配戴不适就诊,患者希望能尽快恢复功能和美观。

既 往 史:患者既往体健,否认高血压、糖尿病等全身系统疾病病史。否认吸烟史。否认药物和食物过敏史。

检　　查:21缺失,近远中、𬌗龈向间隙正常。缺牙位置唇侧塌陷(图1-6-1)。邻牙叩(−),松(−),BOP(−)。其余牙齿无异常,口腔卫生状况一般。

辅助检查:根尖片显示无异常。

诊　　断:21缺失。

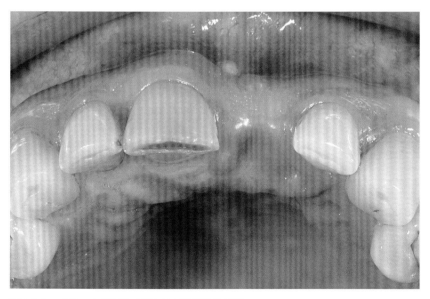

图1-6-1　术前口内局部像,可见21区唇侧组织塌陷

(二) 美学风险评估

根据ERA表(表1-6-1),结合其他临床因素,该病例外科难度等级为中度复杂(advanced)。

表 1-6-1　美学风险评估表[1]

风险因素 esthetic risk factors	风险级别 level of risk		
	低 low	中 medium	高 high
全身状况 medical status	健康,愈合良好 healthy,uneventful healing	—	愈合欠佳 compromised healing
吸烟习惯 smoking habit	非吸烟者 non-smoker	吸烟者(每天≤10 根) light smoker(≤10cig/day)	吸烟者(每天>10 根) heavy smoker(>10cig/day)
笑线位置 gingival display at full smile	低笑线 low	中笑线 medium	高笑线 high
缺牙间隙的宽度 width of edentulous span	单颗牙缺失(缺牙间隙≥7mm^a 或≥6mm^b) 1 tooth(≥7mm^a or≥6mm^b)	单颗牙缺失(缺牙间隙<7mm^a or<6mm^b) 1 tooth(<7mm^a or<6mm^b)	2 颗及以上牙位缺失 2 teeth or more
缺失牙[和(或)邻牙]形态 shape of tooth crowns	矩形或椭圆形 rectangular	—	三角形 triangular
邻牙修复情况 restorative status of neighboring teeth	未修复 virgin	—	已修复 restored
牙龈生物学类型 gingival phenotype	低平弧形,厚龈生物型 low-scalloped,thick	中等弧形,中厚生物型 medium-scalloped, medium-thick	高陡弧形,薄龈生物型 high-scalloped,thin
种植位点的感染 infection at implant site	无感染 none	慢性感染 chronic	急性感染 acute
软组织形态 soft-tissue anatomy	软组织形态完整 soft-tissue intact	—	软组织缺损 soft-tissue defects
邻牙骨高度 bone level at adjacent teeth	距接触点≤5mm ≤5mm to contact point	距接触点 5.5~6.5mm 5.5~6.5mm to contact point	距接触点≥7mm ≥7mm to contact point
唇(颊)侧骨厚度 * facial bone-wall phenotype*	唇(颊)侧骨厚度≥1mm thick-wall phenotype ≥1mm thickness	—	唇(颊)侧骨厚度<1mm thin-wall phenotype<1mm thickness
骨组织形态 bone anatomy of alveolar crest	无骨缺损 no bone deficiency	水平骨缺损 horizontal bone deficiency	垂直骨缺损 vertical bone deficiency
患者的期望值 patient's esthetic expectations	较实际的期望值 realistic expectations	—	不切实际的期望值 unrealistic expectations

^a 标准径种植体(standard-diameter implant,regular connection)
^b 窄径种植体(narrow-diameter implant,narrow connection)
* 如果牙齿存在且有 CT 影像(if three-dimensional imaging is available with the tooth in place)

（三）治疗方案

　　该患者 21 缺失，局部有明显的牙槽骨吸收，因此治疗的关键是如何恢复局部的外形。恢复局部外形的方法有：骨组织增量；软组织增量；修复体设计。就本病例而言，患者希望在治疗过程中微创，同时还不能缺牙。因此，主治医师考虑在治疗中采用特殊的切口设计将牙槽嵴顶的软组织移向唇侧，然后再通过基台和修复体的穿龈结构的设计进一步改善局部牙槽嵴的形态。与患者沟通后达成一致，并告知患者治疗过程中如果效果欠佳就需要进一步的软硬组织增量。

（四）详细治疗过程

　　详细治疗过程见图 1-6-2~ 图 1-6-18。

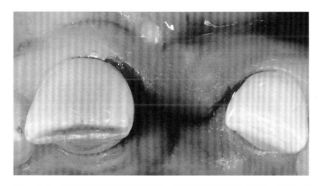

图 1-6-2　缺牙区行牙槽嵴顶切口，邻牙行部分龈沟切口。可见嵴顶的切口偏向腭侧以便将牙槽嵴顶的软组织推向颊侧，同时龈乳头处不完全翻开软组织

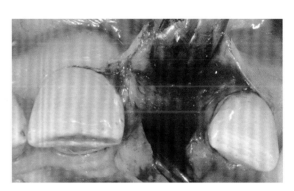

图 1-6-3　翻瓣，可见唇侧牙槽骨明显塌陷

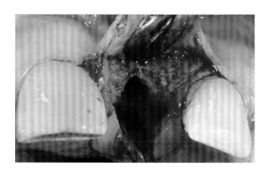

图 1-6-4　常规偏腭侧预备种植窝洞

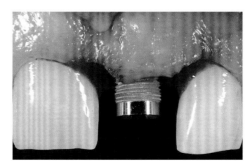

图 1-6-5　植入种植体（3.5mm×10mm）

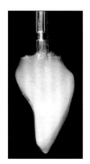

图 1-6-6　手术后立刻制作临时冠，颈部呈凹面以增加局部软组织生长的空间

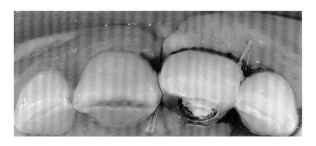

图1-6-7　缝合创口,手术当天戴入临时冠,可见由于临时冠的支撑,唇侧软组织外形恢复

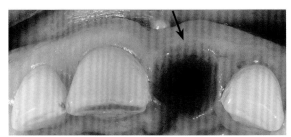

图1-6-8　术后5个月,可见21唇侧牙槽嵴的外形(箭头所示)与11一致,制取印模

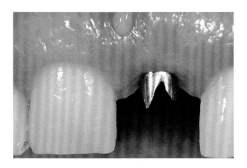

图1-6-9　术后6个月,试戴最终基台

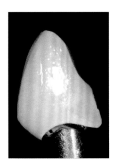

图1-6-10　最终修复体,修复体的唇颊侧边缘呈斜坡

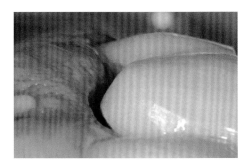

图1-6-11　戴入最终修复体,最终修复体边缘与牙龈形态相适合,通过基台和修复体的形态设计可以控制唇侧牙槽嵴的形态,还可以通过修复体边缘的斜坡,引导软组织改建

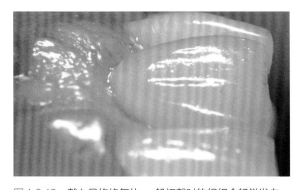

图1-6-12　戴入最终修复体,一般初戴时软组织会轻微发白

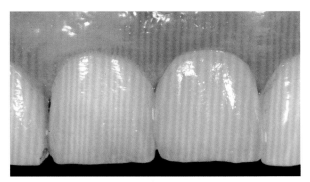

图1-6-13　粘接21最终修复体,修复体色泽、形态逼真

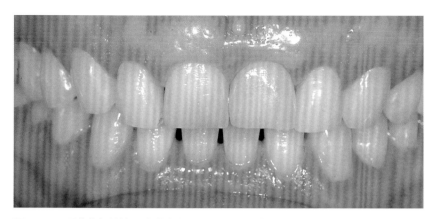

图 1-6-14　最终修复体效果,龈缘与邻牙协调,龈乳头完整

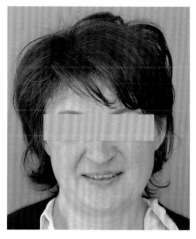

图 1-6-15　完成修复后 16 个月时随访
面部像

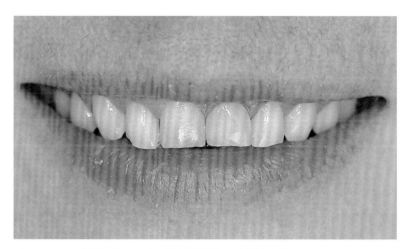

图 1-6-16　完成修复后 16 个月时随访微笑像,牙齿排列自然

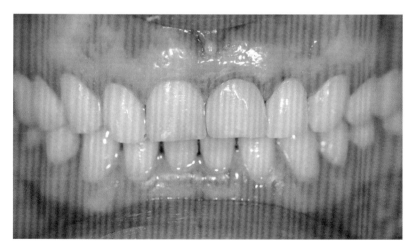

图 1-6-17　完成修复后 16 个月时随访口内像,红白美学稳定

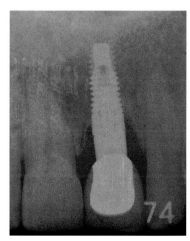

图 1-6-18　完成修复后 16 个月时随访
根尖片

（五）治疗流程

该病例缺牙区局部有明显的塌陷，主治医师采用微创的方法进行种植治疗，没有进行骨组织增量和额外的软组织增量。治疗过程中仅仅依靠改良的切口设计和基台、修复体的精确设计就达到了很好的治疗效果，软组织改建成熟后结束治疗（图1-6-19）。

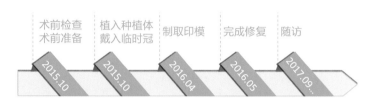

图1-6-19　治疗流程图

（六）病例点评

1. 信封样切口　种植外科手术瓣的设计与牙周手术类似，可从水平和垂直两个方面进行描述，水平切口包括龈沟内切口或缺牙区牙槽嵴顶切口，垂直切口则是作为一种松弛切口用来减张或增加手术视野[2]。一些病例为了减少手术瘢痕、尽可能保证龈瓣血供，通常只作水平切口，即龈沟内小切口，形成一个"信封样"龈瓣（envelope flap），可满足多数情况下的手术路径。Zucchelli等对32位多颗牙牙龈退缩患者予以手术干预以满足患者的美学诉求，其中试验组利用单纯的"信封样"切口（仅作龈沟切口）行冠向复位瓣术（coronally advanced flap，CAF），对照组利用龈沟切口结合垂直切口的方式进行冠向复位瓣技术，结果显示两组患者术后均获得良好的美学效果，牙龈退缩及临床附着均有所改善，但试验组的手术时间明显减少，且在术后1年，行"信封样"切口的手术效果更稳定，同时有更多的角化龈形成[3]。该病例同样采用类似"信封样"的小切口设计，未作垂直切口，依旧可以获得良好的手术视野，在缩短手术时间的同时，减少了手术切口瘢痕、保证了良好的龈瓣血供。

2. 龈缘处理策略　术前秴面观可见唇侧组织形态凹陷，是由于长时间缺牙导致的，故该病例最容易出现的不良后果就是龈缘偏根方，牙冠过长。分析整个治疗过程，主治医师主要采取了以下几个策略妥善地解决了牙龈边缘的问题：第一，术者在作牙槽嵴顶切口时更偏向腭侧，预留了较多的唇侧软组织。第二，种植体的精确定位。该种植体定位的关键是一定要确保种植体位于两侧邻牙牙冠或修复体唇侧弧线的腭侧2mm以上。第三，临时冠的塑形。该病例使用临时修复体最主要的目的是塑造和支撑唇侧软组织的形态，临时冠龈缘下的凹面形态可以使唇侧软组织边缘向冠方移动（见图1-6-6），同时在一定程度上增加了软组织的量，通过调节临时冠穿龈部位的凹度，可以调节软组织的形态并将软组织边缘稳定在理想水平[4]。本病例中制作的临时冠为龈下凹面，龈上凸面，通过这种S形设计，即使不实施组织增量技术，也可获得满意的组织形态。同时从与之对应的最终修复体颈部边缘的形态也呈斜坡形，既支撑软组织，坡度及凹度的大小还可以准确地定位龈缘的位置。加大坡度可以推软组织向根方移动;减小坡度则增加牙龈厚度并诱导牙龈向冠方移行。通过以上几种措施解决了龈缘的问题,获得了较好的美学效果。

参考文献

1. Chappuis V,Martin W. ITI Treatment Guide:Implant Therapy in the Esthetic Zone-Current Treatment Modalities and Materials for Single-tooth Replacements.volume 10. Berlin:Quintessenz Verlags GmbH,2017.
2. Geoffrey Bateman,Shuva Saha,Iain Chapple. Contemporary periodontal surgery:an illustrated guide to the art behind the science. Quintessence Publishing Co. Ltd,2008.
3. Zucchelli G,Mele M,Mazzotti C,et al. Coronally advanced flap with and without vertical releasing incisions for the treatment of multiple gingival recessions:a comparative controlled randomized clinical trial.Journal of Periodontology,2009,80(7):1083-1094.
4. Saadoun AP. Esthetic soft tissue management of teeth and implants. New York:John Wiley & Sons,2013.

七、病例 7　伴根尖区慢性感染的侧切牙即刻种植即刻修复

主诊医师:Giuseppe Luongo

(一) 患者情况

患者,女,46 岁。

主　　　诉: 右上颌前牙变色 8^+ 个月。

现 病 史: 患者 4 年前右上颌前牙曾行根管治疗,8 个月前出现牙体变色、咬合不适。

既 往 史: 患者体健,否认全身系统疾病病史,每天吸烟 5 支左右。

检　　　查: 12 牙体变色,Ⅲ°松动,近中探诊深度为 5mm,BOP(+),叩(+)。龈乳头完整,11、13 探(−),叩(−),松(−)。前牙浅覆𬌗、浅覆盖。口腔卫生状况一般(图 1-7-1)。

辅助检查: 根尖片显示 12 牙根尖暗影,根管治疗不完善,牙周有骨吸收,根周间隙加大(图 1-7-2)。

诊　　　断: 12 慢性牙髓炎;12 慢性根尖周炎。

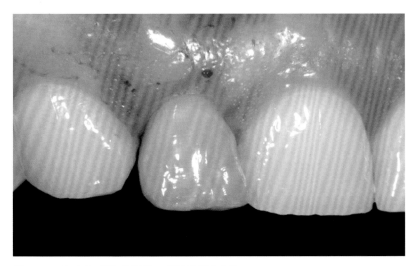

图 1-7-1　12 变色,龈缘位置尚可,龈乳头基本完整

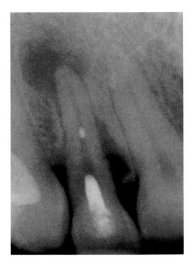

图 1-7-2　术前根尖片显示 12 根管内有充填物,根管治疗不完善,根尖区有暗影

(二) 美学风险评估

根据 ERA 表(表 1-7-1),结合其他临床因素,包括所采用的治疗方案(主治医师拟采用小翻瓣即刻种植和即刻修复),该病例外科难度等级为高度复杂(complex)。

表 1-7-1　美学风险评估表[1]

风险因素 esthetic risk factors	风险级别 level of risk		
	低 low	中 medium	高 high
全身状况 medical status	健康,愈合良好 healthy, uneventful healing	—	愈合欠佳 compromised healing
吸烟习惯 smoking habit	非吸烟者 non-smoker	吸烟者(每天≤10根) light smoker(≤10cig/day)	吸烟者(每天>10根) heavy smoker(>10cig/day)
笑线位置 gingival display at full smile	低笑线 low	中笑线 medium	高笑线 high
缺牙间隙的宽度 width of edentulous span	单颗牙缺失(缺牙间隙 ≥7mm[a] 或≥6mm[b]) 1 tooth(≥7mm[a] or ≥6mm[b])	单颗牙缺失(缺牙间隙 <7mm[a] or <6mm[b]) 1 tooth(<7mm[a] or <6mm[b])	2颗及以上牙位缺失 2 teeth or more
缺失牙[和(或)邻牙]形态 shape of tooth crowns	矩形或椭圆形 rectangular	—	三角形 triangular
邻牙修复情况 restorative status of neighboring teeth	未修复 virgin	—	已修复 restored
牙龈生物学类型 gingival phenotype	低平弧形,厚龈生物型 low-scalloped, thick	中等弧形,中厚生物型 medium-scalloped, medium-thick	高陡弧形,薄龈生物型 high-scalloped, thin
种植位点的感染 infection at implant site	无感染 none	慢性感染 chronic	急性感染 acute
软组织形态 soft-tissue anatomy	软组织形态完整 soft-tissue intact	—	软组织缺损 soft-tissue defects
邻牙骨高度 bone level at adjacent teeth	距接触点≤5mm ≤5mm to contact point	距接触点 5.5~6.5mm 5.5~6.5mm to contact point	距接触点≥7mm ≥7mm to contact point
唇(颊)侧骨厚度 * facial bone-wall phenotype*	唇(颊)侧骨厚度≥1mm thick-wall phenotype≥1mm thickness	—	唇(颊)侧骨厚度<1mm thin-wall phenotype <1mm thickness
骨组织形态 bone anatomy of alveolar crest	无骨缺损 no bone deficiency	水平骨缺损 horizontal bone deficiency	垂直骨缺损 vertical bone deficiency
患者的期望值 patient's esthetic expectations	较实际的期望值 realistic expectations	—	不切实际的期望值 unrealistic expectations

[a] 标准径种植体(standard-diameter implant, regular connection)

[b] 窄径种植体(narrow-diameter implant, narrow connection)

* 如果牙齿存在且有 CT 影像(if three-dimensional imaging is available with the tooth in place)

（三）治疗方案

该病例患者希望能尽快恢复上颌前牙美观。病例的有利条件是局部牙龈水平正常，龈乳头完整。存在的主要问题是根尖有炎症，患者希望微创完成治疗。经过仔细评估，主治医师认为局部为慢性炎症，炎症可以通过仔细地清洁、刮治去除。结合患者局部的解剖条件和手术医师的经验，考虑可以采用即刻种植。在即刻种植的过程中，再视种植体的稳定状况确定是否采用种植体支持的固定即刻修复。

（四）详细治疗过程

详细治疗过程见图 1-7-3~ 图 1-7-11。

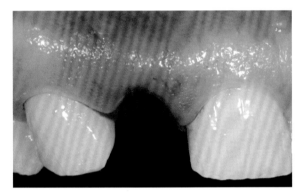

图 1-7-3　微创拔除 12，彻底清理牙槽窝，反复确保去除炎性组织

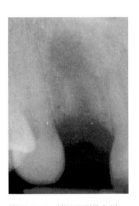

图 1-7-4　拔牙后根尖片

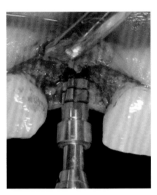

图 1-7-5　制作信封样小翻瓣，偏腭侧预备种植窝

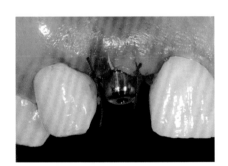

图 1-7-6　植入种植体，安放愈合基台后缝合创口

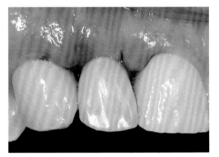

图 1-7-7　取模，制作临时冠，术后 1 周戴入 12 临时冠

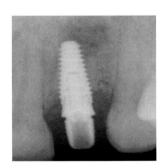

图 1-7-8　戴临时冠后的根尖片

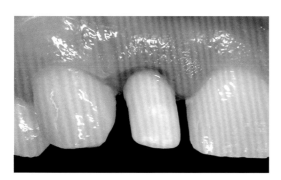
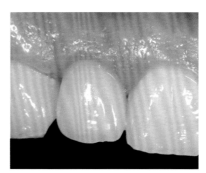
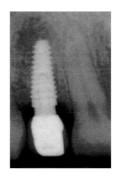

图 1-7-9 术后 4 个月,制取印模,制作修复体,试戴个性化基台

图 1-7-10 粘接 12 牙冠,完成最终修复

图 1-7-11 修复后根尖片显示修复体完全就位,种植体颈部的牙槽嵴稳定

(五)治疗流程

本病例在微创拔除患牙后,清创并即刻植入种植体,并在术后拆线时进行了临时修复,在获得良好稳定的软组织形态后行最终修复(图 1-7-12)。即刻种植与即刻修复可以明显缩短患者缺牙的时间,可充分满足患者对美观和功能的要求,提高社会生活质量。

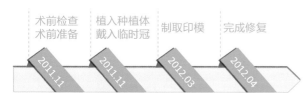

术前检查 术前准备 2011.11

植入种植体 戴入临时冠 2011.11

制取印模 2012.03

完成修复 2012.04

图 1-7-12 治疗流程图

(六)病例点评

1. 不翻瓣即刻种植 满足即刻种植适应证的患者,其手术方案设计需从微创拔牙、切口设计、植体的选择和植入、骨缺损的处理、创口关闭、软组织塑形等方面进行考虑[2]。在即刻种植拔牙时,应采用微创拔牙技术,以最小的创伤拔除牙齿、最大限度的保存牙周组织为操作的核心指导原则。手术切口的设计不仅要考虑是翻瓣还是不翻瓣,还要考虑如何翻瓣。前牙区即刻种植建议采用不翻瓣种植,不翻瓣设计可以保存唇侧骨壁的血供,最大限度的降低唇侧骨的吸收、减少瘢痕,并减少患者术后不适感,但不翻瓣手术即刻种植适用于解剖条件理想的种植体位点,如具有厚龈生物类型、厚型颊侧骨板(>1mm)和完整骨壁的病例,符合这种标准的病例仅占 5%~10%,在 SAC 分类中此类病例属于高度复杂病例(complex)[3]。相对于翻瓣手术而言,不翻瓣手术的手术视野不开阔,属于一种"盲视手术",综合来讲,不翻瓣手术对术者的临床操作技术要求较高[4]。不翻瓣的条件下进行即刻种植可能会带来许多风险,如三维位置不理想、唇(颊)舌

侧厚度欠佳、伤及邻牙等。因此,本病例采用"信封样"小切口设计,仅作牙槽嵴顶水平切口,不作垂直切口,同样可以为唇侧骨提供一定程度的血供、减少手术瘢痕,同时可以满足手术操作视野并减少了手术风险,这也是临床常采用的种植策略。种植体的选择和植入在满足初期稳定性的同时,还要防止唇侧骨壁的吸收。种植体尖端应保留 3~5mm 的骨量,同时上颌前牙即刻种植体长轴方向应略偏向原天然牙长轴的腭侧,使种植体的唇侧保留更多骨量[2]。从图 1-7-5 中可以看到,术者制备的种植窝洞相对于拔牙窝而言偏向腭侧,在充分利用腭侧骨的同时,增加唇侧骨的厚度。术前根尖片和术中小翻瓣可见邻牙邻面骨高度理想,可以预测最后的龈乳头会比较完整,治疗结果也验证了这一点。

　　2. 即刻临时修复　　在植入种植体后,1 周之内戴入修复体,修复体与对颌牙无功能性接触者可称为种植即刻修复[5]。术后拆线时采用临时修复的方式恢复患者前牙区的美学要求,但是否能够采用即刻临时修复需从患者的自身状况、所选种植体的形态及长度、术区骨量骨质、初期稳定性及种植体稳定系数(implant stability quotient,ISQ)等方面进行考虑[6],同时需要完善的术前评估、术者丰富的临床经验以及准确的修复和咬合设计。种植体的初期稳定性是影响即刻修复的关键因素,通过修复体作用于种植体的力可产生骨与种植体之间的微动,有研究证实该动度在 50~150μm 时不会影响骨整合和组织愈合[7],临床中,种植体植入扭矩以及植入后进行共振频率分析等都可以检测微动情况,以决定是否可以进行即刻临时冠修复。应当注意,当单颗牙种植治疗具备以下几种情况时,需谨慎考虑即刻修复[6]:①不良咬合习惯(夜磨牙等);②初期稳定性差,或Ⅳ类骨,或敲击就位的种植体,无初期稳定性;③短种植体(<10mm);④种植体与冠长度比例小(<1∶1);⑤口腔卫生状况较差。

参考文献

1. Chappuis V,Martin W. ITI Treatment Guide:Implant Therapy in the Esthetic Zone-Current Treatment Modalities and Materials for Single-tooth Replacements.volume 10. Berlin:Quintessenz Verlags GmbH,2017.

2. 谭震. 口腔种植关键技术实战图解. 北京:人民卫生出版社,2014.

3. Buser D,Chappuis V,Belser UC,et al. Implant placement post extraction in esthetic single tooth sites:when immediate,when early,when late? Periodontology 2000,2017,73(1):84-102.

4. Vlahović Z,Marković A,Lazić Z,et al. Histopathological comparative analysis of periimplant bone inflammatory response after dental implant insertion using flap and flapless surgical technique. An experimental study in pigs.Clin Oral Implants Res,2017,28(9):1067-1073.

5. 王兴,刘宝林. 中国口腔种植临床精萃(2014 年卷). 北京:人民军医出版社,2014.

6. Wang HL,Ormianer Z,Palti A,et al. Consensus conference on immediate loading:the single tooth and partial edentulous areas. Implant Dentistry,2006,15(4):324-333.

7. Szmukler-Moncler S,Salama S,Reingewirtz Y,et al. Timing of loading and effect of micromotion on bone implant interface:a review of experimental literature. J Biomed Mater Res,1998,43:192-203.

八、病例 8　拔除滞留乳牙行即刻种植

主诊医师:Giuseppe Luongo

(一) 患者情况

患者,女,29 岁

主　　诉: 右上颌前牙松动、咬合不适 3 个月。

现 病 史: 患者右上颌前牙区乳牙滞留、恒牙未萌,3 个月前该牙开始出现松动和咬合不适。

既 往 史: 患者体健,否认全身系统疾病病史。否认吸烟史。否认药物和食物过敏史。

检　　查: 53 牙冠较左侧尖牙明显偏小,Ⅲ°松动,叩(+),BOP(−)。龈缘偏向冠方。12、14 探(−),叩(−),松(−)。前牙浅覆𬌗、浅覆盖。口腔卫生状况良好(图 1-8-1)。

辅助检查: 根尖片显示 53 牙根不到正常牙的 1/3,根尖周暗影。12 远中、14 近中牙槽嵴高度正常,其余无明显异常(图 1-8-2)。

诊　　断: 53 滞留松动。

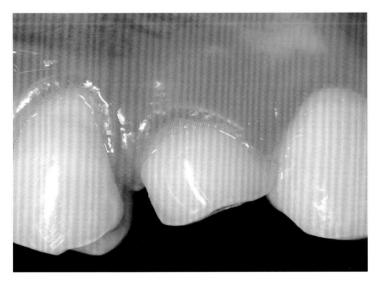

图 1-8-1　53 滞留,龈缘位置偏向冠方

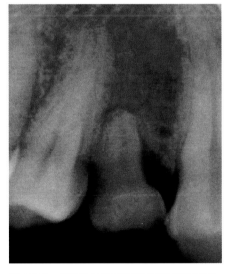

图 1-8-2　术前根尖片显示 53 滞留,牙根较短,未见继承恒牙

(二) 美学风险评估

根据 ERA 表(表 1-8-1),结合其他相关因素,包括所采用的治疗方案(主治医师拟采用不翻瓣即刻种植),该病例外科风险等级为高度复杂(complex)。

表 1-8-1　美学风险评估表[1]

风险因素 esthetic risk factors	风险级别 level of risk		
	低 low	中 medium	高 high
全身状况 medical status	健康,愈合良好 healthy,uneventful healing	—	愈合欠佳 compromised healing
吸烟习惯 smoking habit	非吸烟者 non-smoker	吸烟者(每天≤10 根) light smoker(≤10cig/day)	吸烟者(每天>10 根) heavy smoker(>10cig/day)
笑线位置 gingival display at full smile	低笑线 low	中笑线 medium	高笑线 high
缺牙间隙的宽度 width of edentulous span	单颗牙缺失(缺牙间隙≥7mm^a 或≥6mm^b) 1 tooth(≥7mm^a or ≥6mm^b)	单颗牙缺失(缺牙间隙<7mm^a or <6mm^b) 1 tooth(<7mm^a or <6mm^b)	2 颗及以上牙位缺失 2 teeth or more
缺失牙[和(或)邻牙]形态 shape of tooth crowns	矩形或椭圆形 rectangular	—	三角形 triangular
邻牙修复情况 restorative status of neighboring teeth	未修复 virgin	—	已修复 restored
牙龈生物学类型 gingival phenotype	低平弧形,厚龈生物型 low-scalloped,thick	中等弧形,中厚生物型 medium-scalloped,medium-thick	高陡弧形,薄龈生物型 high-scalloped,thin
种植位点的感染 infection at implant site	无感染 none	慢性感染 chronic	急性感染 acute
软组织形态 soft-tissue anatomy	软组织形态完整 soft-tissue intact	—	软组织缺损 soft-tissue defects
邻牙骨高度 bone level at adjacent teeth	距接触点≤5mm ≤5mm to contact point	距接触点 5.5~6.5mm 5.5~6.5mm to contact point	距接触点≥7mm ≥7mm to contact point
唇(颊)侧骨厚度 * facial bone-wall phenotype*	唇(颊)侧骨厚度≥1mm thick-wall phenotype≥1mm thickness	—	唇(颊)侧骨厚度<1mm thin-wall phenotype<1mm thickness
骨组织形态 bone anatomy of alveolar crest	无骨缺损 no bone deficiency	水平骨缺损 horizontal bone deficiency	垂直骨缺损 vertical bone deficiency
患者的期望值 patient's esthetic expectations	较实际的期望值 realistic expectations	—	不切实际的期望值 unrealistic expectations

^{a} 标准径种植体(standard-diameter implant,regular connection)

^{b} 窄径种植体(narrow-diameter implant,narrow connection)

* 如果牙齿存在且有 CT 影像(if three-dimensional imaging is available with the tooth in place)

（三）治疗方案

该患者为乳牙滞留。乳牙滞留一般在垂直高度上骨缺损不会太严重，而且牙根较短，根尖方向有足量的牙槽骨高度来帮助稳定种植体。同时，治疗前龈缘偏向冠方，这为治疗过程中和治疗后的牙龈退缩预留了一定的余地。主治医师综合本病例的特点和自己的技术、经验方面的能力考虑，决定采用不翻瓣植入种植体，种植体植入后根据种植体的稳定性再确定是否即刻修复，患者同意这一治疗方案。

（四）详细治疗过程

详细治疗过程见图 1-8-3~ 图 1-8-11。

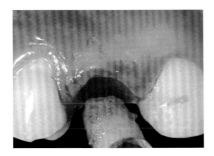

图 1-8-3 微创拔除 53

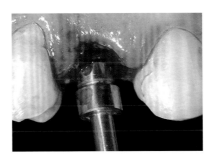

图 1-8-4 在不翻瓣的条件下预备种植窝洞后，植入种植体，注意种植体要偏向腭侧植入

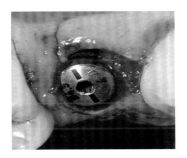

图 1-8-5 安放愈合基台，可见种植体唇侧预留有跳跃间隙

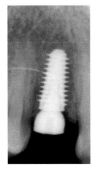

图 1-8-6 术后根尖片显示种植体植入位点及轴向良好，与两侧邻牙牙根间距相当

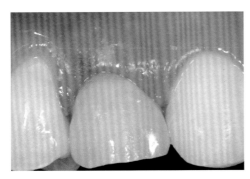

图 1-8-7 制作临时冠，进行软组织塑形，13 龈缘依旧偏向冠方

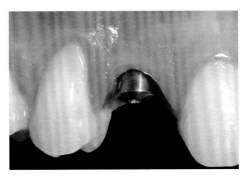

图 1-8-8 术后 5 个月软组织形态，龈缘弧形较为理想，龈缘水平相较于治疗前略有退缩，但与邻牙更为协调

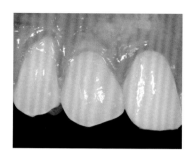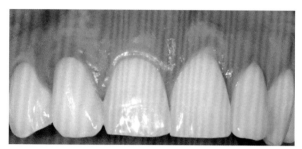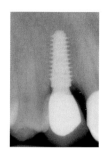

图 1-8-9　制取印模后,制作 13 最终修复体并试戴粘接　　图 1-8-10　术后 4 年随访,可见优良的红白美学　　图 1-8-11　术后 4 年随访,根尖片显示 13 种植体周围骨水平稳定,无明显吸收

（五）治疗流程

这是一例美学区滞留乳牙拔除后行不翻瓣即刻种植的病例（图 1-8-12）。

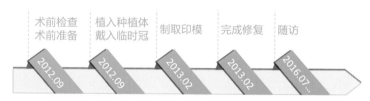

术前检查 术前准备	植入种植体 戴入临时冠	制取印模	完成修复	随访
2012.09	2012.09	2013.02	2013.02	2016.07…

图 1-8-12　治疗流程图

（六）病例点评

1. 乳牙滞留的特点和治疗选择　乳牙滞留可见于单颗,也可对称发生,常伴有继承恒牙先天缺失,滞留的乳牙长期存在于牙弓中,与相邻的恒牙形态不协调,且乳牙滞留常发生在美学区,影响整体牙弓形态及美观[2]。根据患者的年龄、主诉及临床检查等,乳牙滞留的解决方法基本有四种:①保留滞留的乳牙,继续行使其功能;②保留滞留的乳牙并进行形态修整;③拔除滞留的乳牙并关闭间隙;④拔除滞留的乳牙并行修复治疗[3]。滞留乳牙虽可存在较长时间,并承担一定的咬合功能,但乳牙会发生生理性吸收,其松动和脱落后仍需要进行修复治疗以解决美观及功能问题。由于健康的滞留乳牙多无严重的急慢性炎症,且乳牙在牙列中可承担一定的咬合应力,防止牙槽骨萎缩,较充足的骨量可以提供种植体的初期稳定性,因此,利用即刻种植的方式快速解决乳牙滞留的问题已获得越来越多临床医师的认可[3,4],但乳前牙的体积

相对较小,使得修复空间比正常恒前牙的修复空间小,需要正确选择植体的直径和长度,必要时需要制取诊断模型和拟定治疗计划。本病例中患者因滞留乳牙牙根吸收发生松动而就诊,其滞留乳牙的拔除难度相对较小,而有些长期滞留的乳牙与周围骨发生根骨粘连,缺乏生理动度,提高了微创拔除患牙的难度,这种情况多发生在乳磨牙[5],因此在拔牙前应仔细对影像学和生理动度进行检查和评估,尽可能采取措施保存患牙周围骨组织。

2. 不翻瓣即刻种植的特点 本病例满足行常规即刻种植的要求:①完整的牙槽窝骨壁;②唇侧骨壁厚度大于 1mm;③厚龈生物型;④无急性炎症;⑤根尖区及腭侧有充足的骨量可以满足种植体的初期稳定性[6]。同时术者选择不翻瓣条件下进行即刻种植,降低了因翻瓣后血供减少所致的唇侧骨吸收,且术后无需缝合,消除了切口瘢痕,这在美学区尤为重要。但不翻瓣技术对术者的临床经验和操作技术有很高的要求,虽然本病例中未进行组织增量或其他复杂操作,且其 ERA 表内高风险项目也较少,但采用不翻瓣即刻种植技术的病例仍在 SAC 分类中属于高度复杂系列[7]。相较于继承恒牙,乳牙牙颈部缩窄,其拔牙窝体积也会相应较小,故在本病例中,即刻植入种植体后,种植体唇侧与骨板间距离小于 2mm[8]。

3. 治疗前龈缘位置及治疗方案 本病例中,作者采用不翻瓣技术进行即刻种植,并且在种植体唇侧与骨板间隙内不进行植骨。其原因不仅在于间隙较小[8],还因为该患者在治疗前龈缘位置就比较偏向冠方。通过观察拔牙前的龈缘可以预测修复完成后的龈缘,拔牙前唇颊侧牙龈的位置是影响最终美学效果的一个关键因素[9],此类病例在治疗过程中牙龈有一定的退缩空间,少量退缩不会影响美学修复效果。虽然拔牙前牙龈状况良好,但在手术中依然需要注意:①术中减少创伤,无张力关闭创口;②无论暂时性还是最终修复体的颈缘都不能过度膨大;③种植体的唇颊侧在邻牙唇颊面外形连线的腭侧约 2mm,这样才可以获得满意稳定的美学效果[9]。

参考文献

1. Chappuis V, Martin W. ITI Treatment Guide: Implant Therapy in the Esthetic Zone-Current Treatment Modalities and Materials for Single-tooth Replacements.volume 10. Berlin: Quintessenz Verlags GmbH, 2017.

2. 石四箴. 儿童口腔医学. 第 3 版. 北京:人民卫生出版社, 2008.

3. Valente NA, Andreana S. Replacement of retained deciduous tooth by immediate implant placement. Journal of Oral Implantology, 2015, 2: 169-171.

4. de Oliveira RR, Macedo GO, Muglia VA, et al. Replacement of hopeless retained primary teeth by immediate dental implants: a case report. The International Journal of Oral & Maxillofacial Implants, 2009, 24 (1): 151-154.

5. Neville BW, Damm DD, Allen CM. Oral maxillofacial pathology.2nd ed. Saunders, 2002, 67-68.

6. Morton D, Chen ST, Martin WC, et al. Consensus statements and recommended clinical procedures regarding optimizing esthetic outcomes in implant dentistry. The International Journal of Oral & Maxillofacial Implants, 2014, 29: 216-220.

7. Buser D, Chappuis V, Belser UC, et al. Implant placement post extraction in esthetic single tooth sites：when immediate, when early, when late？ Periodontology 2000, 2017, 73(1)：84-102.

8. Paolantonio M, Dolci M, Scarano A, et al. Immediate Implantation in fresh extraction socket. A controlled clinical and histological study in man. Journal of periodontology, 2001, 72(11)：1560-1571.

9. Michael S.Block. 口腔种植外科彩色图谱. 谭震, 王航. 译. 第 4 版. 西安：世界图书出版社, 2017.

一、病例 1　采用即刻种植同期行隧道植骨和即刻修复

主诊医师:Davide Farronato

(一) 患者情况

患者,女,48 岁。

主　　　诉:左上颌后牙牙冠脱落 3 天。

现 病 史:5 年前左上颌后牙因外伤折断后曾行根管治疗及桩冠修复,3 天前修复体脱落丢失,影响美观而就诊。患者希望尽快恢复美观。

既 往 史:患者体健,无吸烟史,否认"高血压、糖尿病"等病史,无其他系统性疾病。否认药物和食物过敏史。

检　　　查:25 牙冠脱落,近中腭侧断面位于龈下 3mm 左右。25 颊侧探诊牙槽骨薄且有少量吸收,叩 (−),松 (−),BOP (−)。24 远中探诊深度为 5mm。口腔卫生状况尚可(图 2-1-1~ 图 2-1-3)。

辅助检查:根尖片显示 25 牙根已行根管治疗,牙根偏向 26;24 远中牙槽骨有吸收(图 2-1-4)。

诊　　　断:25 根管治疗后冠根折。

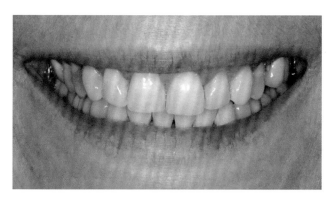

图 2-1-1　术前微笑像,患者为中笑线

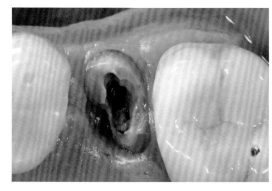

图 2-1-2　25 残根𬌗面观,结合探诊可见牙根近中舌侧断面位于龈下 3mm

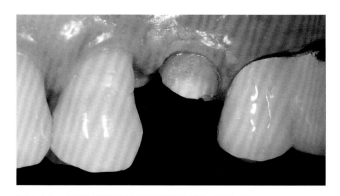

图 2-1-3　25 残根颊面观,可见龈缘位置与邻牙一致

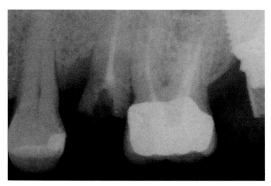

图 2-1-4　根尖片显示 25 根短,近中有骨下袋;24 远中牙槽骨有吸收

（二）美学风险评估

根据 ERA 表（表 2-1-1），结合其他相关因素，该病例外科难度等级为高度复杂（complex）。

表 2-1-1 美学风险评估表[1]

风险因素 esthetic risk factors	风险级别 level of risk		
	低 low	中 medium	高 high
全身状况 medical status	健康，愈合良好 healthy, uneventful healing	—	愈合欠佳 compromised healing
吸烟习惯 smoking habit	非吸烟者 non-smoker	吸烟者（每天≤10 根） light smoker（≤10cig/day）	吸烟者（每天>10 根） heavy smoker（>10cig/day）
笑线位置 gingival display at full smile	低笑线 low	中笑线 medium	高笑线 high
缺牙间隙的宽度 width of edentulous span	单颗牙缺失（缺牙间隙 ≥7mm[a] 或≥6mm[b]） 1 tooth（≥7mm[a] or ≥6mm[b]）	单颗牙缺失（缺牙间隙 <7mm[a] 或<6mm[b]） 1 tooth（<7mm[a] or <6mm[b]）	2 颗及以上牙位缺失 2 teeth or more
缺失牙［和（或）邻牙］形态 shape of tooth crowns	矩形或椭圆形 rectangular	—	三角形 triangular
邻牙修复情况 restorative status of neighboring teeth	未修复 virgin	—	已修复 restored
牙龈生物学类型 gingival phenotype	低平弧形，厚龈生物型 low-scalloped, thick	中等弧形，中厚生物型 medium-scalloped, medium-thick	高陡弧形，薄龈生物型 high-scalloped, thin
种植位点的感染 infection at implant site	无感染 none	慢性感染 chronic	急性感染 acute
软组织形态 soft-tissue anatomy	软组织形态完整 soft-tissue intact	—	软组织缺损 soft-tissue defects
邻牙骨高度 bone level at adjacent teeth	距接触点≤5mm ≤5mm to contact point	距接触点 5.5-6.5mm 5.5-6.5mm to contact point	距接触点≥7mm ≥7mm to contact point
唇（颊）侧骨厚度* facial bone-wall phenotype*	唇（颊）侧骨厚度≥1mm thick-wall phenotype ≥1mm thickness	—	唇（颊）侧骨厚度<1mm thin-wall phenotype <1mm thickness
骨组织形态 bone anatomy of alveolar crest	无骨缺损 no bone deficiency	水平骨缺损 horizontal bone deficiency	垂直骨缺损 vertical bone deficiency
患者的期望值 patient's esthetic expectations	较实际的期望值 realistic expectations	—	不切实际的期望值 unrealistic expectations

[a] 标准径种植体（standard-diameter implant, regular connection）

[b] 窄径种植体（narrow-diameter implant, narrow connection）

* 如果牙齿存在且有 CT 影像（if three-dimensional imaging is available with the tooth in place）

（三）治疗方案

　　患者 25 曾行根管治疗和桩冠修复,3 天前折断就诊。结合患者的 X 线检查,25 的牙根偏向 26,进行种植时种植体近远中方向与现有牙根之间位置不一致,这增加了制备骨孔的难度。另外,25 颊侧骨板较薄且有少量牙槽骨吸收,提示将来颊侧骨板的稳定性欠佳。综合考虑各种因素,并与患者进行细致交流后,主治医师决定进行即刻种植。在种植过程中利用环形取骨钻(Megagen Rescue 种植工具盒中标配钻针)获取一定的自体骨,与骨替代材料混合后再通过隧道技术植于颊侧,以减少颊侧骨板的吸收退缩。种植体植入后视具体情况确定是否进行即刻修复。

（四）详细治疗过程

　　详细治疗过程见图 2-1-5～图 2-1-36。

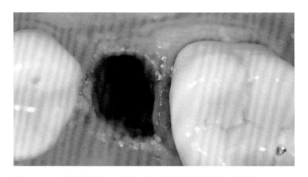

图 2-1-5　微创拔除 25,拔牙窝骨壁完整,龈缘无撕裂

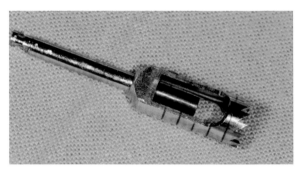

图 2-1-6　逐级备洞前,先按照既定的种植体轴向使用环钻钻孔(注意预先设定钻孔的深度),获取种植窝内自体骨

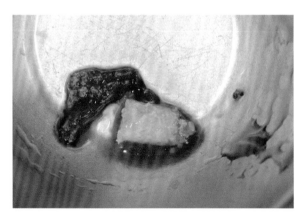

图 2-1-7　收集取出的自体骨

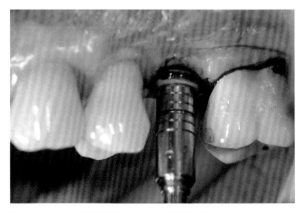

图 2-1-8　然后逐级备孔,并植入种植体(Megagen Rescue 6mm×8.5mm)

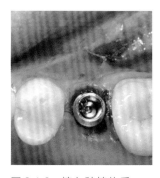

图 2-1-9　植入种植体后
（殆面观）

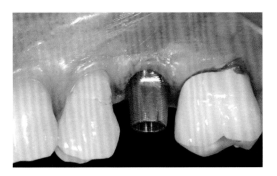

图 2-1-10　安放最终基台

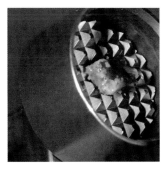

图 2-1-11　用磨骨器将收集的自
体骨磨碎

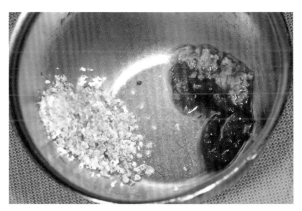

图 2-1-12　将自体骨碎屑与异种骨粉混合

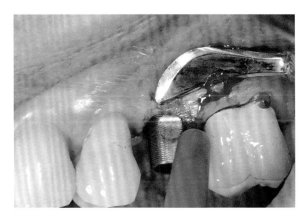

图 2-1-13　计划于颊侧行隧道植骨，植入混合骨

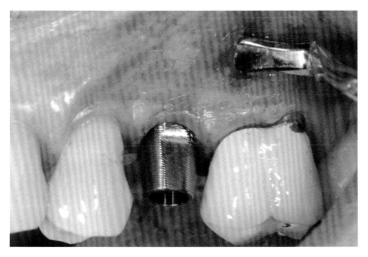

图 2-1-14　利用斧形龈切刀于颊侧黏膜处分离黏骨膜

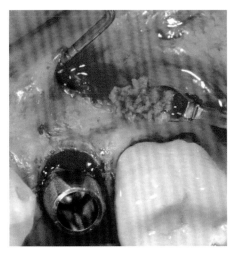

图 2-1-15　在 25 颊侧植入自体骨和骨粉碎屑

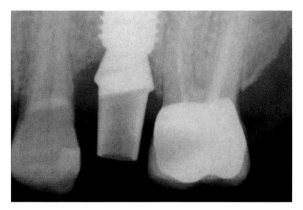

图 2-1-16 植入种植体后的根尖片,检查确认基台完全就位

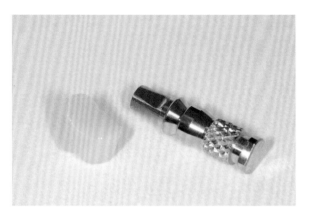

图 2-1-17 利用最终基台制作临时冠

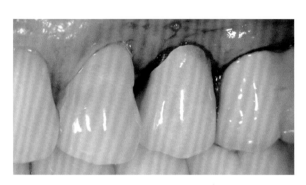

图 2-1-18 试戴临时冠

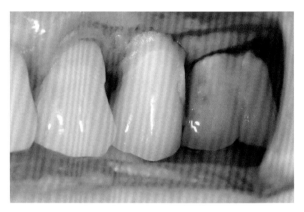

图 2-1-19 在临时冠内置入自凝树脂,再次将临时冠戴入口内,修补缺损的颈缘

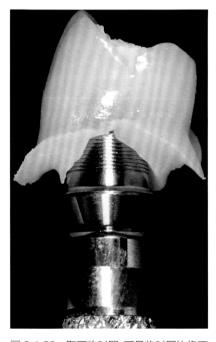

图 2-1-20 取下临时冠,可见临时冠边缘不规则

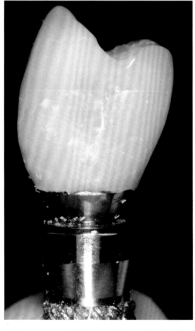

图 2-1-21 修整临时冠形态,使其边缘与基台的肩台连续

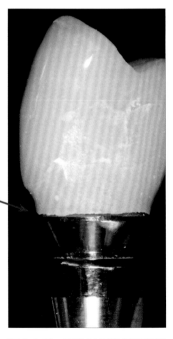

图 2-1-22 对临时冠进行精细调磨和抛光,可见颈部为凹形(箭头所示)

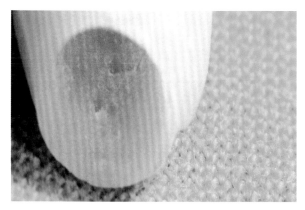

图 2-1-23　修整临时冠的边缘

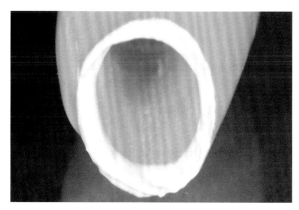

图 2-1-24　在临时冠边缘放置少量粘接剂

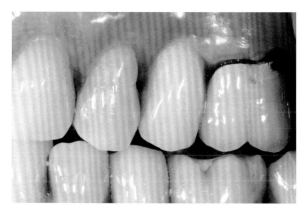

图 2-1-25　戴入临时冠（颊面观）

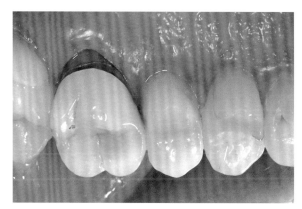

图 2-1-26　戴入临时冠（腭面观）

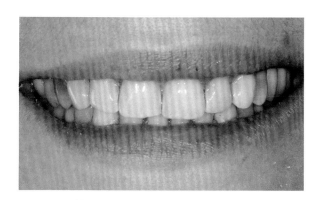

图 2-1-27　戴入临时冠微笑像显示临时牙冠色泽、形态理想

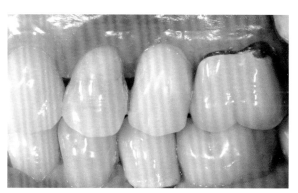

图 2-1-28　戴入临时冠后 3 个月，调整临时冠近中面的形态，尽可能引导近中龈乳头的形成（颊面观）

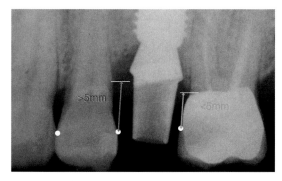

图 2-1-29　术前根尖片显示 25 近中牙槽嵴顶距离与邻牙接触点位置的距离大于 5mm,而远中小于 5mm,即可预估近中龈乳头恢复情况不如远中龈乳头

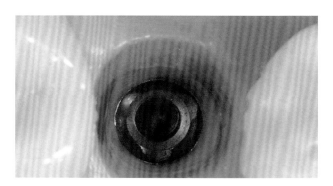

图 2-1-30　软组织塑形 10 个月后的局部情况,可见穿龈结构健康

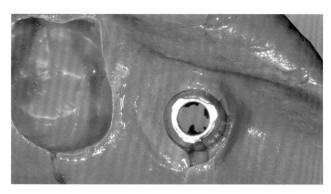

图 2-1-31　制取印模

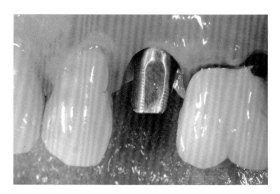

图 2-1-32　戴入最终基台,软组织弧度理想

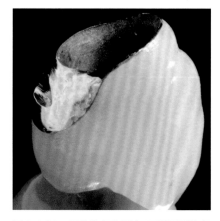

图 2-1-33　最终修复体形态,可以看到修复体舌侧有一凹槽,方便取戴,修复体颊侧边缘较薄,形态有利于维持软组织的厚度和位置

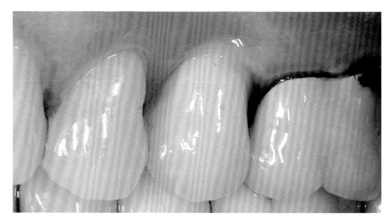

图 2-1-34　术后 1 年随访,龈缘位置变化不大

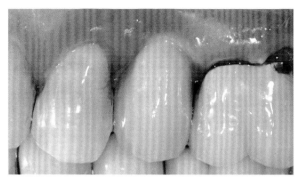
图 2-1-35　术后 2 年随访,颊侧龈缘有少许退缩

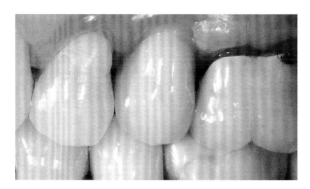
图 2-1-36　术后 3 年随访,软组织边缘逐渐趋于稳定

(五) 治疗流程

这是一例左上颌第二前磨牙不翻瓣即刻种植、即刻临时修复的病例(图 2-1-37)。

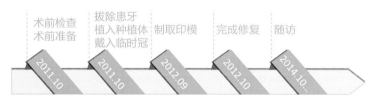

术前检查　术前准备　2011.10　拔除患牙 植入种植体 戴入临时冠　2011.10　制取印模　2012.09　完成修复　2012.10　随访　2014.10…

图 2-1-37　治疗流程图

(六) 病例点评

1. 不翻瓣即刻种植的优势及注意事项　牙槽骨的血供主要来源于三方面,即牙周膜血管、黏骨膜血管及牙槽骨内血管。当牙齿缺失后,牙周膜来源的血供消失,拔牙窝骨壁尤其是唇侧骨壁多为缺乏血管结构的皮质骨,在进行唇侧软组织翻瓣后,唇侧骨壁丧失了来自牙周膜及周围软组织的双重血供后,仅依靠骨内来源的少量血供很容易引起初期愈合阶段的骨吸收[2]。本病例采用不翻瓣即刻种植,一方面可以缩短治疗时间,减少手术次数;另一方面,不翻瓣技术还可以在术中不损伤软组织,尽可能保存牙龈组织原有的形态和完整性,避免瘢痕的形成,同时保证了黏骨膜对牙槽窝尤其是唇颊侧骨壁的血供,减少了术后的骨吸收,且无需创口缝合,从而减少了手术时间,提高了患者的就诊舒适度。除满足常规即刻种植的适应证要求外,不翻瓣技术还应注意:①不翻瓣即刻种植的病例应具备较满意的软组织外形以及较完整的拔牙窝骨壁;②需保证未来种植体位点根方或腭侧有 3~5mm 的骨量,以满足种植体的初期稳定性;③应尽量采用微创拔牙技术,利用牙周膜刀等器械微创分离牙周膜,过大的牙体或多根牙,充分分根后分别取出,以减少对唇颊侧牙槽骨骨壁的挤压和损伤,尽量保存牙槽骨的完整性;④不翻瓣技术是一种"盲视手术",手术视野不开放,对术者的临床操作要求高,同时需要完善的术前检查,在 CBCT 和数字化导板的指导下,可以提高种植体植入位点的准确性[2-5]。针对不翻瓣种植手术的临床效果,一项多中心临床研究中提出,在

3~4年的随访中,使用不翻瓣技术的种植体位点均未存在明显的牙槽骨吸收[3]。Blanco等进行3个月的动物实验得出,不翻瓣种植手术组的唇侧牙槽骨吸收程度明显低于翻瓣手术组[5]。但也有学者提出,不翻瓣和翻瓣种植手术仅对短期内的牙槽骨改建存在显著差异,而在长期随访中,两者种植治疗效果无明显差异[6]。因此,不翻瓣即刻种植可以在一定程度上提高种植的初期美学效果,其长期治疗效果仍需进行长时间的临床试验的研究和讨论,同时,如若考虑采用不翻瓣技术以期取得良好的美学效果,必须进行严格的病例筛选和完善的术前检查,手术对术者的临床操作技术也有较高要求。

2. 隧道植骨(tunnel bone graft)的应用　术者同时采用了隧道植骨来防止颊侧骨的吸收,并提高了颊侧组织的丰满度。相较于GBR和onlay植骨等"开放式"植骨方法,隧道植骨操作简便,切口小,术后瘢痕不明显,且手术过程保留了骨膜的完整性,无需使用屏障膜,降低了手术成本。Deeb等通过一项回顾性队列研究表明,与"开放式"植骨方式相比,隧道植骨有类似的成功率,且隧道植骨术后的伤口裂开概率更小,不存在屏障膜的暴露问题[7]。但隧道植骨的适应证需要严格把握,对于大面积骨缺损或不规则骨缺损的情况,操作难度太大,因而更推荐使用直视下的"开放式"植骨方式[8]。

3. 即刻临时修复　在本病例中,术者选择即刻临时修复以满足患者在最终修复前对美观的需求,同时利用临时冠对颊侧软组织起到有效的支撑,维持牙龈稳定的生物形态。术者在临时修复时选择成品永久基台作为临时修复基台,在最终修复时仅对基台的高度和外形稍做调改,此法可以保证基台穿龈形态的一致性。

参考文献

1. Chappuis V, Martin W. ITI Treatment Guide: Implant Therapy in the Esthetic Zone-Current Treatment Modalities and Materials for Single-tooth Replacements.volume 10. Berlin: Quintessenz Verlags GmbH, 2017.

2. Campelo LD, Camara JR. Flapless implant surgery: a 10-year clinical retrospective analysis. Int J Oral Maxillofac Implants, 2002, 17(2): 271-276.

3. Vlahović Z, Marković A, Lazić Z, et al. Histopathological comparative analysis of periimplant bone inflammatory response after dental implant insertion using flap and flapless surgical technique. An experimental study in pigs.Clin Oral Implants Res, 2017, 28(9): 1067-1073.

4. Becker W, Goldstein M, Becker BE, et al. Minimally invasive flapless implant placement: follow-up results from a multicenter study.J Periodontol, 2009, 80(2): 347-352.

5. Blanco J, Nuñez V, Aracil L, et al. Ridge alterations following immediate implant placement in the dog: flap versus flapless surgery. Journal of Clinical Periodontology, 2008, 35(7): 640-648.

6. Araújo MG, Lindhe J. Ridge alterations following tooth extraction with and without flap elevation: an experimental study in the dog. Clinical Oral Implants Research, 2009, 20(6): 545-549.

7. Deeb GR, Wilson GH, Carrico CK, et al. Is the tunnel technique more effective than open augmentation with a titanium-reinforced polytetrafluoroethylene membrane for horizontal ridge augmentation? J Oral Maxillofac Surg, 2016, 74(9): 1752-1756.

8. De SL, Tunkel J. Results of vertical bone augmentation with autogenous bone block grafts and the tunnel technique: a clinical prospective study of 10 consecutively treated patients.Int J Periodontics Restorative Dent, 2013, 33(5): 651-659.

二、病例 2　利用天然牙冠行牙龈诱导后再行即刻种植即刻修复

　　主诊医师:Davide Farronato

(一) 患者情况

患者,女,69 岁。

主　　诉:左上颌后牙松动及咬合不适 3 天。

现 病 史:左上颌后牙 2 年前曾因龋损行树脂充填治疗,3 天前因咬硬物患牙发生松动及咬合不适。

既 往 史:患者体健,每天吸烟约 10 支,有高血压但控制稳定,无其他系统性疾病。否认药物和食物过
　　　　　敏史。

检　　查:24 牙冠有树脂充填物,颊尖松动,BOP(+)。23、25 牙探(−),叩(−),松(−),BOP(−)。前牙浅覆
　　　　　𬌗、浅覆盖。口腔卫生状况尚可(图 2-2-1~ 图 2-2-3)。

辅助检查:根尖片显示 24 已行根管治疗,但根充不完善,根尖未见明显异常。

诊　　断:24 冠根折。

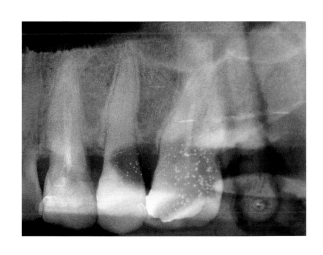

图 2-2-1　术前根尖片显示 24
已行根管治疗,根充不完善,根
尖周骨白线模糊

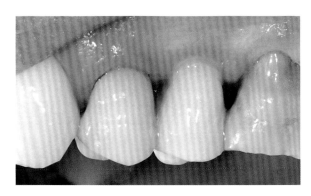

图 2-2-2　24 探诊出血,Ⅲ°松动

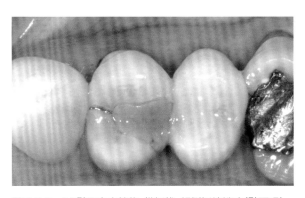

图 2-2-3　24 𬌗面有充填物、纵折线,颊侧折片松动(𬌗面观)

（二）美学风险评估

根据 ERA 表（表 2-2-1），结合其他临床因素，该病例外科难度等级为高度复杂（complex）。

表 2-2-1　美学风险评估表[1]

风险因素 esthetic risk factors	风险级别 level of risk		
	低 low	中 medium	高 high
全身状况 medical status	健康,愈合良好 healthy, uneventful healing	—	愈合欠佳 compromised healing
吸烟习惯 smoking habit	非吸烟者 non-smoker	吸烟者（每天≤10 根） light smoker（≤10cig/day）	吸烟者（每天 >10 根） heavy smoker（>10cig/day）
笑线位置 gingival display at full smile	低笑线 low	中笑线 medium	高笑线 high
缺牙间隙的宽度 width of edentulous span	单颗牙缺失（缺牙间隙 ≥7mm[a] 或≥6mm[b]） 1 tooth（≥7mm[a] or ≥6mm[b]）	单颗牙缺失（缺牙间隙 <7mm[a] or <6mm[b]） 1 tooth（<7mm[a] or <6mm[b]）	2 颗及以上牙位缺失 2 teeth or more
缺失牙[和（或）邻牙]形态 shape of tooth crowns	矩形或椭圆形 rectangular	—	三角形 triangular
邻牙修复情况 restorative status of neighboring teeth	未修复 virgin	—	已修复 restored
牙龈生物学类型 gingival phenotype	低平弧形,厚龈生物型 low-scalloped, thick	中等弧形,中厚生物型 medium-scalloped, medium-thick	高陡弧形,薄龈生物型 high-scalloped, thin
种植位点的感染 infection at implant site	无感染 none	慢性感染 chronic	急性感染 acute
软组织形态 soft-tissue anatomy	软组织形态完整 soft-tissue intact	—	软组织缺损 soft-tissue defects
邻牙骨高度 bone level at adjacent teeth	距接触点≤5mm ≤5mm to contact point	距接触点 5.5~6.5mm 5.5~6.5mm to contact point	距接触点≥7mm ≥7mm to contact point
唇（颊）侧骨厚度 * facial bone-wall phenotype*	唇（颊）侧骨厚度≥1mm thick-wall phenotype ≥1mm thickness	—	唇（颊）侧骨厚度 <1mm thin-wall phenotype <1mm thickness
骨组织形态 bone anatomy of alveolar crest	无骨缺损 no bone deficiency	水平骨缺损 horizontal bone deficiency	垂直骨缺损 vertical bone deficiency
患者的期望值 patient's esthetic expectations	较实际的期望值 realistic expectations	—	不切实际的期望值 unrealistic expectations

[a] 标准径种植体（standard-diameter implant, regular connection）
[b] 窄径种植体（narrow-diameter implant, narrow connection）
* 如果牙齿存在且有 CT 影像（if three-dimensional imaging is available with the tooth in place）

（三）治疗方案

尽管本病例患者年龄偏高，但对美观要求较高。本病例与本章病例 1 相比，难点也是如何防止颊侧龈缘退缩。与患者交流后，决定利用患者现有的牙体组织诱导牙龈向冠方移位，待牙龈到所需的位置后，就可以进行下一步的操作。种植的时机和手术方式，绝大多数前磨牙区牙根颊舌向较宽，但近远中向扁、窄，种植体可以通过尖端的位置获得较好的初期稳定性，因此本病例依然可采用即刻种植。如果最终的种植体初期稳定性达到理想状态，可以考虑采用即刻修复。即可修复时，拟采用优化临时修复体颈缘设计的方法控制龈缘的位置。

（四）详细治疗过程

详细治疗过见图 2-2-4~ 图 2-2-46。

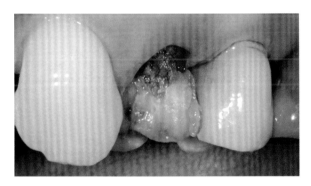

图 2-2-4　拔除 24 颊侧冠部断片

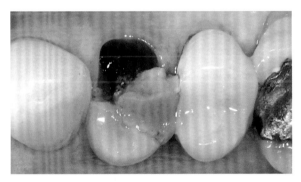

图 2-2-5　拔除颊侧根部断片，保留腭侧断片，腭侧断片用金刚砂车针抛光，并用 0.3% 氯己定液冲洗消毒 1 分钟

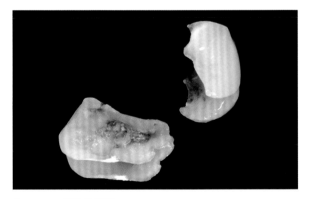

图 2-2-6　拔除的断片

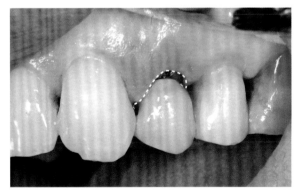

图 2-2-7　将冠部断片进行形态修整后，粘接回原位，但整体向冠方移位，以引导牙龈组织冠向生长（图中白色点线代表软组织原来的位置）

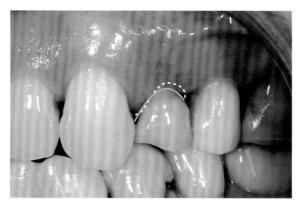

图 2-2-8　1 周后，24 颊侧牙龈组织冠向生长，此时进行即刻种植的美学风险降低（图中白色点线代表软组织原来的位置；亮绿曲线代表生长后的位置）

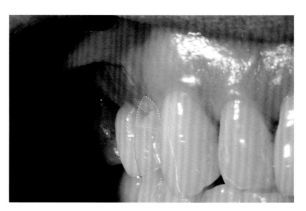

图 2-2-9　此时牙冠的形态可以在暂时解决患者美观的同时，为组织提供充分的生长空间（蓝色色块代表原来牙体组织占据的位置）

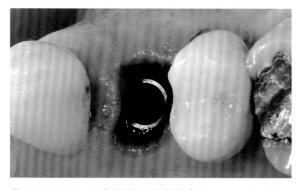

图 2-2-10　24 区常规植入种植体（Megagen AnyOne 4.5mm×15mm），注意植体的位置要略偏向腭侧

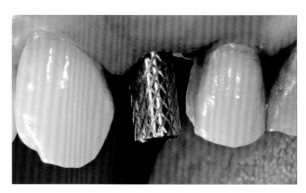

图 2-2-11　安放临时基台（颊面观）

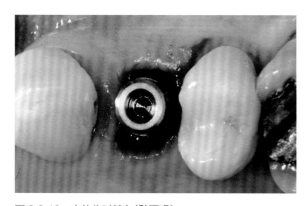

图 2-2-12　安放临时基台（𬌗面观）

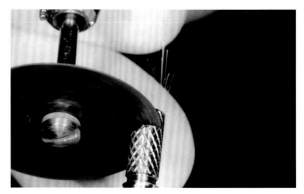

图 2-2-13　临时基台过高，妨碍咬合，修整基台高度

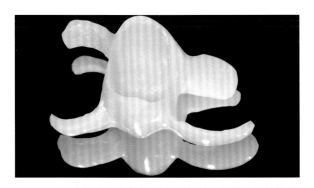

图 2-2-14　术前在患者的模型上预先制作翼辅助就位的临时冠

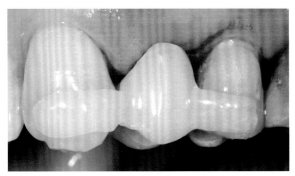

图 2-2-15　修磨临时冠中央的孔洞，使临时冠完全就位（颊面观）

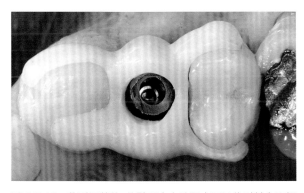

图 2-2-16　临时冠就位，从𬌗面中央孔洞中可见临时基台和螺丝孔（𬌗面观）

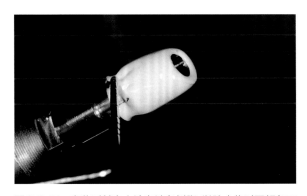

图 2-2-17　在临时基台上涂布遮色树脂，以防止临时冠颜色不佳而影响美观

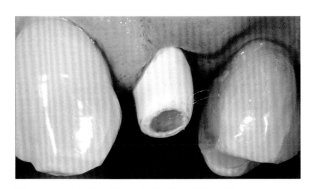

图 2-2-18　试戴临时基台，封闭螺丝孔（颊面观）

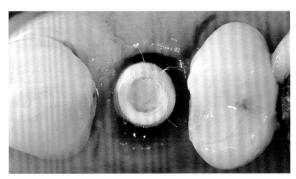

图 2-2-19　试戴临时基台（𬌗面观）

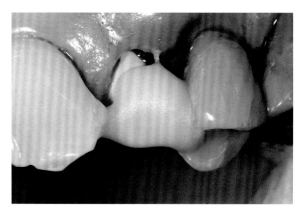

图 2-2-20 调拌自凝树脂,在临时基台上放置少量自凝树脂

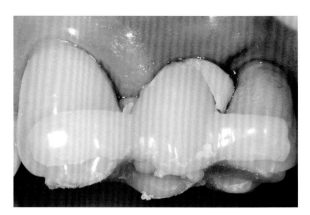

图 2-2-21 将临时冠就位

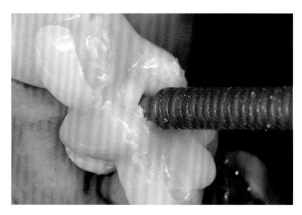

图 2-2-22 暴露殆面螺丝孔的位置

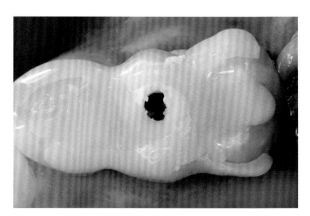

图 2-2-23 等待自凝树脂部分凝固

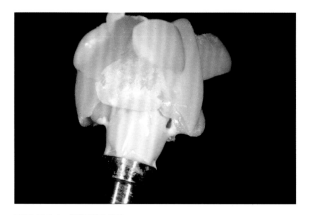

图 2-2-24 取下临时冠

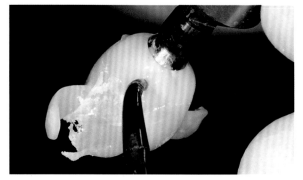

图 2-2-25 去掉临时冠翼的部分,同时用流体树脂填充修补外形

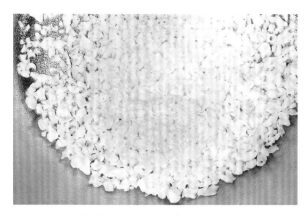

图 2-2-26　骨粉中混合少量生理盐水

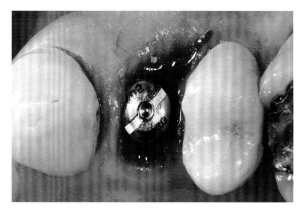

图 2-2-27　骨粉混合物植入种植体颊侧的跳跃间隙中

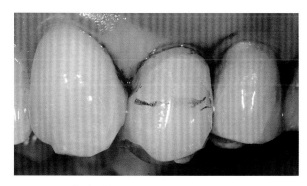

图 2-2-28　临时冠就位后，用铅笔记录龈缘和接触点的位置，以此确定调磨的具体部位

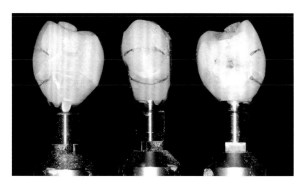

图 2-2-29　标记后的临时冠，颈部外形为凸形

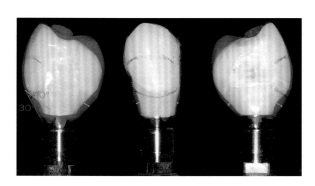

图 2-2-30　修整临时冠外形，使其颈部呈凹形

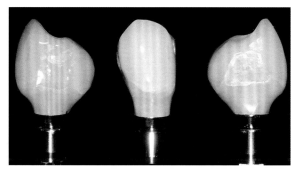

图 2-2-31　修整、抛光后的临时冠

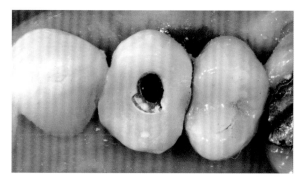

图 2-2-32 临时冠就位(殆面观)

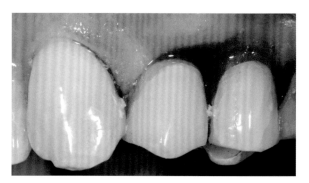

图 2-2-33 临时冠就位(颊面观)

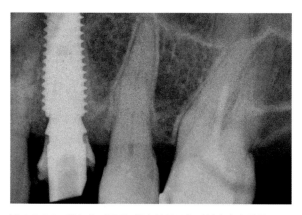

图 2-2-34 戴入临时冠后,根尖片显示临时基台完全就位

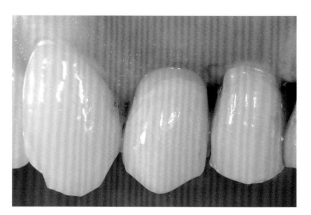

图 2-2-35 术后 1 周(颊面观)

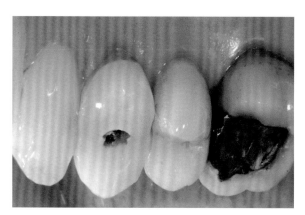

图 2-2-36 术后 1 周(殆面观)

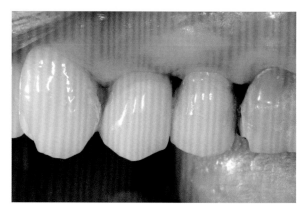

图 2-2-37 术后 6 个月软组织稳定(颊面观)

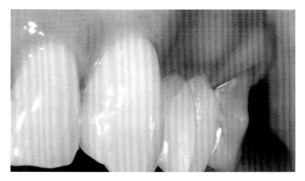

图 2-2-38 术后 6 个月,可见 24 颊侧牙槽嵴不可避免地出现了塌陷,这是绝大多数即刻种植都会出现的现象

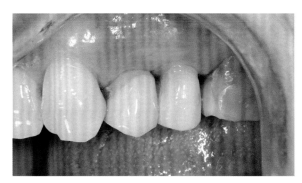

图 2-2-39 术后 1 年(口内观)

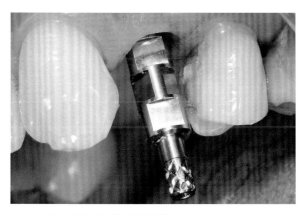

图 2-2-40 术后 1 年进行印模制取

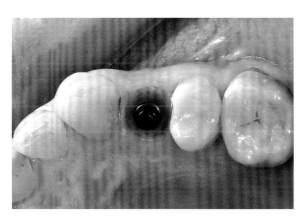

图 2-2-41 术后 1 年软组织情况良好

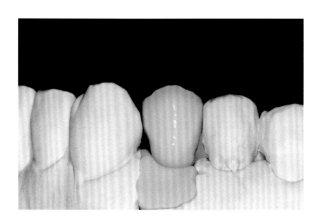

图 2-2-42 制作最终修复体

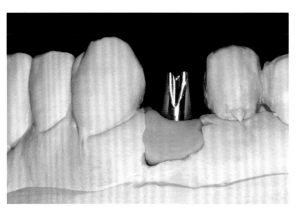

图 2-2-43 最终基台

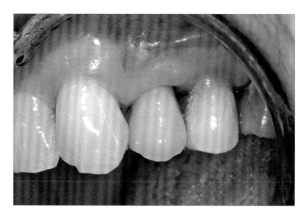

图 2-2-44　戴牙后（口内观）

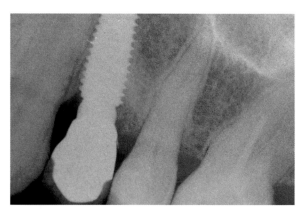

图 2-2-45　术后 4 年随访,根尖片显示种植体周围骨量稳定,未见明显吸收

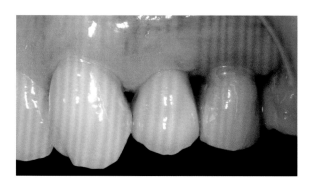

图 2-2-46　术后 4 年随访,软组织依然稳定

（五）治疗流程

治疗流程见图 2-2-47。

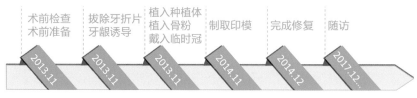

术前检查 术前准备	拔除牙折片 牙龈诱导	植入种植体 植入骨粉 戴入临时冠	制取印模	完成修复	随访
2013.11	2013.11	2013.11	2014.11	2014.12	2017.12...

图 2-2-47　治疗流程图

（六）病例点评

1. 天然牙临时冠及树脂临时冠联合应用　该病例较详细的介绍了通过天然牙临时冠及树脂临时冠塑形获得良好软组织外形的过程。在进行手术前,术者首先利用折断离体牙的冠部进行颊侧

软组织的诱导，促使牙龈冠方生长。在此牙龈诱导阶段嘱技师制作翼辅助就位的聚甲基丙烯酸甲酯（polymethylmethacrylate，PMMA）临时冠。天然牙的外形与牙龈形态相适合且生物相容性好，可以很好的诱导和稳定牙龈形态，牙龈向冠方生长可以防止或代偿牙龈退缩[2]。在制作好翼辅助就位的临时冠后，进行不翻瓣即刻种植，由于不翻瓣技术手术视野相对不开阔，建议由临床技术经验丰富的医生采用该技术。

2. 树脂临时冠的形态及制作要求　技师制作的翼辅助就位临时冠内部应尽量磨空，防止临时基台妨碍临时冠的就位，需反复检查临时冠的就位情况，必要时应对临时基台进行调改。为了获得良好的临时冠颜色，可在临时基台表面进行遮色处理，防止基台金属色对临时冠的颜色产生影响。通过标记临时冠周围龈缘及龈乳头的位置，对临时冠外形进行修改。从图 2-2-30 可以看出，修改后的临时冠颈部缩窄，龈缘下呈凹面，龈缘上呈凸面，从近远中向观察，形成一 S 形外观，该形态有利于龈缘向冠方爬行（creeping），并在颈部形成足够厚度的软组织。Kinsel 等也通过 S 形临时冠外形对种植体周围软组织进行塑形，同时设计凸起位置位于理想龈缘的冠方，一方面可以尽可能多地诱导牙龈向冠方生长，另一方面也可以通过凸形设计稳定龈缘位置，这在薄龈生物型病例中更加重要[3]。在获得满意的牙龈外形后，一般等待 3~6 个月至牙龈改建稳定后再行最终修复[4]。该病例的最终修复体穿龈形态与临时冠相同，同时为了更好的清洁，略微降低了龈上部分的轴面突度。

参考文献

1. Chappuis V，Martin W. ITI Treatment Guide：Implant Therapy in the Esthetic Zone-Current Treatment Modalities and Materials for Single-tooth Replacements.volume 10. Berlin：Quintessenz Verlags GmbH，2017.
2. Trimpou G，Weigl P，Krebs M，et al. Rationale for esthetic tissue preservation of a fresh extraction socket by an implant treatment concept simulating a tooth replantation. Dental Traumatology，2010，26（1）：105-111.
3. Kinsel RP，Capoferri D. A simplified method to develop optimal gingival contours for the single implant-supported，metal-ceramic crown in the aesthetic zone. Pract Proced Aesthet Dent，2008，20（4）：231-236.
4. Small PN，Tarnow DP. Gingival recession around implants：a 1-year longitudinal prospective study. Int J Oral Maxillofac Implants，2000，15（4）：527-532.

三、病例 3　延期种植同期行 GBR

主诊医师：Irfan Abas

（一）患者情况

患者，女，42 岁。

主　　诉：右上颌前牙脱落 1 年。

现 病 史：1 年前右上颌前牙因外伤拔除，行可摘局部义齿修复，现因义齿使用不便、美观较差而就诊。

既 往 史：患者体健，无吸烟史，否认"高血压、糖尿病"等病史，无其他系统性疾病。否认药物和食物过敏史。

检　　查：12 缺失，近远中间距仅 5mm。11、13 探（−），叩（−），松（−），BOP（−）。22 扭转，11、21、22 龈缘不协调，22 龈缘偏根方。前牙浅覆𬌗、浅覆盖。口腔卫生状况尚可（图 2-3-1，图 2-3-2）。X 线检查无异常。

诊　　断：12 缺失。

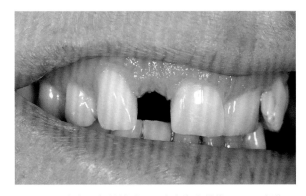

图 2-3-1　患者 1 年前拔除 12，患者为高笑线；11、21 龈缘不一致；22 扭转，龈缘与 21 龈缘不协调

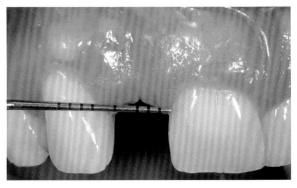

图 2-3-2　缺牙区牙槽嵴高度和龈缘较好，牙槽嵴唇侧有少许塌陷，缺牙区近远中距仅为 5mm

（二）美学风险评估

根据 ERA 表（表 2-3-1），结合其他临床因素，该病例外科难度等级为中度复杂（advanced）。

表 2-3-1　美学风险评估表[1]

风险因素 esthetic risk factors	风险级别 level of risk		
	低 low	中 medium	高 high
全身状况 medical status	健康，愈合良好 healthy, uneventful healing	—	愈合欠佳 compromised healing
吸烟习惯 smoking habit	非吸烟者 non-smoker	吸烟者（每天≤10根） light smoker（≤10cig/day）	吸烟者（每天>10根） heavy smoker（>10cig/day）
笑线位置 gingival display at full smile	低笑线 low	中笑线 medium	高笑线 high
缺牙间隙的宽度 width of edentulous span	单颗牙缺失（缺牙间隙≥7mm[a] 或≥6mm[b]） 1 tooth（≥7mm[a] or ≥6mm[b]）	单颗牙缺失（缺牙间隙<7mm[a] or <6mm[b]） 1 tooth（<7mm[a] or <6mm[b]）	2颗及以上牙位缺失 2 teeth or more
缺失牙［和（或）邻牙］形态 shape of tooth crowns	矩形或椭圆形 rectangular	—	三角形 triangular
邻牙修复情况 restorative status of neighboring teeth	未修复 virgin	—	已修复 restored
牙龈生物学类型 gingival phenotype	低平弧形，厚龈生物型 low-scalloped, thick	中等弧形，中厚生物型 medium-scalloped, medium-thick	高陡弧形，薄龈生物型 high-scalloped, thin
种植位点的感染 infection at implant site	无感染 none	慢性感染 chronic	急性感染 acute
软组织形态 soft-tissue anatomy	软组织形态完整 soft-tissue intact	—	软组织缺损 soft-tissue defects
邻牙骨高度 bone level at adjacent teeth	距接触点≤5mm ≤5mm to contact point	距接触点 5.5~6.5mm 5.5~6.5mm to contact point	距接触点≥7mm ≥7mm to contact point
唇（颊）侧骨厚度* facial bone-wall phenotype*	唇（颊）侧骨厚度≥1mm thick-wall phenotype ≥1mm thickness	—	唇（颊）侧骨厚度<1mm thin-wall phenotype<1mm thickness
骨组织形态 bone anatomy of alveolar crest	无骨缺损 no bone deficiency	水平骨缺损 horizontal bone deficiency	垂直骨缺损 vertical bone deficiency
患者的期望值 patient's esthetic expectations	较实际的期望值 realistic expectations	—	不切实际的期望值 unrealistic expectations

[a] 标准径种植体（standard-diameter implant, regular connection）

[b] 窄径种植体（narrow-diameter implant, narrow connection）

* 如果牙齿存在且有 CT 影像（if three-dimensional imaging is available with the tooth in place）

（三）治疗方案

该患者共有两个难点：一是牙槽嵴厚度不足，存在水平向骨缺损；二是近远中向间距不足，仅约5mm。优点是患者中切牙11、21和22龈缘不一致，22龈缘偏根方且扭转，这样患者对12的美学要求就不会太高。针对其间隙小和牙槽嵴薄的特点，建议采用细种植体。然后再结合GBR技术恢复唇侧组织塌陷。由于龈缘要求不高，因此考虑将修复阶段简单化处理。

（四）详细治疗过程

详细治疗过程见图2-3-3~图2-3-36。

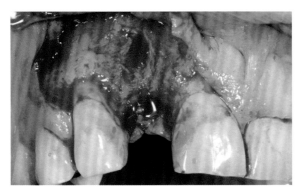

图2-3-3　作牙槽嵴顶切口结合13远中垂直切口，翻角形瓣后可见唇侧骨缺损

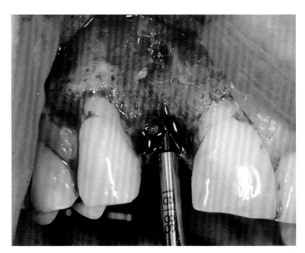

图2-3-4　计划植入13mm长的Mini种植体，注意控制钻针深度

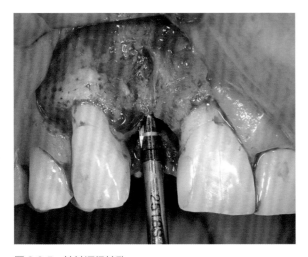

图2-3-5　钻针逐级扩孔

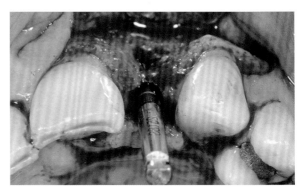

图2-3-6　仔细检查种植窝洞方向，其轴向应偏向切嵴腭侧

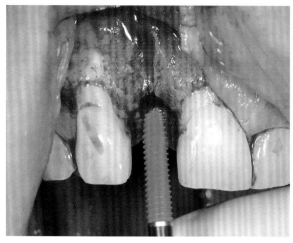

图 2-3-7　植入种植体（Megagen Mini 3mm×13mm）

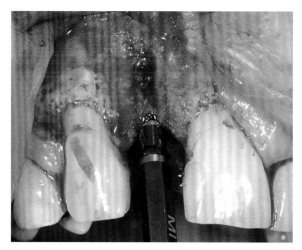

图 2-3-8　以 25N·cm 扭矩旋入种植体

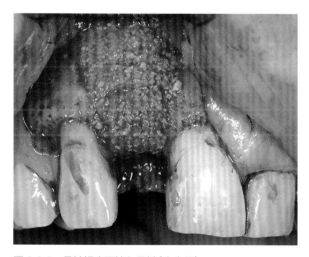

图 2-3-9　骨缺损表面植入骨粉（小牛骨）

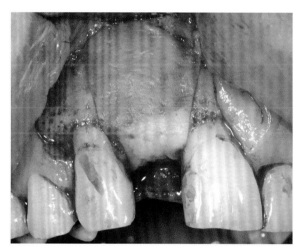

图 2-3-10　覆盖胶原屏障膜

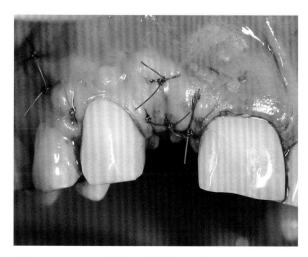

图 2-3-11　结合褥式缝合和间断缝合关闭创口

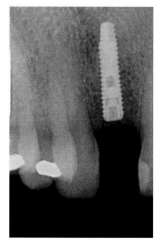

图 2-3-12　术后根尖片显示种植体植入位点及轴向良好

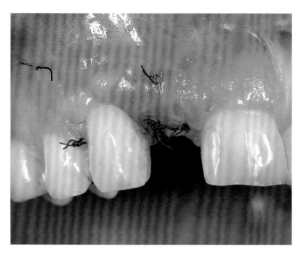

图 2-3-13　术后 2 周创口愈合良好(唇面观)

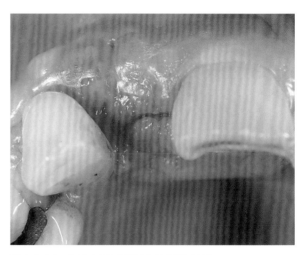

图 2-3-14　术后 2 周唇侧外形丰满(殆面观)

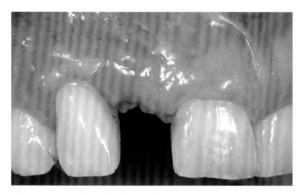

图 2-3-15　术后 3 个月(唇面观)

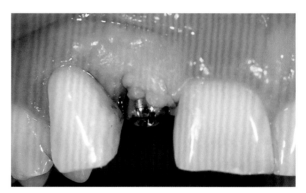

图 2-3-16　术后 3 个月行二期手术,安放 3.4mm×4mm 愈合帽

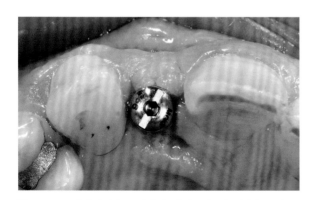

图 2-3-17　安放愈合帽,唇侧组织改建后略显塌陷(殆面观)

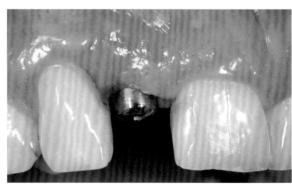

图 2-3-18　二期手术 4 周后(唇面观)

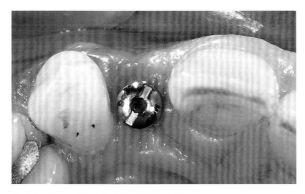

图 2-3-19　二期手术 4 周后(殆面观)

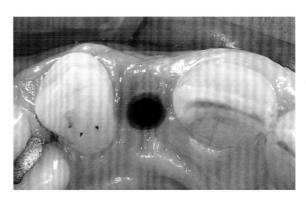

图 2-3-20　取出愈合帽

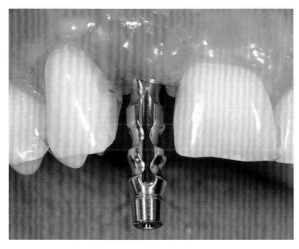

图 2-3-21　安放印模杆

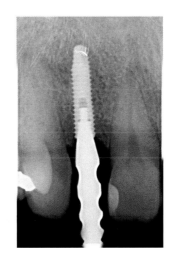

图 2-3-22　拍摄根尖片检查印模杆就位情况,显示完全就位

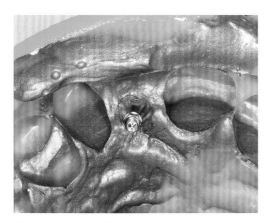

图 2-3-23　制取印模

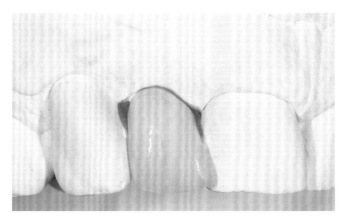

图 2-3-24　制作最终修复体

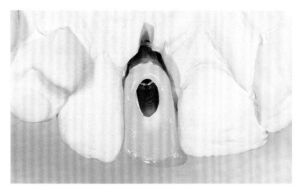

图 2-3-25　修复体为螺丝固位

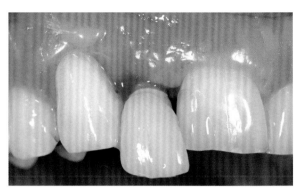

图 2-3-26　修复体置入口内，颜色理想

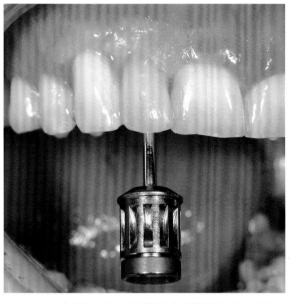

图 2-3-27　就位修复体，注意逐渐加力、逐渐就位，防止患者出现剧烈疼痛

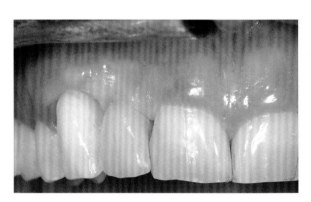

图 2-3-28　修复体就位后可见黏膜发白，一般 5~10 分钟内颜色变红则说明局部压力可以接受，如果仍未变红则说明压力过大需要调磨修改

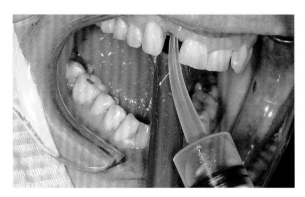

图 2-3-29　确认修复体合适后取下修复体，利用氯己定液冲洗周围黏膜

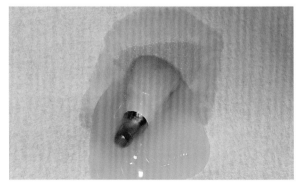

图 2-3-30　将修复体在氯己定凝胶中浸泡

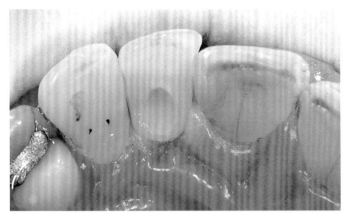

图 2-3-31　再次就位，使用 25N·cm 扭矩紧固修复体，螺丝孔
用聚四氟乙烯胶带、暂封材料及复合树脂依次封闭

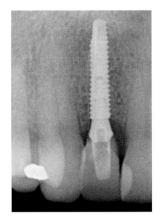

图 2-3-32　完成修复后，根尖片显示修
复体完全就位

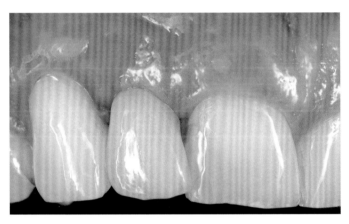

图 2-3-33　完成修复后 6 周的软组织形态

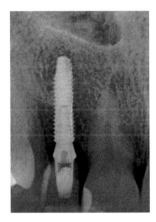

图 2-3-34　完成修复后 6 周的根尖片
显示种植体周围骨水平稳定

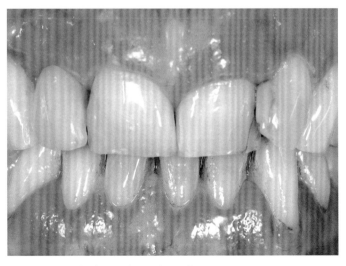

图 2-3-35　完成修复后 1 年，口内正面像

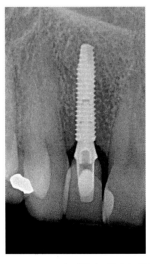

图 2-3-36　完成修复后 1 年的根尖片
显示种植体周围骨水平稳定，无骨吸收

（五）治疗流程

治疗流程见图2-3-37。

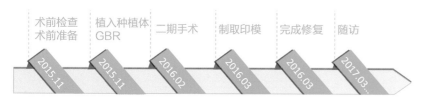

术前检查 　植入种植体 　二期手术 　制取印模 　完成修复 　随访
术前准备 　GBR
2015.11　2015.11　2016.02　2016.03　2016.03　2017.03...

图2-3-37 治疗流程图

（六）病例点评

1. 窄径种植体的选择 本例患者为右上侧切牙缺失，缺牙间隙仅为5mm，术者选择植入一枚3.5mm直径的窄径种植体。直径小于3.75mm的种植体被称为窄径种植体（narrow diameter implants，NDIs），几乎所有种植体生产厂商都推出了窄径种植体，以满足缺牙间隙近远中径不足的情况，多用于下颌中切牙、侧切牙以及上颌侧切牙的种植需要，也有学者将窄径种植体应用于上颌中切牙，也可获得满意的美学修复效果[2]。有学者提出对于内连接和平台转移的种植体，植体与邻牙的距离可以小于1.5mm。当然，本病例患者的缺牙间隙在牙槽嵴水平的间隙应该大于牙龈水平的5mm的间隙，而且越向根方间隙越大。本病例采用的Megagen Mini种植体核心直径约为3mm，包括螺纹约为3.5mm，所以选择该型植体是可行的。

2. GBR的适应证及操作注意事项 在植入种植体后，种植体唇侧骨壁菲薄，术者选择同期行GBR以恢复唇侧丰满度。GBR常用于即刻种植和早期、延期种植中的裂开型和旁穿型骨缺损。种植体周围剩余的骨壁数目越多，骨愈合能力越强。二壁型及三壁型骨缺损，剩余的骨壁能为植骨材料提供很好的支持和稳定，有利于实现骨再生。对于部分一壁型骨缺损及垂直向骨缺损，需要采取不可吸收膜如钛膜、钛网等材料维持骨再生空间，对手术的技巧要求较高[3]。在本病例中，由于缺牙间隙窄，无法采用保护龈乳头的切口设计来暴露足够大的手术视野，术者采用从远中邻牙的远中轴角处行垂直切口暴露术区。在植入种植体后，将异种骨粉置于唇侧骨凹陷区，注意骨粉覆盖面大于骨缺损区，骨粉量应大于骨缺损量，以弥补愈合过程中出现的骨改建及骨吸收。应根据骨缺损形态和面积修剪屏障膜的形态，注意屏障膜的覆盖面应超过骨粉外2mm，形成一个成骨密闭空间。虽然有研究推荐在GBR过程中对屏障膜进行固定[4]，但并没有长期的循证医学证据可以证实利用钛钉或可吸收钉固定屏障膜可以提高临床效果。在本病例中，患者骨缺损区形态狭长凹陷，对骨粉有良好的环抱作用，即使未对屏障膜进行固定也可以获得良好的骨增量效果。根据GBR的PASS原则[5]，应严密关闭创口，在关闭创口前应反复检查创口的张力，预计关闭创口的严密程度。在修剪屏障膜时也应注意屏障膜与切口保持1~2mm距离，这样有利于伤口的关闭和愈合。

3. 二期手术切口设计 在二期手术时，术者采用腭侧小弧形切口翻开牙龈，取出覆盖螺丝后可直接安放愈合基台,此法无需缝合,且翻开的小弧形瓣可增加唇侧的角化黏膜宽度。此外,术者在治疗方案中未设计使用临时冠对牙龈进行塑形,直接进行最终修复,仍取得了满意的美学修复效果。

参考文献

1. Chappuis V, Martin W. ITI Treatment Guide：Implant Therapy in the Esthetic Zone-Current Treatment Modalities and Materials for Single-tooth Replacements.volume 10. Berlin：Quintessenz Verlags GmbH,2017.
2. Arisan V, Bölükbaşi N, Ersanli S,et al. Evaluation of 316 narrow diameterimplants followed for 5–10 years：a clinical and radiographic retrospective study. Clinical Oral Implants Research,2010,21（3）：296-307.
3. 谭震 . 口腔种植关键技术实战图解 . 北京：人民卫生出版社,2014.
4. Hämmerle CH, Jung RE, Yaman D,et al. Ridge augmentation by applying bioresorbable membranes and deproteinized bovine bone mineral：a report of twelve consecutive cases. Clinical Oral Implants Research,2008,19（1）：19-25.
5. Wang HL,Boyapati L. "PASS" principles for predictable bone regeneration.Implant Dent,2006,15（1）：8-17.

四、病例 4　中切牙区小翻瓣即刻种植同期植骨并行即刻临时修复

主诊医师:Giuseppe Luongo

(一) 患者情况

患者,女,46 岁。

主　　诉: 左上颌前牙牙冠脱落 1 周。

现 病 史: 多年前,左上颌前牙因外伤折断后曾行根管治疗及桩冠修复。1 周前修复体脱落,现因影响美观就诊。患者希望尽快恢复美观。

既 往 史: 患者体健,每天吸烟 5 支左右,否认"高血压、糖尿病"等病史,无其他系统性疾病。否认药物和食物过敏史。

检　　查: 21 桩冠修复体脱落。部分断面位于龈下,探诊唇侧牙槽骨正常。11、22 探 (−),叩 (−),松 (−),BOP (−)。前牙浅覆𬌗、浅覆盖。口腔卫生状况一般。患者为低笑线(图 2-4-1)。

辅助检查: 根尖片显示 21 牙根正常,已行根管治疗,但根充不完善,未发现根尖有明显异常。11 牙根近中骨量略有吸收(图 2-4-2)。

诊　　断: 21 根折;21 牙髓坏死。

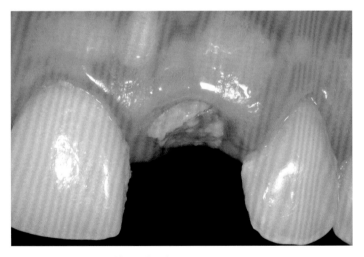

图 2-4-1　21 残根,舌侧断面位于龈下

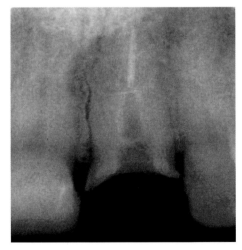

图 2-4-2　术前根尖片显示 21 牙根曾行根管治疗,根尖无明显炎症

(二) 美学风险评估

根据 ERA 表 (表 2-4-1), 结合其他临床因素, 该病例外科难度等级为高度复杂 (complex)。

表 2-4-1　美学风险评估表[1]

风险因素 esthetic risk factors	风险级别 level of risk		
	低 low	中 medium	高 high
全身状况 medical status	健康, 愈合良好 healthy, uneventful healing	—	愈合欠佳 compromised healing
吸烟习惯 smoking habit	非吸烟者 non-smoker	吸烟者 (每天 ≤10 根) light smoker (≤10cig/day)	吸烟者 (每天 >10 根) heavy smoker (>10cig/day)
笑线位置 gingival display at full smile	低笑线 low	中笑线 medium	高笑线 high
缺牙间隙的宽度 width of edentulous span	单颗牙缺失 (缺牙间隙 ≥7mmᵃ 或 ≥6mmᵇ) 1 tooth (≥7mmᵃ or ≥6mmᵇ)	单颗牙缺失 (缺牙间隙 <7mmᵃ 或 <6mmᵇ) 1 tooth (<7mmᵃ or <6mmᵇ)	2 颗及以上牙位缺失 2 teeth or more
缺失牙 [和 (或) 邻牙] 形态 shape of tooth crowns	矩形或椭圆形 rectangular	—	三角形 triangular
邻牙修复情况 restorative status of neighboring teeth	未修复 virgin	—	已修复 restored
牙龈生物学类型 gingival phenotype	低平弧形, 厚龈生物型 low-scalloped, thick	中等弧形, 中厚生物型 medium-scalloped, medium-thick	高陡弧形, 薄龈生物型 high-scalloped, thin
种植位点的感染 infection at implant site	无感染 none	慢性感染 chronic	急性感染 acute
软组织形态 soft-tissue anatomy	软组织形态完整 soft-tissue intact	—	软组织缺损 soft-tissue defects
邻牙骨高度 bone level at adjacent teeth	距接触点 ≤5mm ≤5mm to contact point	距接触点 5.5~6.5mm 5.5~6.5mm to contact point	距接触点 ≥7mm (近中) ≥7mm to contact point
唇 (颊) 侧骨厚度 * facial bone-wall phenotype*	唇 (颊) 侧骨厚度 ≥1mm thick-wall phenotype ≥1mm thickness	—	唇 (颊) 侧骨厚度 <1mm thin-wall phenotype <1mm thickness
骨组织形态 bone anatomy of alveolar crest	无骨缺损 no bone deficiency	水平骨缺损 horizontal bone deficiency	垂直骨缺损 vertical bone deficiency
患者的期望值 patient's esthetic expectations	较实际的期望值 realistic expectations	—	不切实际的期望值 unrealistic expectations

ᵃ 标准径种植体 (standard-diameter implant, regular connection)

ᵇ 窄径种植体 (narrow-diameter implant, narrow connection)

* 如果牙齿存在且有 CT 影像 (if three-dimensional imaging is available with the tooth in place)

（三）治疗方案

该患者中切牙多年前折断后进行了根管治疗和桩冠修复，1周前修复体松动脱落。由于部分断面位于龈下，经与患者讨论后决定进行种植治疗。由于患者牙龈较厚，牙槽嵴颊舌向厚度充足，所以考虑进行即刻种植。种植体采用 Anyridge 种植体，利用其较深的螺纹力求达到较好的初期稳定性。如果初期稳定性较好就考虑行即刻修复。另外，对于局部骨缺损则考虑进行植骨。

（四）详细治疗过程

详细治疗过程见图 2-4-3~图 2-4-16。

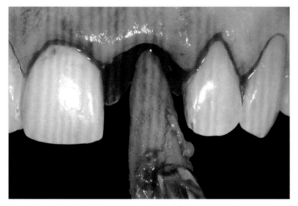

图 2-4-3　微创拔除 21

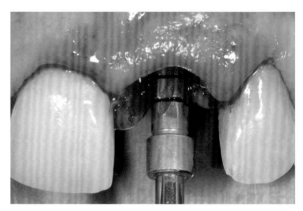

图 2-4-4　即刻预备种植窝洞，以龈缘为参照控制钻针的深度

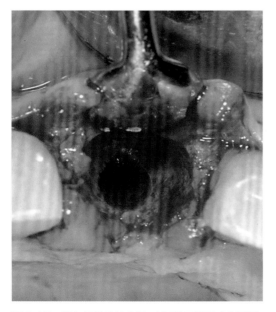

图 2-4-5　预备好的种植窝洞，窝洞位于拔牙窝偏腭侧，种植体骨孔的轴向位于牙槽窝的腭侧

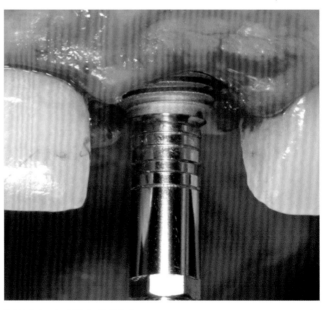

图 2-4-6　即刻植入种植体（Megagen Anyridge 4.5mm×13mm）

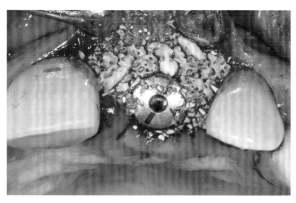

图 2-4-7 由于唇侧跳跃间隙较大，因此选择在种植体与颊侧骨壁的空隙内植入异种骨替代材料

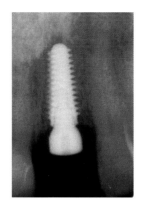

图 2-4-8 术后根尖片显示种植体位置良好

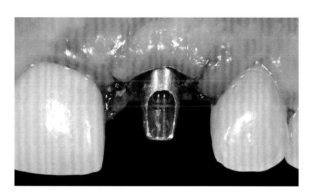

图 2-4-9 术后当天，取下 21 区愈合帽，戴入临时基台

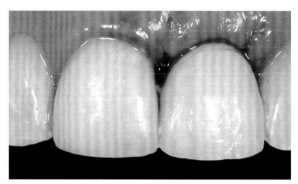

图 2-4-10 戴入临时冠（临时冠采用原来的全冠修复体），形态及色泽协调

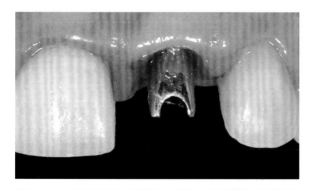

图 2-4-11 术后 5 个月，更换永久基台，可见龈缘与相邻同名牙一致

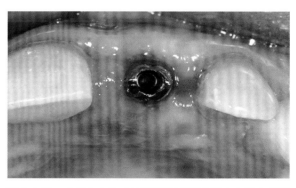

图 2-4-12 术后 5 个月，21 区唇侧软组织丰满度良好，与邻牙协调一致（𬌗面观）

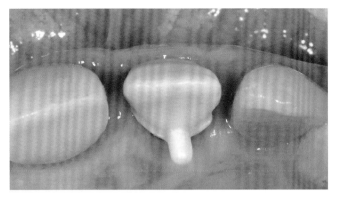

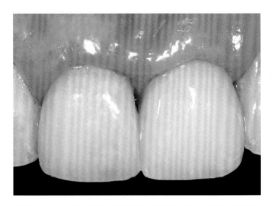

图 2-4-13 制作修复体,试戴氧化锆底冠,种植体唇舌向位置理想,有足够的空间完成修复体的制作

图 2-4-14 完成修复后效果,龈乳头基本丰满,龈缘弧度与邻牙协调

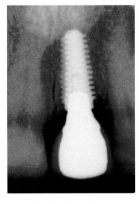

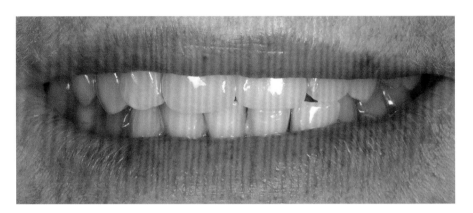

图 2-4-15 修复后根尖片显示修复体完全就位,种植体颈缘为骨组织包绕

图 2-4-16 患者修复后的微笑像,显示暴露出的牙体组织与邻牙协调

(五)治疗流程

该病例是美学区单颗牙即刻种植即刻修复的病例(图 2-4-17)。根据拔牙后种植时机的不同,种植治疗可以分为即刻、早期(4~8 周)、常规(12~16 周)、延期种植(>6 个月)。医生可以根据不同的情形选择不同的种植治疗时机。而即刻种植由于大大缩短了治疗时间,甚至使即刻修复成为可能,一直是医生的追求。但不容忽视的是,即刻种植也面临一些问题,最常见的是由于唇侧骨量不足导致的唇侧牙龈退缩[2,3]。

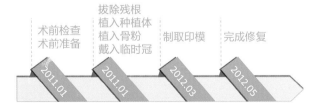

图 2-4-17 治疗流程图

（六）病例点评

1. 即刻种植的手术要点　虽然近几年随着骨增量技术的改进，即刻种植的适应证有所拓展，但对于经验尚浅的医生，严格的病例甄选是保证即刻种植成功的前提。为达到一个可预期的美学效果，除了严格的病例选择，即刻种植时还应注意满足下列要求：

（1）以修复为导向的原则，按照正确的三维位置植入种植体：种植体肩部应该放置在唇侧牙槽嵴顶下方，以补偿拔牙后引起的、约 0.5~1mm 的牙槽骨吸收。种植体平台与唇侧牙槽窝之间至少有 2mm 的跳跃间隙。

（2）种植体周围骨缺损区的处理：用低替代率的植骨材料充填间隙以补偿拔牙后的牙槽骨吸收。

（3）切口设计：在满足上述适应证的情况下，尽量采用不翻瓣设计，以减少唇侧牙龈退缩[4,5]。值得注意的是，由于无法直视，不翻瓣在新鲜的拔牙窝内植入种植体的操作难度更高，需要医生具备丰富的经验和高超的技巧。本病例中，术者仅在 21 牙槽嵴顶切断近远中龈乳头，显露唇腭侧骨壁厚度，方便种植体和骨粉的植入，同时不翻开唇侧黏骨膜瓣，充分保证了唇侧的血供，有利于减少唇侧牙槽骨的吸收。

2. 临时冠的应用　即刻种植后行临时冠修复，有助于支撑和维持龈乳头形态，保持唇侧牙龈水平。有学者随机对照研究比较了临时修复体对即刻种植后软组织水平的影响，结果表明，常规修复的种植体龈乳头水平在 1 年以后方与即刻修复的相当；在唇侧牙龈水平上，相对于 3 个月后常规负载的种植体，即刻修复平均唇侧牙龈退缩减少了约 0.75mm[6]。尽管临时冠的应用对于最终美观效果的影响尚无定论，但它可以作为最终修复体的参照，对周围软组织进行塑形，并且明显改善了患者的美观，因此有学者强烈建议美学区在临床条件许可的情况下尽量进行临时冠修复[7]。

3. 基桩材料的选择　尽管在前牙区选择牙色材料进行基桩制作已越来越被大家所接受，但从机械学角度讲金属基台仍有其优势。如空间有限的情况下，单一的金属基台（单一的全瓷基台）表现出较好的物理性能，钛基台发生机械并发症的可能性低于锆基台[8]。而在同样条件下，Ti-base 加瓷基台设计尽管兼具金属基台和瓷基台的优势，但同时由于采用了两种材料并增加了一个粘接界面，出现折断、松动的概率明显增加。在本病例中，尽管选择的是单纯的金属基台，但由于后期全瓷冠底冠材料的通透性较低，最终修复体的颜色与邻牙完全一致，具有较好的美学效果。

参考文献

1. Chappuis V，Martin W. ITI Treatment Guide：Implant Therapy in the Esthetic Zone-Current Treatment Modalities and Materials for Single-tooth Replacements.volume 10. Berlin：Quintessenz Verlags GmbH，2017.

2. Kan JY，Rungcharassaeng K，Sclar A，et al.Effects of the facial osseous defect morphology on gingival dynamics after immediate tooth replacement and guided bone regeneration：1-year results.J Oral Maxillofac Surg，2007，65（7）：13-19.

3. Chen ST，Buser D.Clinical and esthetic outcomes of implants placed in postextraction sites. International

Journal of Oral and Maxillofacial Implants,2009,24:186–217.

4. Buser D,Chappuis V,Belser UC,et al. Implant placement post extraction in esthetic single tooth sites:when immediate,when early,when late? Periodontology 2000,2017,73(1):84-102.

5. Cosyn J,Hooghe N,De Bruyn H.A systematic review on the frequency of advanced recession following single immediate implant treatment. J Clin Periodontol,2012 ,39(6):582-589.

6. De Rouck T,Collys K,Wyn I,et al.Instant provisionalization of immediate single-tooth implants is essential to optimize esthetic treatment outcome.Clin Oral Implants Res,2009,20(6):566-570.

7. Martin WC,Pollini A,Morton D.The influence of restorative procedures on esthetic outcomes in implant dentistry:a systematic review.Int J Oral Maxillofac Implants,2014,29 Suppl:142-154.

8. Sailer I,Asgeirsson AG,Thoma DS,et al.Fracture strength of zirconia implant abutments on narrow diameter implants with internal and external implant abutment connections:A study on the titanium resin base concept. Clin Oral Implants Res,2018,29(4):411-423.

五、病例5　采用骨劈开植入种植体并同期GBR

主诊医师：谭震

（一）患者情况

患者，女，26岁。

主　　诉：左上颌前牙缺失0.5年。

现 病 史：半年前，左上颌前牙因外伤折断后拔除，后行可摘局部义齿修复，因义齿不美观、使用不方便而就诊，患者希望进行种植治疗。

既 往 史：患者体健，无吸烟史，否认"高血压、糖尿病"等病史，无其他系统性疾病。否认药物和食物过敏史。

检　　查：21缺失，可摘局部义齿修复体，修复体材料变色。11、22探（－），叩（－），松（－），BOP（－）。21区牙槽嵴唇侧有明显塌陷。前牙浅覆𬌗、浅覆盖。口腔卫生状况好（图2-5-1~图2-5-3）。

辅助检查：CBCT显示21区唇侧牙槽嵴有明显吸收，牙槽嵴顶较薄。矢状位可见牙槽嵴呈倒金字塔，越向鼻底牙槽骨越宽，腭侧骨量充足（图2-5-4）。

诊　　断：21缺失。

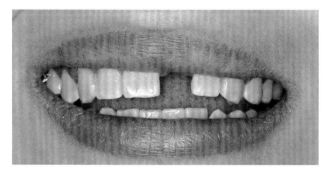

图2-5-1　术前微笑像，患者为中笑线

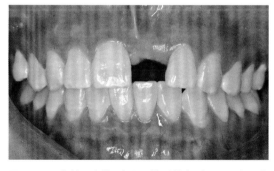

图2-5-2　术前口内像，余留牙排列整齐，色泽、形态正常（唇面观）

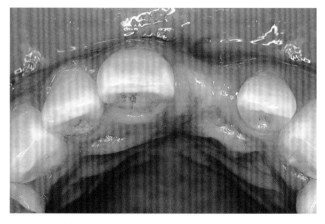

图2-5-3　术前口内像，21区与11唇侧外形不一致，21区明显塌陷（𬌗面观）

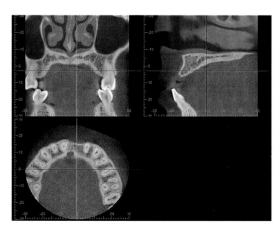

图2-5-4　术前CBCT横断面显示拔牙位点唇侧牙槽骨有塌陷，矢状面显示牙槽嵴顶较薄，越向鼻底牙槽骨越厚

（二）美学风险评估

根据 ERA 表（表 2-5-1），结合其他临床因素，该病例外科难度等级为高度复杂（complex）。

表 2-5-1 美学风险评估表[1]

风险因素 esthetic risk factors	风险级别 level of risk		
	低 low	中 medium	高 high
全身状况 medical status	健康，愈合良好 healthy，uneventful healing	—	愈合欠佳 compromised healing
吸烟习惯 smoking habit	非吸烟者 non-smoker	吸烟者（每天≤10 根） light smoker（≤10cig/day）	吸烟者（每天>10 根） heavy smoker（>10cig/day）
笑线位置 gingival display at full smile	低笑线 low	中笑线 medium	高笑线 high
缺牙间隙的宽度 width of edentulous span	单颗牙缺失（缺牙间隙 ≥7mm[a] 或>6mm[b]） 1 tooth（≥7mm[a] or≥6mm[b]）	单颗牙缺失（缺牙间隙 < 7mm[a] or<6mm[b]） 1 tooth（<7mm[a] or<6mm[b]）	2 颗及以上牙位缺失 2 teeth or more
缺失牙［和（或）邻牙］形态 shape of tooth crowns	矩形或椭圆形 rectangular	—	三角形 triangular
邻牙修复情况 restorative status of neighboring teeth	未修复 virgin	—	已修复 restored
牙龈生物学类型 gingival phenotype	低平弧形，厚龈生物型 low-scalloped，thick	中等弧形，中厚生物型 medium-scalloped，medium-thick	高陡弧形，薄龈生物型 high-scalloped，thin
种植位点的感染 infection at implant site	无感染 none	慢性感染 chronic	急性感染 acute
软组织形态 soft-tissue anatomy	软组织形态完整 soft-tissue intact	—	软组织缺损 soft-tissue defects
邻牙骨高度 bone level at adjacent teeth	距接触点≤5mm ≤5mm to contact point	距接触点 5.5~6.5mm 5.5~6.5mm to contact point	距接触点≥7mm ≥7mm to contact point
唇（颊）侧骨厚度* facial bone-wall phenotype*	唇（颊）侧骨厚度≥1mm thick-wall phenotype≥1mm thickness	—	唇（颊）侧骨厚度<1mm thin-wall phenotype <1mm thickness
骨组织形态 bone anatomy of alveolar crest	无骨缺损 no bone deficiency	水平骨缺损 horizontal bone deficiency	垂直骨缺损 vertical bone deficiency
患者的期望值 patient's esthetic expectations	较实际的期望值 realistic expectations	—	不切实际的期望值 unrealistic expectations

[a] 标准径种植体（standard-diameter implant，regular connection）
[b] 窄径种植体（narrow-diameter implant，narrow connection）
* 如果牙齿存在且有 CT 影像（if three-dimensional imaging is available with the tooth in place）

（三）治疗方案

患者 21 缺失，口内可见缺牙区牙槽嵴塌陷。对于该患者可以考虑 GBR、骨劈开或块状骨植骨。当然，块状骨移植由于手术创伤大，患者术后反应严重，主要用于其他常规骨增量方法无法解决的严重骨缺损病例，同时在大多数情况下，采用块状骨移植可能意味着需要延期种植。另外，GBR 技术是可选方案，其主要应用于局部缺损较小的病例。本病例如果单纯采用 GBR 存在的不利因素是局部骨缺损形态是一壁骨缺损，会影响到植骨材料的稳定和再生效果。考虑再三，决定还是选择骨劈开。一方面是本病例残留牙槽骨呈倒金字塔，适合进行骨劈开；另一方面是骨劈开可以改变局部的骨缺损形态，利于后期的骨再生。当然，同期我们遵循常规，即骨劈开同期植入种植体后结合 GBR 技术，这样就避免了单纯的骨劈开技术引起的唇侧骨板吸收。

（四）详细治疗过程

详细治疗过程见图 2-5-5~ 图 2-5-52。

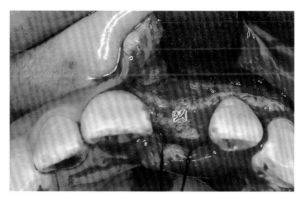

图 2-5-5　设计切口，在 21 缺牙区作偏向腭侧的牙槽嵴顶切口，然后结合邻牙的龈沟切口和 23 远中的垂直切口。这种切口设计既满足了手术视野的需要，又使术后的瘢痕不太影响美观。进行仔细翻瓣后暴露术区，可见牙槽嵴厚度明显不足，唇面骨板凹陷

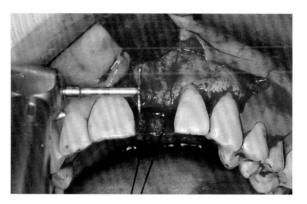

图 2-5-6　利用圆盘锯作皮质骨切口，注意切口与邻牙牙根的距离，防止伤及邻牙牙根

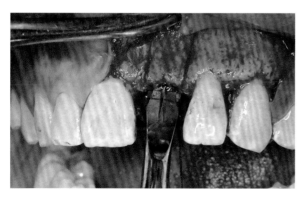

图 2-5-7　在牙槽嵴顶插入骨凿，逐步增加牙槽嵴厚度（要控制好骨凿的方向）

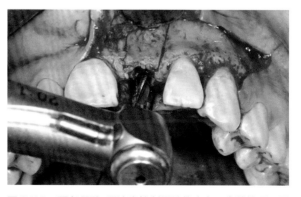

图 2-5-8　预备骨孔，要注意控制骨孔的方向。多数情况下要保证唇侧骨板的厚度并尽可能利用局部牙槽骨的高度

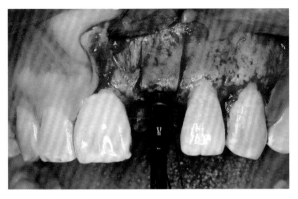

图 2-5-9　骨挤压器进一步扩大骨孔,在前述制备的骨孔中使用螺纹型骨挤压器增宽牙槽嵴

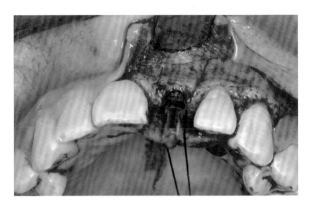

图 2-5-10　检查骨孔轴向,可见唇侧骨板向唇侧移位

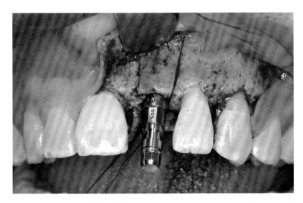

图 2-5-11　植入种植体(Straumann BL 3.3mm×10mm),注意将其控制在理想的深度

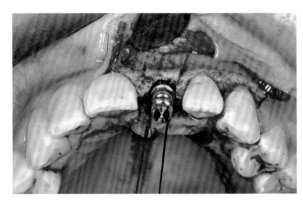

图 2-5-12　种植体轴向理想,牙槽嵴顶厚度已明显增加,但唇侧骨凹陷区仍需进行植骨

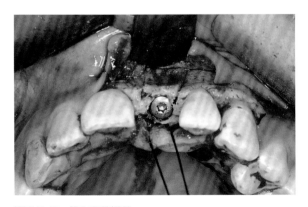

图 2-5-13　旋入覆盖螺丝

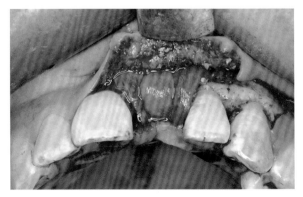

图 2-5-14　按照标准步骤在术区行 GBR,采用替代率较低的骨粉材料和胶原屏障膜,利用可吸收缝线固定屏障膜

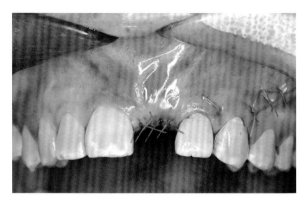

图 2-5-15 严密缝合创口

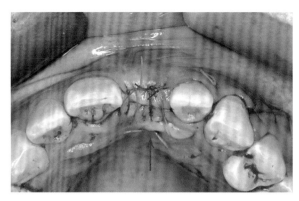

图 2-5-16 固定屏障膜的缝线位于腭侧（箭头所示）

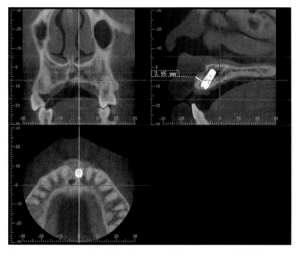

图 2-5-17 术后 CBCT 显示 3 个剖面：左上为冠状面，右上为矢状面，左下为横断面；种植体植入方向良好，唇侧骨量大于 3mm

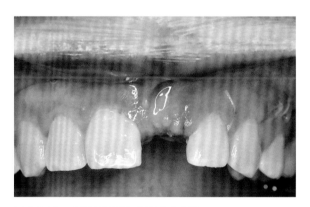

图 2-5-18 术后 1 周拆线，创口愈合良好

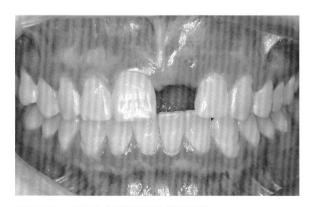

图 2-5-19 术后 5 个月组织形态（唇面观）

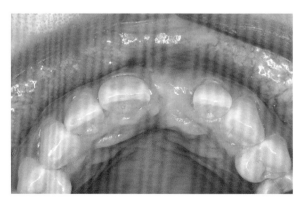

图 2-5-20 术后 5 个月组织形态，唇侧外形理想，21 区与 11 唇侧牙槽嵴外形一致（船面观）

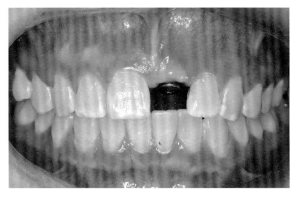

图 2-5-21 术后 5 个月行二期手术,戴入愈合基台(孙强技师)

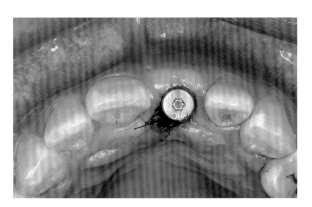

图 2-5-22 二期术后(殆面观)

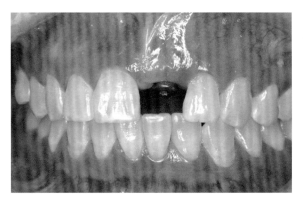

图 2-5-23 二期术后 1 个月(唇面观)

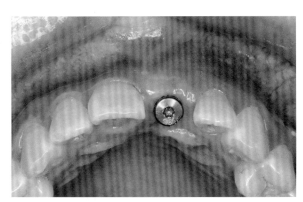

图 2-5-24 二期术后 1 个月(殆面观)

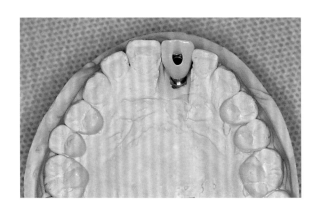

图 2-5-25 术后 6 个月制取印模,制作临时冠,舌侧的螺丝孔显示

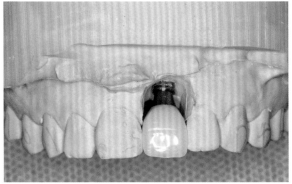

图 2-5-26 临时冠(唇面观)

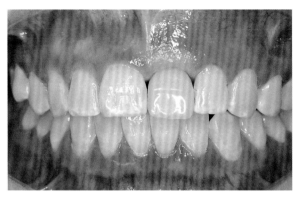

图 2-5-27　术后 6 个月戴入临时冠，可见临时冠压迫牙龈软组织

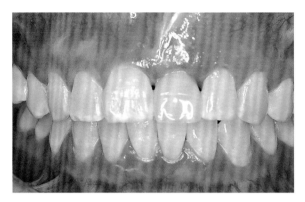

图 2-5-28　戴入临时冠 1 周，牙龈逐渐向根方退缩（唇面观）

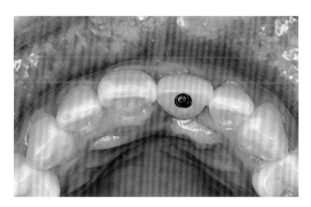

图 2-5-29　戴入临时冠 1 周（殆面观）

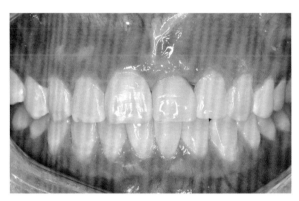

图 2-5-30　牙龈塑形 1 个月

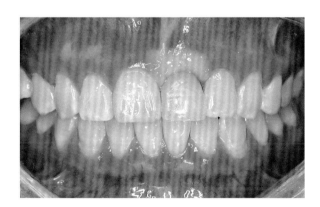

图 2-5-31　修整临时冠形态后再戴入，进一步压迫软组织

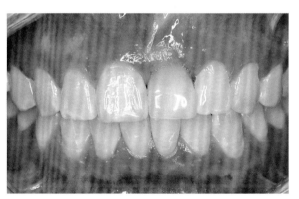

图 2-5-32　牙龈塑形 2 个月

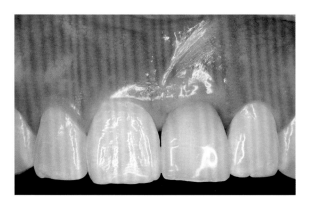

图 2-5-33　牙龈塑形 3 个月

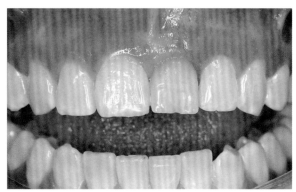

图 2-5-34　牙龈塑形 4 个月

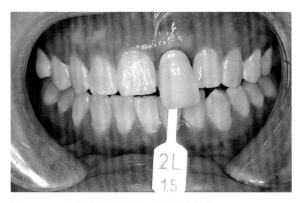

图 2-5-35　取模制作最终修复体,并进行比色

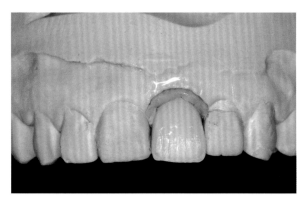

图 2-5-36　在模型上制作最终修复体

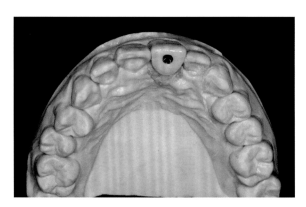

图 2-5-37　最终修复体,舌侧预留螺丝孔(殆面观)

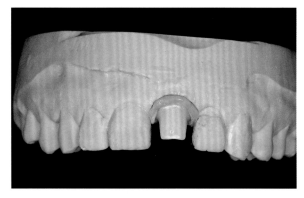

图 2-5-38　制作个性化氧化锆基台

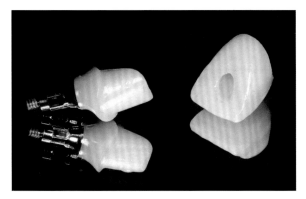

图 2-5-39　个性化氧化锆基台及全瓷冠

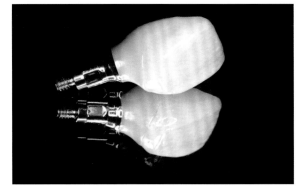

图 2-5-40　基台与修复体边缘密合

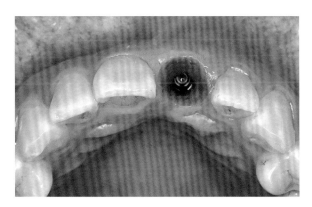

图 2-5-41　戴牙前软组织形态

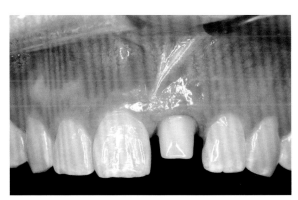

图 2-5-42　戴入氧化锆基台唇面观

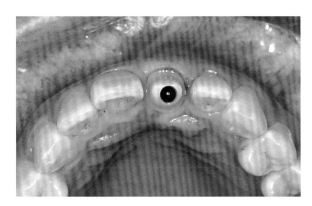

图 2-5-43　戴入氧化锆基台（殆面观）

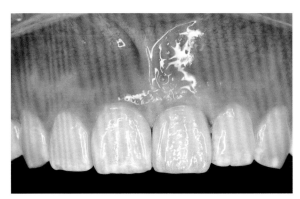

图 2-5-44　戴入全瓷冠后，黏膜因受压迫略发白

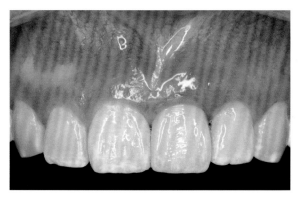

图 2-5-45 戴入修复体后约 10 分钟,黏膜颜色恢复正常(孙强技师)

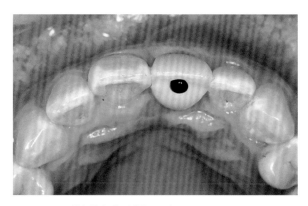

图 2-5-46 戴入修复体后(拾面观)

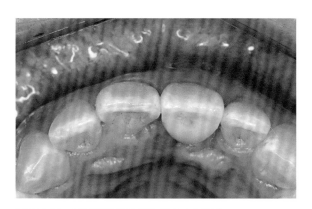

图 2-5-47 封闭螺丝孔后,再次检查咬合关系

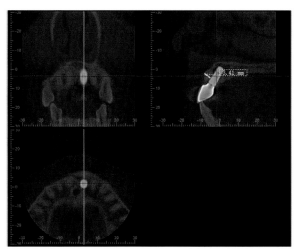

图 2-5-48 最终完成修复后,CBCT 显示唇侧骨壁厚度超过 3mm

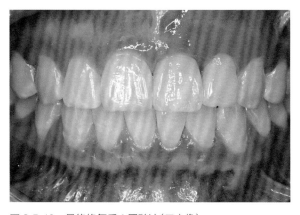

图 2-5-49 最终修复后 1 周随访(口内像)

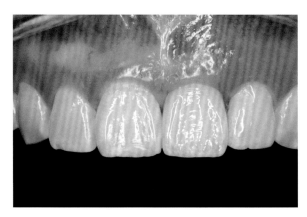

图 2-5-50 最终修复后 1 周随访(口内局部像)

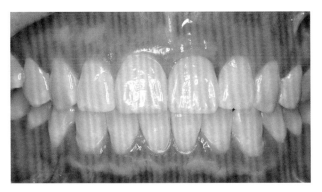
图 2-5-51 永久修复后 10 个月随访(口内像)

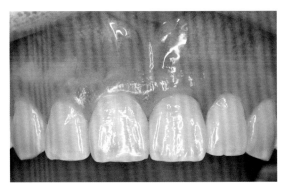
图 2-5-52 永久修复后 10 个月随访,局部像可见软组织稳定,色泽健康

（五）治疗流程

这是一例左上颌前牙行延期种植的病例,术者采用骨劈开牙槽嵴扩增技术,同期行 GBR 恢复长期缺牙引起的骨组织塌陷,并通过临时冠塑形和个性化氧化锆基台最终获得了满意的修复效果(图 2-5-53)。

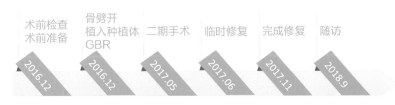

| 术前检查
术前准备 | 骨劈开
植入种植体
GBR | 二期手术 | 临时修复 | 完成修复 | 随访 |
| 2016.12 | 2016.12 | 2017.05 | 2017.06 | 2017.11 | 2018.9 |

图 2-5-53 治疗流程图

（六）病例点评

1. 骨劈开术(ridge splitting technique)的适应证及优势 缺牙后的牙槽骨吸收是难以避免的,在牙槽骨大量吸收的情况下,无法常规植入种植体,必须要结合一系列的骨增量技术来恢复术区组织的形态和丰满度。临床上常用的骨增量技术有 GBR、Onlay 植骨术、骨劈开术、骨挤压术、牵张成骨技术等,其中骨劈开术是一种常用的解决水平骨缺损的方法。其通过将部分牙槽骨唇颊向移位后增加牙槽嵴的厚度,并保证唇颊侧的丰满度。骨劈开术适用于牙槽嵴厚度在 3mm 以上,且需水平骨增量的病例,3mm 以上的骨在劈开后可以保证唇(颊)舌侧的骨厚度均在 1.5mm 以上。骨质要求:必须具备松质骨才能通过骨劈开术顺利扩增牙槽嵴,因此下颌前牙区等缺乏松质骨的区域应谨慎选择骨劈开术[2]。骨劈开术无法进行垂直骨增量,故要求患者术前应具备充足的垂直骨高度。此外,对于角度过于唇倾的牙槽骨在骨劈开后植入的种植体可能会更加唇倾,此类情况应谨慎选择骨劈开术[3]。骨劈开术后愈合速度快,且无需开辟第二术区获取自体骨就可增宽牙槽嵴,降低了患者术后的不适感,也使同期植入种植体成为可能,缩短了治疗时间,降低了治疗费用[2,4]。本病例术前垂直骨高度充足,而牙槽嵴顶厚度仅为 3mm 左右,牙槽嵴呈倒金字塔形,

术者选择利用骨劈开术,同时结合 GBR 技术对牙槽骨厚度进行增量,可以看到术后种植体颈部牙槽骨厚度近 8mm,恢复了唇侧组织的丰满度。

2. 骨劈开术的操作步骤和注意事项

(1) 在做好术前准备后进行局麻,首先作略偏向腭侧的黏膜牙槽嵴顶切口,为了更好的暴露术区和术后无张力关闭创口,术者选择在远中作垂直松弛切口。

(2) 暴露术区后,可以看到唇侧骨板有明显的凹陷。利用圆盘锯于牙槽嵴顶和唇侧骨面作 1~3mm 深的皮质骨切口(深入松质骨),牙槽嵴顶切口可平分唇舌向骨,唇面骨切口应沿骨高度方向,可与牙槽嵴顶切口垂直,注意唇侧骨切口位置距离邻牙约 2mm,以防止损伤邻牙牙根[5]。由于唇侧骨板有明显的凹陷,根据术者的经验,骨切口长度应越过凹陷区,这样可以降低在劈开过程中发生骨板最凹处折断的风险,在不损伤重要解剖结构的前提下,可尽量延长唇侧骨切口,但暂无确切数据明确唇侧骨皮质切口到底需要多长。

(3) 于牙槽嵴顶骨切口处插入骨凿,注意切勿暴力向唇侧施压,应适当向腭侧用力,不断地将骨凿从近远中向深入,通过骨凿的楔形形态逐渐撑开唇侧骨板。当牙槽嵴达到预计厚度后,可进行种植体骨孔预备。在预备时,应使钻针适当的向腭侧加压,同时可以利用手指感知唇侧骨板动度,并加压辅助稳定唇侧骨板,防止在预备过程中发生骨板折断[5]。

(4) 在骨劈开和种植骨孔制备的过程中应注意控制种植体的轴向,并尽量植入长种植体,以获得良好的初期稳定性。

(5) 植入种植体后,可在种植体与骨板间的空隙中植入骨替代材料,并覆盖屏障膜以代偿自体骨的吸收。在早期的骨劈开术临床报道中,植入种植体后并未填充骨替代材料[6,7]。一项 5 年临床回顾性研究认为,单独运用骨劈开术或结合 GBR 技术均可获得满意的治疗效果[3]。但越来越多的学者在临床试验或动物实验中采用骨劈开结合 GBR 技术来降低术后的骨吸收[8,9]。Ella 等认为骨替代材料的使用,可以补偿骨板与种植体空隙间的缺血性骨吸收(ischaemic resorption)[9]。

3. 骨劈开术常见并发症　骨劈开术最常遇到的问题是唇颊侧骨板的折断游离,骨板的折断多见于牙槽嵴厚度过窄者[9],常发生在劈开、备孔及种植体植入的过程中[10]。在 Tang 等的回顾性研究中,168 名患者有 11 名发生了术中骨板的折断,技术失败率达 6.5%[3],可见骨劈开术的技术敏感度很高,尤其在前牙美学区,经验不足者应谨慎操作。遇到唇颊侧骨板折断的情况时,可利用 GBR 技术进行补救[3],也可利用钛钉或者钢丝对骨板进行固定,所以在进行骨劈开等牙槽嵴扩增时,最重要的是进行完善的术前检查,严格把握适应证,制订详细的治疗方案和应急预案,提高临床操作技能,降低操作失败率。

参考文献

1. Chappuis V, Martin W. ITI Treatment Guide: Implant Therapy in the Esthetic Zone-Current Treatment Modalities and Materials for Single-tooth Replacements. volume 10. Berlin: Quintessenz Verlags GmbH, 2017.

2. Elian N,Jalbout Z,Ehrlich B,et al. A two-stage full-arch ridge expansion technique review of the literature and clinical. Implant Dentistry,2008,17(1):16-23.

3. Tang Y,Yuan J,Song Y,et al. Ridge expansion alone or in combination with guided bone regeneration to facilitate implant placement in narrow alveolar ridges a retrospective study.Clin Oral Implants Res,2015,26(2):204-211.

4. Blus C,Szmukler-Moncler S. Split-crest and immediate implant placement with ultra-sonic bone surgery a 3-year life-table analysis with 230 treated sites. Clinical Oral Implants Research,2006,17(6):700-707.

5. Coatoam GW,Mariotti A. The segmental ridge-split procedure. Journal of Periodontology,2003,74(5):757-770.

6. Scipioni A,Bruschi GB,Calesini G. The edentulous ridge expansion technique:a five year study. The International Journal of Periodonticsand Restorative Dentistry,1994,14:451-459.

7. Simion M,Baldoni M,Zaffe D. Jawbone enlargement using immediate implant placementassociated with a split-crest technique and guidedtissue regeneration. International Journal of Periodontics and Restorative Dentistry,1992,12:462-473.

8. Stricker A,Fleiner J,Stübinger S,et al. Ridge preservation after ridge expansion with simultaneous guided bone regeneration a preclinical study. Clinical Oral Implants Research,2016,27(11):e116-124.

9. Ella B,Laurentjoye M,Sedarat C,et al. Mandibular Ridge Expansion Usinga Horizontal Bone-Splitting Technique and Synthetic Bone Substitute:An Alternative to Bone Block Grafting ? Int J Oral Maxillofac Implants,2014,29(1):135-140.

10. Ferrigno N,Laureti M. Surgical advantages with ITI TE implants placement in conjunction with splitcrest technique. 18-month results of an ongoing prospective study. Clin Oral Implants Res,2005,16(2):147-155.

六、病例6　正畸 - 种植修复联合治疗上颌错殆畸形

主诊医师：谭震

（一）患者情况

患者，女，19 岁。

1. 首次就诊（时间：2010 年 11 月）

主　　诉：右上颌前牙外伤松动拔除 1[+] 年。

现 病 史：1 年前，右上颌前牙因外伤而拔除，未行修复治疗，现因影响美观而就诊。

既 往 史：患者体健，无吸烟史，否认"高血压、糖尿病"等病史，无其他系统性疾病。否认药物和食物过敏史。

检　　查：12 缺失，近远中间距小。11、13 探（－），叩（－），松（－），BOP（－）。22 过小牙，形态异常。13、23 扭转。前牙浅覆殆、浅覆盖。口腔卫生状况较差（图 2-6-1~ 图 2-6-4）。

辅助检查：全口牙位曲面体层片（图 2-6-5）和头颅侧位定位片显示没有埋伏牙，颌骨发育无异常。

诊　　断：12 缺失；22 畸形牙；安氏 I 类牙列拥挤。

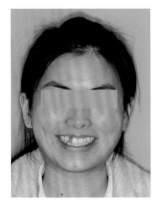 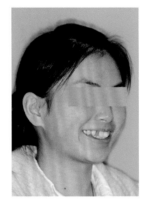 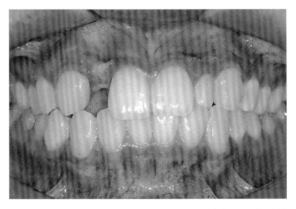

图 2-6-1　患者术前正面微笑像　　图 2-6-2　术前 45° 侧貌像　　图 2-6-3　术前口内咬合像，患者 12 因外伤缺失，缺牙间隙较窄，22 为过小牙

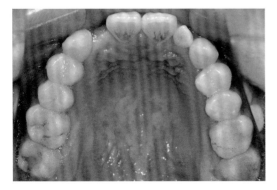 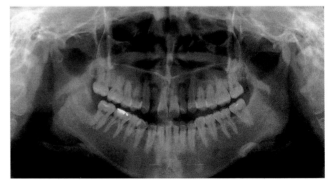

图 2-6-4　术前上颌殆面像，可见 13、22 和 23 扭转　　图 2-6-5　治疗前全口牙位曲面体层片显示，12 区局部没有埋伏牙，12 区垂直骨量尚可，近远中距离较窄

2. 完成正畸治疗后就诊（时间：2013 年 7 月）

主　　诉：已基本完成正畸治疗要求修复右上颌前牙。

现 病 史：3 年前，右上颌前牙外伤松动拔除，未行修复治疗。由于间隙较窄且余留牙扭转拥挤，遂进行
　　　　　正畸治疗。经过两年多的正畸治疗现已完成牙齿排齐，间隙开展，正畸医生建议进行修复准备。

既 往 史：患者体健，无吸烟史，否认"高血压、糖尿病"等病史，无其他系统性疾病。否认药物和食物过
　　　　　敏史。

检　　查：12 缺失，近远中间距正常，唇侧组织塌陷。11、13 探（−），叩（−），松（−），BOP（−）。22 过小牙远
　　　　　中预留间隙。余留前牙浅覆𬌗、浅覆盖。口腔卫生状况良好（图 2-6-6，图 2-6-7）。

辅助检查：CBCT 矢状面显示患者牙槽嵴顶薄，牙槽嵴顶厚度为 2~3mm。近鼻底处较厚。牙槽骨高度理
　　　　　想（图 2-6-8）。

诊　　断：12 缺失；22 畸形牙。

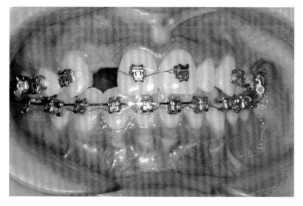

图 2-6-6　正畸治疗末期口内咬合像，术者设计患者先行正畸治疗，排齐前牙并预留 12、22 修复所需间隙

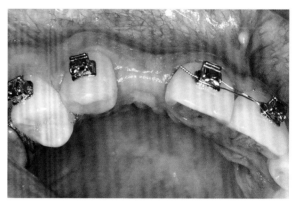

图 2-6-7　正畸治疗后，12 缺牙区近远中向间隙充足，可见唇侧组织塌陷

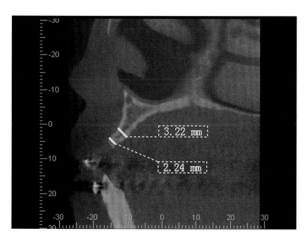

图 2-6-8　种植治疗前 CBCT 显示，12 区唇舌侧骨厚度仅为 2~3mm

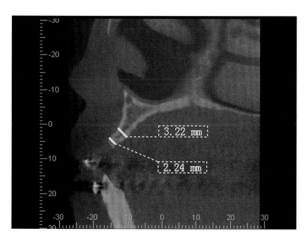

图中标注：3.22 mm　2.24 mm

（二）美学风险评估

根据 ERA 表（表 2-6-1），结合其他临床因素，该病例外科难度等级为高度复杂（complex）。

表 2-6-1　美学风险评估表[1]

风险因素 esthetic risk factors	风险级别 level of risk		
	低 low	中 medium	高 high
全身状况 medical status	健康，愈合良好 healthy，uneventful healing	—	愈合欠佳 compromised healing
吸烟习惯 smoking habit	非吸烟者 non-smoker	吸烟者（每天≤10 根） light smoker（≤10cig/day）	吸烟者（每天>10 根） heavy smoker（>10cig/day）
笑线位置 gingival display at full smile	低笑线 low	中笑线 medium	高笑线 high
缺牙间隙的宽度 width of edentulous span	单颗牙缺失（缺牙间隙≥7mm[a] 或≥6mm[b]） 1 tooth（≥7mm[a] or≥6mm[b]）	单颗牙缺失（缺牙间隙<7mm 或<6mm[b]） 1 tooth（<7mm[a]or<6mm[b]）	2 颗及以上牙位缺失 2 teeth or more
缺失牙［和（或）邻牙］形态 shape of tooth crowns	矩形或椭圆形 rectangular	—	三角形 triangular
邻牙修复情况 restorative status of neighboring teeth	未修复 virgin	—	已修复 restored
牙龈生物学类型 gingival phenotype	低平弧形，厚龈生物型 low-scalloped，thick	中等弧形，中厚生物型 medium-scalloped，medium-thick	高陡弧形，薄龈生物型 high-scalloped，thin
种植位点的感染 infection at implant site	无感染 none	慢性感染 chronic	急性感染 acute
软组织形态 soft-tissue anatomy	软组织形态完整 soft-tissue intact	—	软组织缺损 soft-tissue defects
邻牙骨高度 bone level at adjacent teeth	距接触点≤5mm ≤5mm to contact point	距接触点 5.5~6.5mm 5.5~6.5mm to contact point	距接触点≥7mm ≥7mm to contact point
唇（颊）侧骨厚度 * facial bone-wall phenotype*	唇（颊）侧骨厚度≥1mm thick-wall phenotype≥1mm thickness	—	唇（颊）侧骨厚度<1mm thin-wall phenotype<1mm thickness
骨组织形态 bone anatomy of alveolar crest	无骨缺损 no bone deficiency	水平骨缺损 horizontal bone deficiency	垂直骨缺损 vertical bone deficiency
患者的期望值 patient's esthetic expectations	较实际的期望值 realistic expectations	—	不切实际的期望值 unrealistic expectations

[a] 标准径种植体（standard-diameter implant，regular connection）
[b] 窄径种植体（narrow-diameter implant，narrow connection）
* 如果牙齿存在且有 CT 影像（if three-dimensional imaging is available with the tooth in place）

（三）治疗方案

患者治疗前的状况为 12 缺失，22 过小牙，13、23 扭转。患者年轻，因此治疗要进行长远的规划。一方面是希望患者的整体治疗效果较好，另一方面是由于患者过于年轻，过早进行种植治疗可能会导致后期由于颌骨发育而引起修复体错位。因为天然牙可以随着颌骨的进一步生长而出现自我移动调整，但种植牙相对不动，最后的结果反而显得种植牙"错位了"，因此主治医师建议患者先进行正畸治疗。经过 2~3 年的正畸治疗，患者排齐牙齿，为修复预留了足够的间隙，此时才来考虑进行种植治疗。面对患者较窄的牙槽嵴厚度，医师考虑采用牙槽嵴扩张技术，即采用骨挤压器、骨凿等器械加宽。鉴于本病例患者年轻且要求较高，治疗过程中如何恢复 12 区牙槽嵴的厚度是本病例的治疗难点和关键，经过与患者交流，最后确认在牙槽嵴扩增手术的同时采用钛网支撑局部外形，希望牙槽嵴的厚度能增加的更为理想，然后按标准程序进行后续治疗。

（四）详细治疗过程

详细治疗过程见图 2-6-9~ 图 2-6-41。

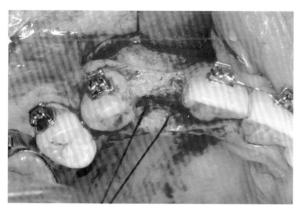

图 2-6-9　设计切口、翻瓣后暴露术区，可见牙槽嵴顶唇舌向厚度狭窄，唇面骨板凹陷

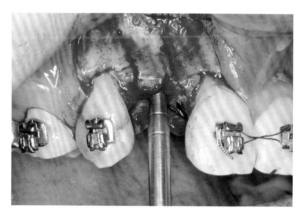

图 2-6-10　唇侧作皮质骨切口后进行骨挤压

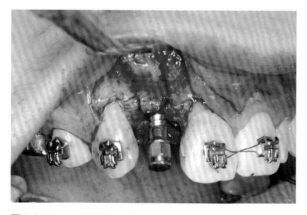

图 2-6-11　采用螺纹状骨挤压器

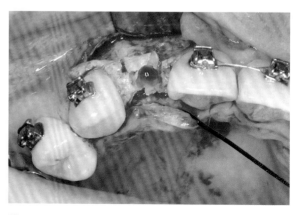

图 2-6-12　可见牙槽嵴顶厚度明显增加

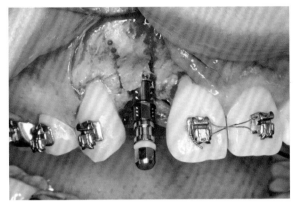

图2-6-13 植入种植体(Straumann BL 3.3mm×12mm)

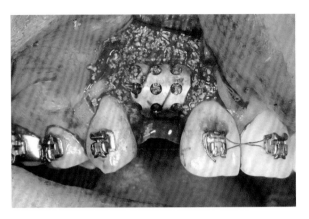

图2-6-14 植入异种骨粉,并利用钛网维持牙槽嵴顶外形

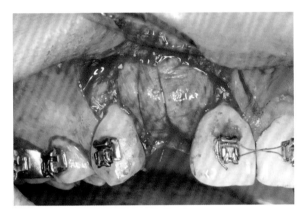

图2-6-15 放置屏障膜,缝线固定

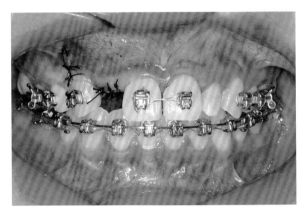

图2-6-16 缝合创口

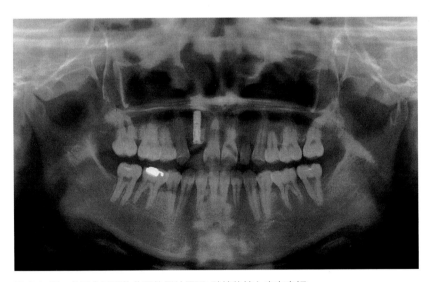

图2-6-17 术后全口牙位曲面体层片显示,种植体植入方向良好

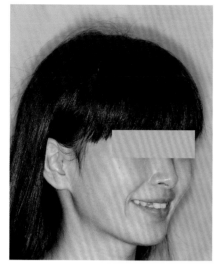

图 2-6-18 术后 6 个月,45°侧貌像

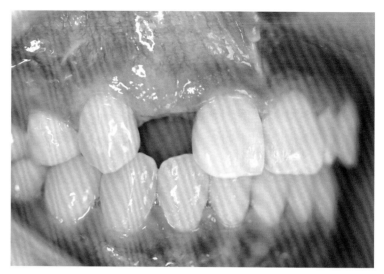

图 2-6-19 术后 6 个月口内像

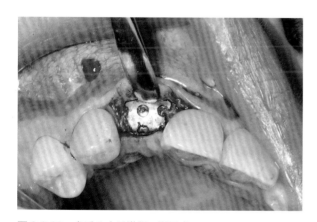

图 2-6-20 术后 6 个月进行二期手术

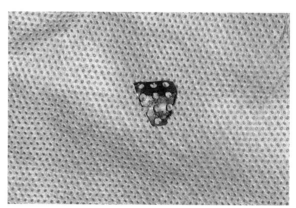

图 2-6-21 去除的钛网

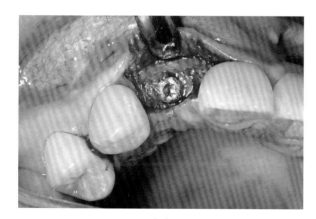

图 2-6-22 可见局部骨质愈合良好,质硬

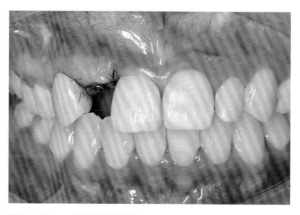

图 2-6-23 二期术后缝合创口

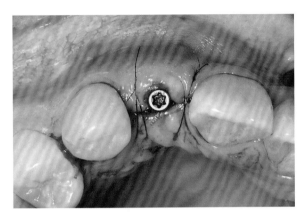

图 2-6-24　二期术后殆面观

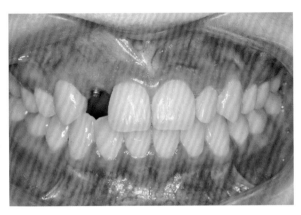

图 2-6-25　二期手术后 6 个月组织形态

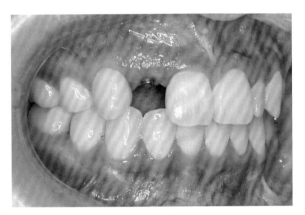

图 2-6-26　因清洁不佳导致局部软组织红肿

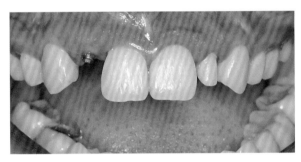

图 2-6-27　对 22 进行牙体预备

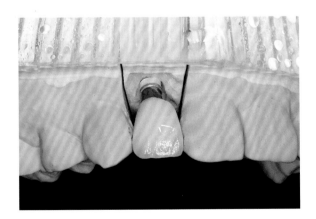

图 2-6-28　制作最终修复体

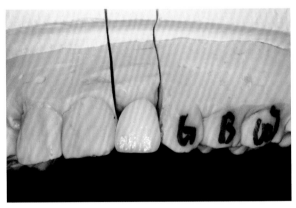

图 2-6-29　制作 22 的修复体

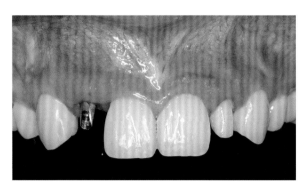

图 2-6-30　基台就位

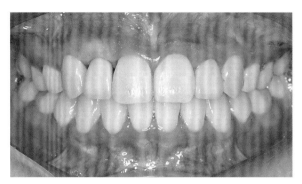

图 2-6-31　戴入最终修复体,可见黏膜受压迫后略发白

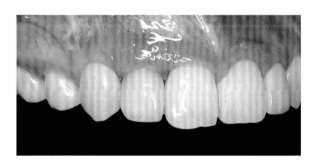

图 2-6-32　约 10 分钟后,黏膜颜色恢复正常

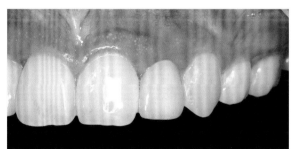

图 2-6-33　22 牙修复效果

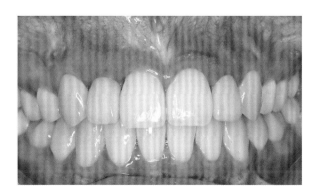

图 2-6-34　最终修复后口内咬合像

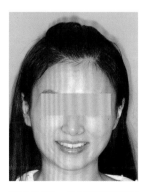 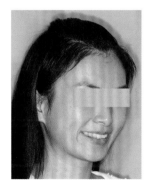

图 2-6-35　最终修复后正面　　图 2-6-36　最终修复后,45°
微笑像　　　　　　　　　　　侧貌像

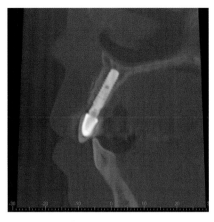 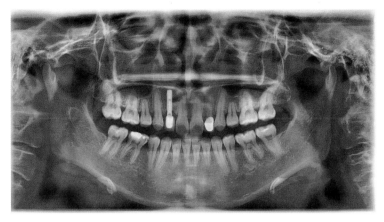

图 2-6-37　最终修复后 CBCT 显示颊侧骨板厚度稳定,修复体完全就位

图 2-6-38　修复后 4 年随访,全口牙位曲面体层片显示种植体周围骨水平稳定

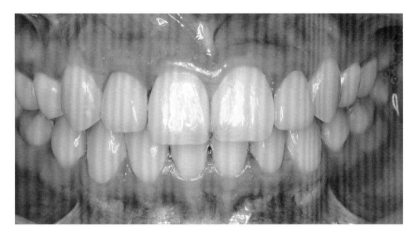

图 2-6-39　修复后 4 年口内像

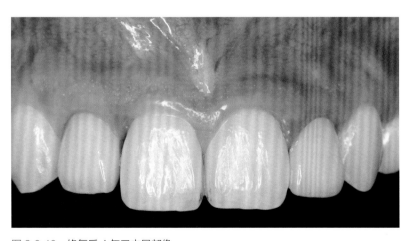

图 2-6-40　修复后 4 年口内局部像

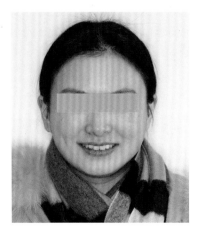

图 2-6-41　修复后 4 年正面微笑像

（五）治疗流程

　　该患者12曾因外伤拔除，同时伴有错𬌗畸形和22过小牙等问题。患者为年轻女性，对美观要求较高，因此术者设计先行正畸治疗解决前牙唇倾及拥挤不齐的问题，并调整咬合关系，预留12、22的正常间隙。在正畸治疗末期设计进行12的种植治疗，并同时对22进行全冠修复治疗。由于12长期缺失，缺牙区组织形态明显塌陷，但牙槽骨垂直高度尚可，术者选择骨挤压术对牙槽嵴厚度进行增量，并通过骨挤压增加种植体的初期稳定性，同期植入异种骨结合钛网维持局部骨厚度（尤其是牙槽嵴顶），最终获得了满意的治疗效果。由于患者异地读书、不便频繁就诊，因此后期未进行软组织塑形（图2-6-42）。

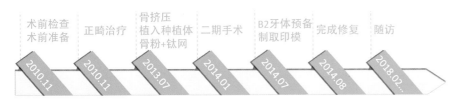

图 2-6-42　治疗流程图

（六）病例点评

　　1. 骨挤压的适应证及优势　Summers 于 1994 年介绍了骨挤压术（bone condensing）[2-4]，该技术的主要目的是利用骨组织的弹性，在骨挤压器的作用下使骨板发生移动，达到水平骨增量的效果，同时使松质骨变得致密，增加种植体的初期稳定性，挤压过程中导致的骨组织回弹性也可增加种植体的稳定性。骨挤压术可少量甚至不磨削骨，尽可能的保存现有骨量[5]，可允许同期植入种植体，缩短了治疗时间，降低了治疗费用。对于牙槽骨垂直高度充足、厚度不足的病例，可以考虑选择使用骨挤压术。对于Ⅲ类或Ⅳ类骨，通过骨挤压可以增加种植体的初期稳定性，这对上颌后牙骨质较松软的区域而言尤为重要[6]。而对牙槽嵴过度狭窄，尤其是仅有皮质骨而松质骨很少甚至没有的情况，可能会导致在挤压过程中造成骨板折裂、游离等问题，应谨慎选择骨挤压术。从本例患者术前 CBCT 可以看到，牙槽嵴高度尚可而厚度明显不足，牙槽嵴顶厚度仅约 2mm，单纯使用 GBR 技术可能无法获得满意的牙槽嵴顶厚度。CBCT 显示薄层的唇舌侧皮质骨间有松质骨，可以进行适当的骨挤压，术者选择利用骨挤压术结合钛网和 GBR 获得了满意的牙槽嵴顶厚度。

　　2. 骨挤压术的临床效果　骨挤压术对术者的临床经验要求较高，在操作过程中不可操之过急，在使用骨挤压器械时应使器械在骨孔中停留足够时间，使骨有充分的时间变形，同时不可暴力挤压，防止骨板折断[7]。本病例术前牙槽嵴菲薄，在骨挤压过程时骨板折裂的风险较高，术者设计在挤压前于唇面骨板作皮质骨切口，辅助骨板在挤压过程中按既定的位置分离唇向位移。在行骨挤压后唇舌侧的骨板仅约 1mm 厚，虽然通过骨挤压后牙槽嵴顶厚度增加至 5mm 左右，已达到种植体植入要求，但唇侧组织的凹型塌陷无法完全恢复，且薄层唇侧骨板术后发生骨吸收和软组织退缩所导致的美学风险极高，因此术者选择在骨挤压后植入异种骨粉,同时结合钛网对骨粉进行三维空间支持和固定,可以看到术后 6 个月时已获得稳定、满意的骨增量效果。许多学者对骨挤压术的临床效果给予肯定,Siddiqui 等[7]和 Abels 等[8]的病例报道显示上颌前后牙区及下颌后牙区均可采用骨挤压技术进行牙槽骨增量和提升局部骨质密度,可以获得满意的种植体初期稳定性。即使在Ⅳ类骨利用骨挤压技术同期植入自攻型种植体时也可达到较高的植入扭矩(47.9N·cm)[9]。动物实验(兔)也证实,与常规植入方法相比,骨挤压可以促进新骨形成,加速骨整合[10]。但也有学者认为骨挤压术存在局限性,Gulsahi 等[5]在一项临床对照试验中发现,前牙美学区行常规种植方法和骨挤压方法后行骨密度(bone mineral density,BMD)及骨矿物质含量(bone mineral content,BMC)检测,发现两者的 BMD 和 BMC 均无统计学差异,且使用骨挤压方法的治疗成功率(71.5%)低于常规植入方法(92.9%),术者推测成功率的差异可能是因为骨挤压过程导致了松质骨内部的骨小梁骨折,但术者研究的样本数据较少(n=14),还需大样本的临床试验对此类结果进行检测分析。

3. 牙龈塑形问题　由于该患者长期在国外学习,不方便频繁复诊,术者未对 12 进行临时冠的牙龈诱导和塑形,直接戴入了最终修复体,但依然可以取得稳定、满意的美学修复效果。从某种意义上讲,这相当于采用永久修复体来进行软组织塑形。图 2-6-43～ 图 2-6-45 中展示的同样是因患者时间所限,无法进行软组织塑形而直接进行最终修复的病例,也都取得了满意且稳定的美学效果。虽然利用临时冠对牙龈进行塑形已被多数学者认同,并广泛应用于临床,但是否能够明显改善临床最终修复的长期美学结果尚缺少临床证据支持[11]。

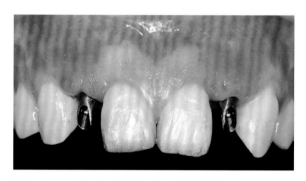

图 2-6-43　由于患者在异地工作,未进行软组织塑形

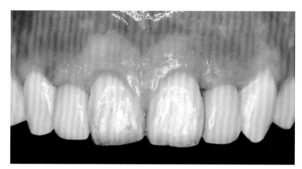

图 2-6-44　直接完成永久修复,修复后正面观

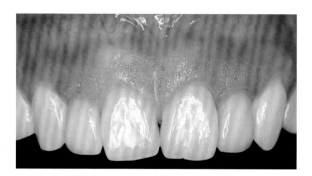

图 2-6-45　1.5 年后随访可见软组织改建成熟,已形成完美的龈乳头和点彩结构

参考文献

1. Chappuis V, Martin W. ITI Treatment Guide: Implant Therapy in the Esthetic Zone-Current Treatment Modalities and Materials for Single-tooth Replacements.volume 10. Berlin: Quintessenz Verlags GmbH, 2017.

2. Summers RB. A new concept in maxillary implant surgery: the osteotome technique. Compendium, 1994, 15: 152-162.

3. Summers RB. The osteotome technique: part 2—the ridge expansion osteotomy(REO)procedure. Compendium, 1994, 15: 422, 424, 426, 436.

4. Summers RB. The osteotome technique: part 3—less invasive methods of elevating the sinus floor. Compendium, 1994, 15: 698, 700, 702-704, 710.

5. Gulsahi A, Paksoy CS, Yazicioglu N, et al.Assessment of bone density differences between conventional and bone-condensing techniques using dual energy X-ray absorptiometry and radiography. Oral Surg, Oral Med, Oral Pathol, Oral RadiolEndod, 2007, 104(5): 692-698.

6. Martinez H, Davarpanah M, Missika P, et al. Optimal implant stabilization in low density bone. Clin Oral Implants Res, 2001, 12: 423-432.

7. Siddiqui AA, Sosovicka M. Lateral bone condensing and expansion for placement of endosseous dental implants: a new technique. Journal of Oral Implantology, 2006, 32(2): 87-94.

8. Abels N, Schiel HJ, Herylange G, et al. Bone Condensing in the Placement ofEndosteal Palatal Implants: A Case Report. International Journal of Oral & Maxillofacial implants, 1999, 14(6): 849-852.

9. Irinakis T, Wiebe C. Initial torque stability of a new bone condensing dental implant. A cohort study of 140 consecutively placed implants. Journal of Oral Implantology, 2009, 35(6): 277-282.

10. Nkenke E, Kloss F, Wiltfang J, et al. Histomorphometric and fluorescence microscopic analysis of bone remodelling after installation of implants using an osteotome technique.Clinical Oral Implants Research, 2002, 13(6): 595-602.

11. Lewis MB, Klineberg I. Prosthodontic considerations designed to optimize outcomes for single-tooth implants. A review of the literature. Australian Dental Journal, 2011, 56(2): 181-192.

七、病例 7　简易导板结合 GBR 骨环植骨技术修复多颗前牙连续缺失

主诊医师:谭震

(一)患者情况

患者,女,47 岁。

主　　诉: 上颌前牙缺失 2$^+$ 年影响美观就诊。

现 病 史: 2 年$^+$ 前,上颌前牙因外伤拔除后行固定桥修复,后因基牙松动,导致多颗上颌前牙拔除,后行
可摘局部义齿修复,现因义齿配戴不适而就诊。

既 往 史: 患者体健,无吸烟史,1 年前血糖偏高,后控制稳定,否认高血压等病史,无其他系统性疾病。
否认药物和食物过敏史。

检　　查: 12、11、21、22 缺失,牙槽嵴唇面有吸收塌陷,但高度较为理想。13 残根,断面平齐龈缘,断面
有封药,正在行根管治疗。23 烤瓷冠修复,边缘不密合。13、23 探(−),叩(−),松(−),BOP(−)。
前牙浅覆𬌗、浅覆盖。口腔卫生状况良好(图 2-7-1~ 图 2-7-3)。

辅助检查: CBCT 显示 12、11、21、22 区牙槽嵴厚度均不足,两侧中切牙区牙槽嵴顶厚度只有 3mm 左右(图
2-7-4,图 2-7-5)。

诊　　断: 12、11、21、22 缺失;13 牙髓坏死;23 为不良修复体。

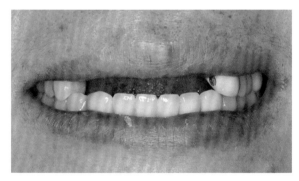

图 2-7-1　术前微笑像,患者为低笑线

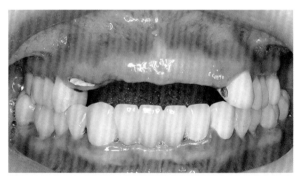

图 2-7-2　正面咬合像,牙槽嵴高度充足,修复垂直间隙尚可

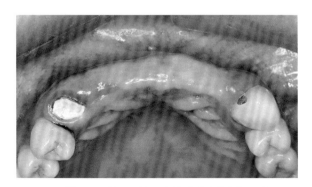

图 2-7-3　缺牙区牙槽骨吸收,唇侧丰满度欠佳(𬌗面观)

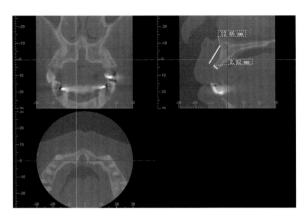
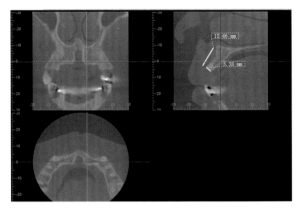

图 2-7-4　术前 CBCT(11 区)显示唇侧塌陷,牙槽嵴顶厚度不足 3mm

图 2-7-5　术前 CBCT(21 区)显示唇侧塌陷,牙槽嵴顶厚度约 3.38mm

(二)美学风险评估

根据 ERA 表(表 2-7-1),结合其他临床因素,该病例外科难度等级为高度复杂(complex)。

(三)治疗方案

该病例为多颗前牙连续缺失,是高度复杂病例。在治疗阶段需要考虑前牙的整体美观,13 根管治疗和修复,23 修复体的重新制作。对此类病例,术前制作美学蜡型或者其他的模拟修复体是不可忽略的步骤,然后进行口内试戴及精细调整直到医患双方都满意为止。再以此作为治疗的"终"或者"目标"引导后续的整个治疗。患者 13 按常规进行根管治疗,然后行桩冠修复。在对缺失牙和 13 进行修复的同时完成 23 的修复。缺牙区根据术前的诊断,考虑在条件较好的两颗中切牙区进行种植体的植入,预计同期必须进行 GBR 骨增量以解决局部的牙槽骨厚度不足的问题。修复考虑采用 11、21 带两侧的侧切牙的联桥修复。

表 2-7-1　美学风险评估表[1]

风险因素 esthetic risk factors	风险级别 level of risk		
	低 low	中 medium	高 high
全身状况 medical status	健康,愈合良好 healthy, uneventful healing	—	愈合欠佳 compromised healing
吸烟习惯 smoking habit	非吸烟者 non-smoker	吸烟者(每天≤10 根) light smoker (≤10cig/day)	吸烟者(每天>10 根) heavy smoker (>10cig/day)
笑线位置 gingival display at full smile	低笑线 low	中笑线 medium	高笑线 high
缺牙间隙的宽度 width of edentulous span	单颗牙缺失(缺牙间隙 ≥7mm[a] 或≥6mm[b]) 1 tooth(≥7mm[a] or≥6mm[b])	单颗牙缺失(缺牙间隙 <7mm[a] 或 <6mm[b]) 1 tooth (<7mm[a] or <6mm[b])	2 颗及以上牙位缺失 2 teeth or more
缺失牙[和(或)邻牙]形态 shape of tooth crowns	矩形或椭圆形 rectangular	—	三角形 triangular
邻牙修复情况 restorative status of neighboring teeth	未修复 virgin	—	已修复 restored
牙龈生物学类型 gingival phenotype	低平弧形,厚龈生物型 low-scalloped, thick	中等弧形,中厚生物型 medium-scalloped, medium-thick	高陡弧形,薄龈生物型 high-scalloped, thin
种植位点的感染 infection at implant site	无感染 none	慢性感染 chronic	急性感染 acute
软组织形态 soft-tissue anatomy	软组织形态完整 soft-tissue intact	—	软组织缺损 soft-tissue defects
邻牙骨高度 bone level at adjacent teeth	距接触点≤5mm ≤5mm to contact point	距接触点 5.5~6.5mm 5.5~6.5mm to contact point	距接触点≥7mm ≥7mm to contact point
唇(颊)侧骨厚度 * facial bone-wall phenotype*	唇(颊)侧骨厚度≥1mm thick-wall phenotype≥1mm thickness	—	唇(颊)侧骨厚度 <1mm thin-wall phenotype <1mm thickness
骨组织形态 bone anatomy of alveolar crest	无骨缺损 no bone deficiency	水平骨缺损 horizontal bone deficiency	垂直骨缺损 vertical bone deficiency
患者的期望值 patient's esthetic expectations	较实际的期望值 realistic expectations	—	不切实际的期望值 unrealistic expectations

[a] 标准径种植体(standard-diameter implant, regular connection)
[b] 窄径种植体(narrow-diameter implant, narrow connection)
* 如果牙齿存在且有 CT 影像(if three-dimensional imaging is available with the tooth in place)

（四）详细治疗过程

详细治疗过程见图 2-7-6~ 图 2-7-62。

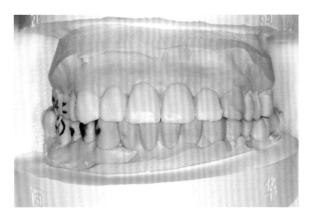

图 2-7-6　制作美观诊断蜡型,充分考虑邻牙和对颌牙的排列,控制覆𬌗

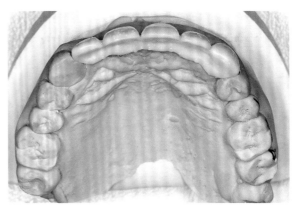

图 2-7-7　诊断蜡型𬌗面观,牙列的唇舌向排列通常要控制覆盖,兼顾患者现存的牙槽嵴

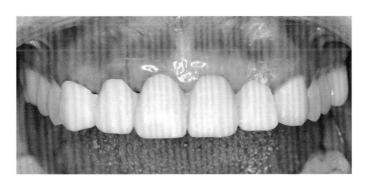

图 2-7-8　诊断蜡型在口内就位

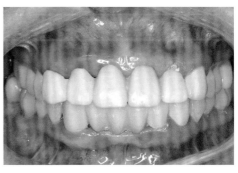

图 2-7-9　正面咬合像

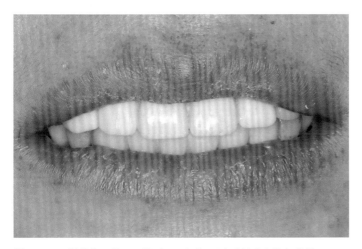

图 2-7-10　微笑像可以显示蜡型牙冠部分,再次确认患者为低笑线

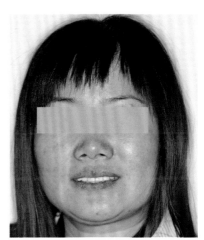

图 2-7-11　戴入美观蜡型后微笑像,牙齿排列和形态美观、协调

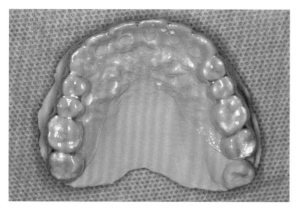

图 2-7-12 取模,在模型上压模,钻孔,制作简易外科导板

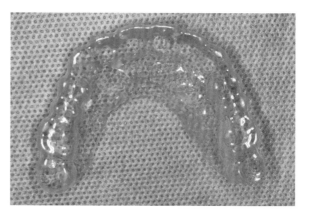

图 2-7-13 制作完成的简易外科导板,在缺牙位置腭侧均进行预备孔,以便手术中出现特殊情况时改变种植位置

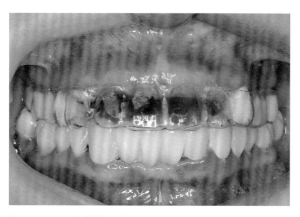

图 2-7-14 导板就位后能反映出牙冠的长度、切嵴和颈缘的位置(唇面观)

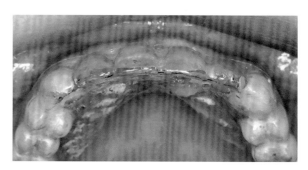

图 2-7-15 切嵴的位置为后续种植体植入时确定种植体矢状向的轴向提供了参考(殆面观)

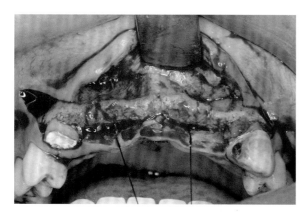

图 2-7-16 翻瓣,可见水平骨量不足,特别是 22 区存在较大凹陷

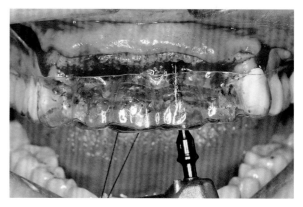

图 2-7-17 利用简易导板确定种植位点

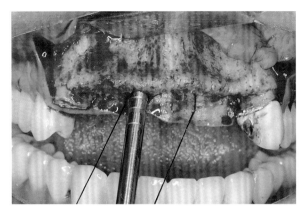

图 2-7-18 在 11、21 位置行骨挤压、备孔交替进行，逐级递进

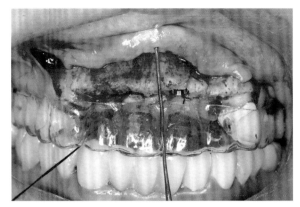

图 2-7-19 植入种植体后再次将简易导板就位检查，可见种植体近远中位置良好

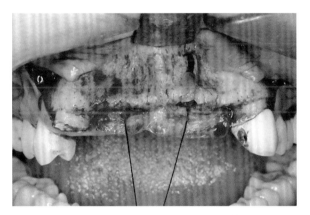

图 2-7-20 11、21 种植体唇侧骨壁薄，21 区种植体唇侧螺纹暴露

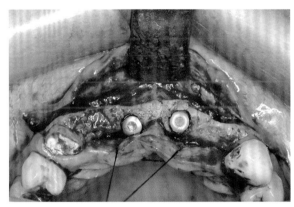

图 2-7-21 植入种植体的 11、21 牙槽嵴顶唇侧骨厚度大于1mm（𬌗面观）

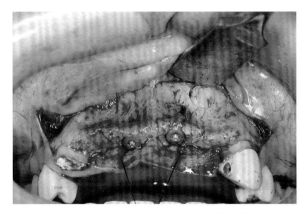

图 2-7-22 于 22 位点根尖区采用环形取骨钻取自体骨块，注意勿伤及种植体和邻牙牙根

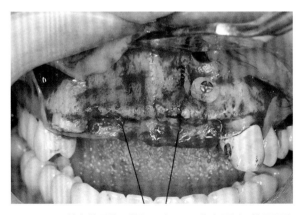

图 2-7-23 将自体骨块用钛钉固定于 22 位点唇侧牙槽骨凹陷区域，自体骨可提高局部骨组织再生的成骨潜能

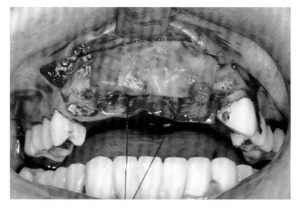

图 2-7-24　12~22 位点唇侧植入骨粉(低替代率的骨替代材料)并覆盖屏障膜(胶原膜)

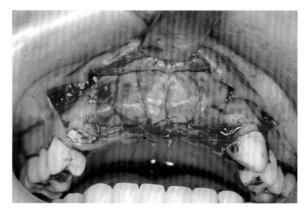

图 2-7-25　用可吸收缝线固定骨粉和生物膜

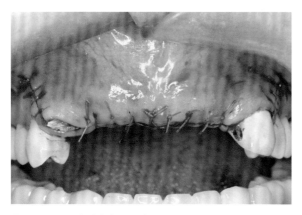

图 2-7-26　严密缝合(唇面观)

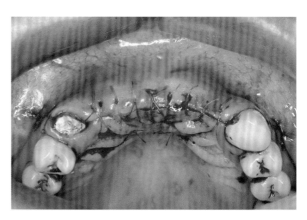

图 2-7-27　严密缝合(殆面观)

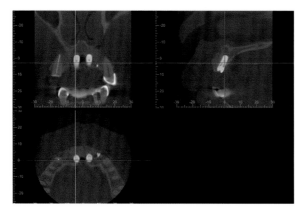

图 2-7-28　术后 CBCT(11 位点)显示种植体植入方向良好,唇侧骨量充足

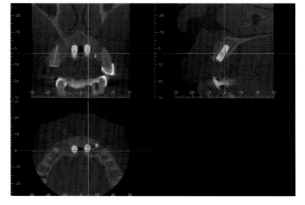

图 2-7-29　术后 CBCT(21 位点)显示种植体植入方向良好,唇侧骨量充足

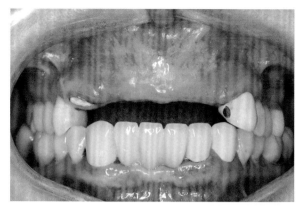

图 2-7-30 术后 6 个月（唇面观）

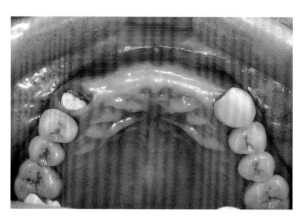

图 2-7-31 术后 6 个月唇侧丰满度明显改善（殆面观）

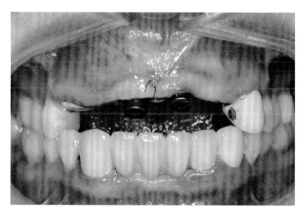

图 2-7-32 行二期手术，旋入愈合帽

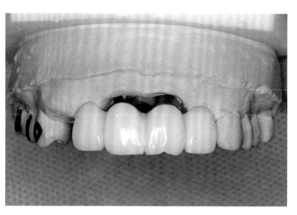

图 2-7-33 取模，参考美学诊断蜡型制作临时冠

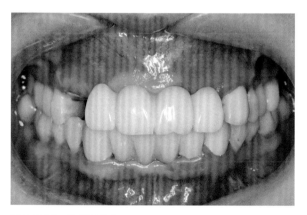

图 2-7-34 临时冠就位

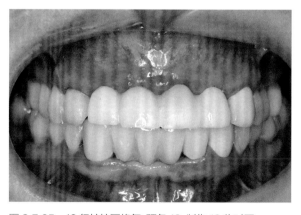

图 2-7-35 13 行桩核冠修复，预备 13，制作 13 临时冠

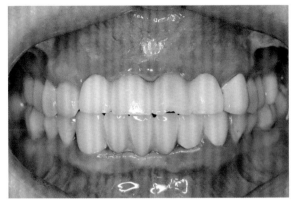

图 2-7-36　临时冠塑形 3 个月后

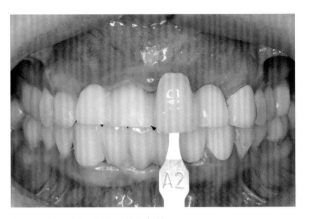

图 2-7-37　比色,制作最终修复体

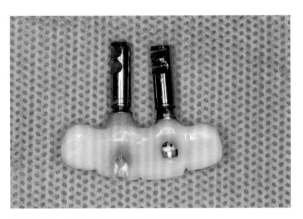

图 2-7-38　将临时冠取下,连接植体代型

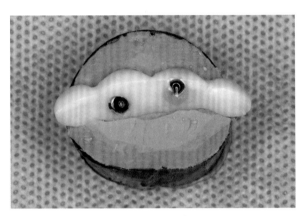

图 2-7-39　用硅橡胶记录临时冠颈部轮廓

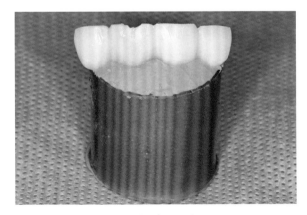

图 2-7-40　硅橡胶记录临时冠(唇面观)

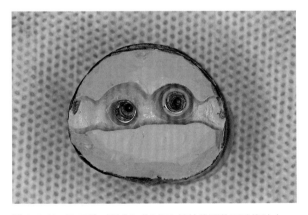

图 2-7-41　取下临时基台和临时冠,植体代型位于硅橡胶内

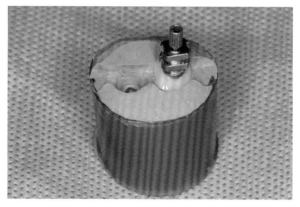

图 2-7-42　连接印模杆,注入流体树脂,复制牙龈袖口形态,制作个性化印模杆

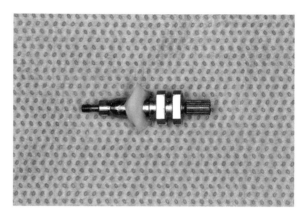

图 2-7-43　个性化印模杆

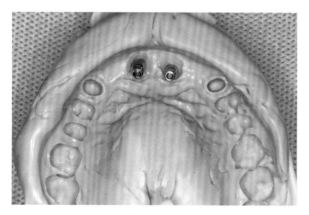

图 2-7-44　预备13、23,进行个性化印模

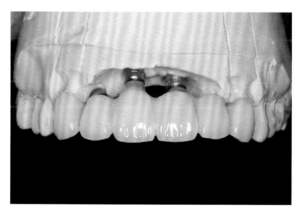

图 2-7-45　参考美学诊断蜡型制作完成的最终修复体

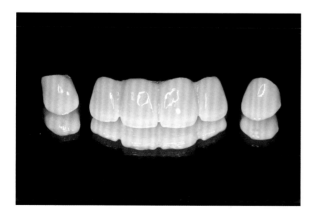

图 2-7-46　最终修复体

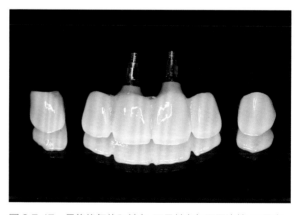

图 2-7-47　最终修复体和基台,可见基台与牙冠连续,无悬突

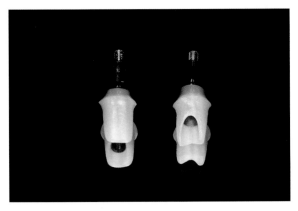

图 2-7-48 个性化 Ti-base 瓷基台

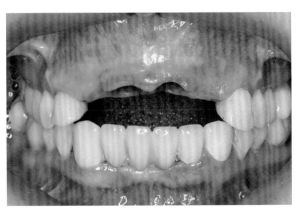

图 2-7-49 临时牙取下后龈缘形态（唇面观）

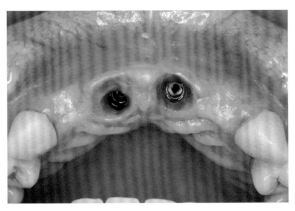

图 2-7-50 软组织袖口形态（𬌗面观）

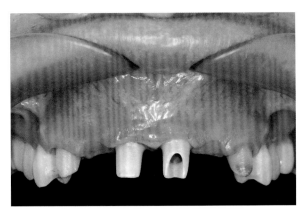

图 2-7-51 取下 13、23 临时冠，11、21 个性化瓷基台就位

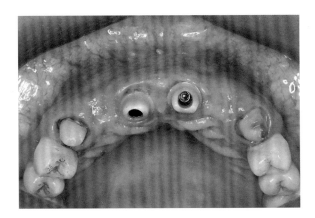

图 2-7-52 11、21 个性化瓷基台就位后（𬌗面观）

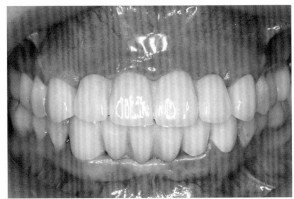

图 2-7-53 戴入最终修复体的正面咬合像

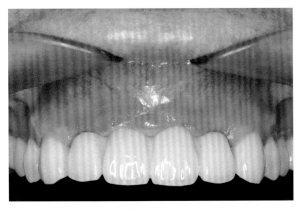

图 2-7-54　最终修复口内像

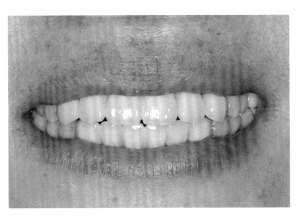

图 2-7-55　修复后正面微笑像

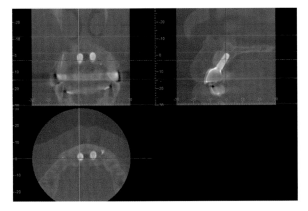

图 2-7-56　修复后 CBCT（11 位点）显示 11 位点种植体唇侧骨量充足

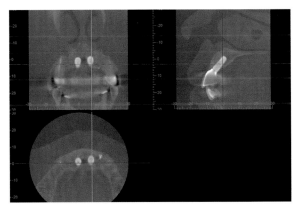

图 2-7-57　修复后 CBCT（21 位点）显示 21 位点种植体唇侧骨量充足

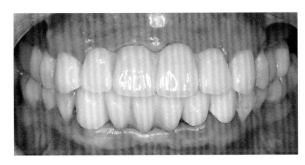

图 2-7-58　完成修复后 22 个月随访口内像

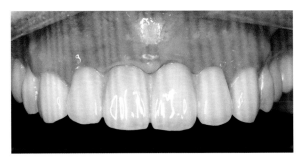

图 2-7-59　完成修复后 22 个月随访，局部可见软组织稳定

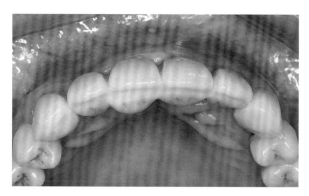

图 2-7-60 完成修复后 22 个月随访骀面像

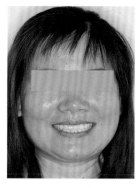

图 2-7-61 完成修复后 22 个月随访,患者绽放美丽的笑容,在修复完成后精神面貌焕然一新

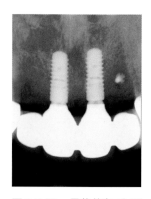

图 2-7-62 最终修复后 22 个月,根尖片显示种植体周围骨水平稳定,无明显吸收

（五）治疗流程

这是上颌美学区跨中线多颗牙齿连续缺失的病例。术者在术前经过仔细地检查和评估后,首先制作了美学诊断蜡型并以此制作简易导板,利用简易外科导板植入种植体,同时行 GBR 结合骨环植骨技术增加硬组织量,后期采用临时冠塑形以及个性化牙冠设计,取得了较为理想的美学效果(图 2-7-63)。

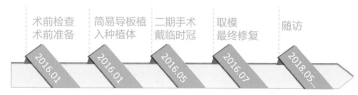

图 2-7-63 治疗流程图

（六）病例点评

1. 简易导板的应用　任何种植治疗都应该遵循以修复为导向的种植原则,种植体正确的三维位置对于美学效果至关重要,而其中对于多颗牙连续缺失的固定种植修复,最重要的就是种植位点的确定。种植体的轴向在一定偏差范围内可以通过粘接基台或角度基台纠正,但若穿龈位点偏差过大,可能导致无法修复。患者 12~22 缺失,植入种植体时相邻牙齿的参考消失,这时诊断蜡型或外科导板显得尤为重要。为了确定种植体植入的正确位点,术前制作美观诊断蜡型,利用树脂压模制作简易外科导板,确定种植体的植入位点。相对于自由手而言,在种植体植入过程中,简易外科导板可以提示未来修复体的位置,减小植入位点和轴向的偏差。当然,要真正实现将术前计划精确地转移到手术中,实现位点和轴向的精准种植,需要依靠数字化导板或动态导航系统。

美学区种植实战图谱
Color Atlas of Implant Therapy in Aesthetic Zone

2. 前牙种植位点的选择　前牙连续缺失,应避免种植体之间距离太近。当种植体间距离 <3mm 时,种植体邻间骨丧失增多[2],因此相邻种植体之间的距离应 >3mm。而当种植修复相邻中切牙和侧切牙,或相邻尖牙和侧切牙时应格外注意,其近远中距离可能过窄,要满足相邻种植体之间 3mm 的安全距离可能非常困难。对于此种情形,应考虑减少种植体数量,用种植支持式桥体或悬臂作为代替。图 2-7-64 所示为几种不同情形下,前牙连续缺失时植入种植体的不同选择。在本病例中,若每颗缺失牙位都植入种植体,则很难保证种植体之间的安全距离,易造成种植体间牙槽骨吸收,进一步加大了龈乳头恢复的难度。因此选择在 11、21 区分别植入种植体,而采用悬臂梁来修复两颗缺失的侧切牙。

3. 联合应用 Onlay 植骨和 GBR　充足的水平和垂直骨量对于软组织美学的长期稳定至关重要。GBR 远期效果已被多数文献证实[3,4],图 2-7-65~ 图 2-7-72 展示的长达 8 年的病例随访,也显示了 GBR 的长期稳定性。在本病例中,缺牙区骨厚度不足,植入种植体后唇侧种植体暴露,且 22 区唇侧存在明显凹陷,为了保证成骨效果和软组织的丰满度,除进行 GBR 外,在 22 的根尖区取自体骨块在 22 的凹陷区进行 Onlay 植骨。据报道,使用或不使用膜的块状自体骨移植,比使用或不使用膜的颗粒状自体骨能够获得更多的水平向骨增量,且并发症的发生率较低[5]。在此处取骨,无需开辟第二术区,符合种植手术的微创原则,患者也更易于接受。联合 GBR 的应用,患者的唇侧丰满度得到了较好的恢复。

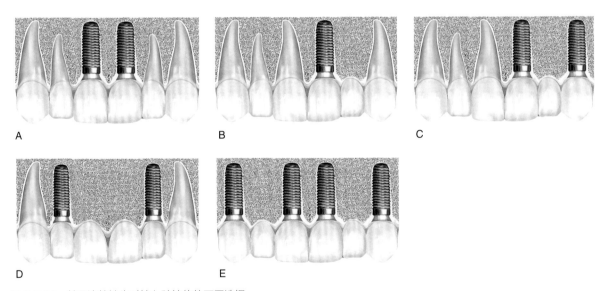

图 2-7-64　前牙连续缺失时植入种植体的不同选择
A. 独立修复上颌双侧中切牙　B. 独立修复一侧上颌中切牙并带侧切牙悬臂　C. 两颗种植体结合桥体修复一侧上颌中切牙、侧切牙及尖牙　D. 两颗种植体结合桥体修复双侧中切牙及侧切牙　E. 四颗种植体集合桥体修复双侧中切牙、侧切牙及尖牙

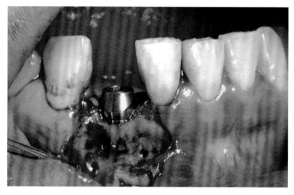

图 2-7-65　局部植入软组织水平窄径种植体，在唇侧骨板表面制备滋养孔

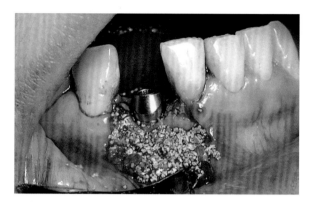

图 2-7-66　行 GBR 增加唇侧骨量

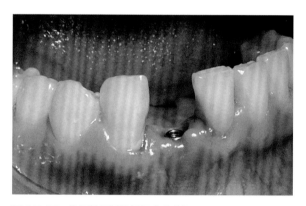

图 2-7-67　修复前局部软组织愈合良好

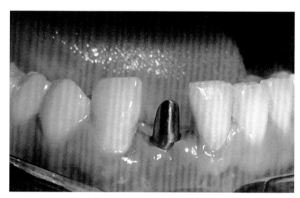

图 2-7-68　基台就位

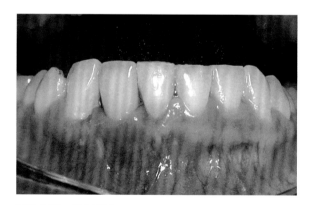

图 2-7-69　戴入牙冠

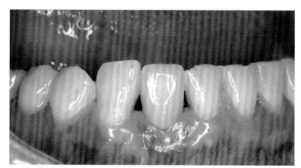

图 2-7-70　最终修复 8 年后局部组织基本稳定

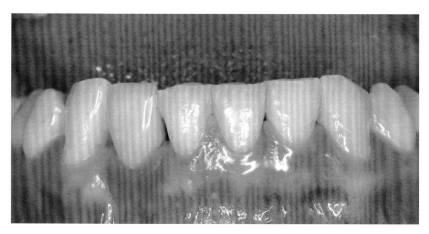

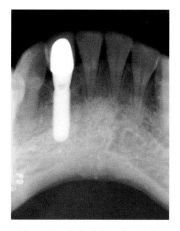

图 2-7-71　相邻切牙磨损严重

图 2-7-72　最终修复 8 年后随访，根尖片显示种植体周围骨量稳定

参考文献

1. Chappuis V, Martin W. ITI Treatment Guide: Implant Therapy in the Esthetic Zone-Current Treatment Modalities and Materials for Single-tooth Replacements. volume 10. Berlin: Quintessenz Verlags GmbH, 2017.

2. Tarnow D, Elian N, Fletcher P, et al. Vertical distance from the crest of bone to the height of the interproximal papilla between adjacent implants. J Periodontol, 2003, 74: 1785-1788.

3. Jung RE, Fenner N, Hämmerle CH, et al. Long-term outcome of implants placed with guided bone regeneration (GBR) using resorbable and non-resorbable membranes after 12-14 years. Clinical Oral Implants Research, 2013, 24(10): 1065-1073.

4. Blanco J, Alonso A, Sanz M. Long-term results and survival rate of implants treated with guided bone regeneration: a 5-year case series prospective study. Clinical Oral Implants Research, 2005, 16(3): 294-301.

5. Jensen SS, Terheyden H. Bone augmentation procedures in localized defects in the alveolar ridge: clinical results with different bone grafts and bone-substitute materials. Int J Oral Maxillofac Implants, 2009, 24: 218-236.

八、病例 8　不翻瓣即刻种植即刻修复下颌前牙跨中线多颗牙缺失

主诊医师:Raquel Zita Gomes

(一) 患者情况

患者,女,67 岁。

主　　诉: 下颌前牙松动及咬合不适 6 个月。

现 病 史: 半年前,自觉下颌前牙开始松动,并呈现逐渐加剧的情况,同时还伴有牙龈退缩的情况。后进行了一段时间的牙周治疗,无明显改善。现因影响美观及咬合不适就诊,患者希望尽快恢复美观。

既 往 史: 患者体健,无吸烟史,2 年前开始出现轻度高血压,现已控制稳定。无糖尿病等其他系统性疾病。否认药物和食物过敏史。

检　　查: 31、41、42 Ⅲ°松动。32 Ⅱ°松动。32、42 牙龈退缩,牙根暴露。32~42 牙龈均较两侧尖牙、前磨牙更偏冠方。15、16、24、26、37、47 缺失。上颌可摘局部义齿修复。上颌前牙探诊深度为 2mm,BOP(−)。下颌前牙探诊深度为 5~7mm,BOP(+)。口腔卫生状况尚可(图 2-8-1~ 图 2-8-3)。

辅助检查: 全口牙位曲面体层片显示 31、32、41、42 牙槽骨吸收严重,残留不足 1/3。45 已行根管治疗,但根充不完善,根尖有明显暗影。18、28 阻生(图 2-8-4)。

诊　　断: 15、16、24、26、37、47 缺失;31、41、42 慢性牙周炎,伴Ⅲ°松动;32 慢性牙周炎症,伴Ⅱ°松动; 45 牙髓坏死,慢性根尖周炎。

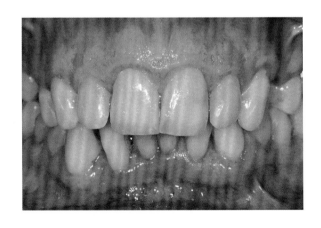

图 2-8-1　术前口内像,可见上颌前牙排列尚可,下颌前牙排列不齐影响美观

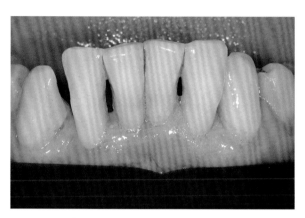

图 2-8-2　下颌前牙术前正面像,可见切牙的龈缘较两侧牙齿更偏冠方

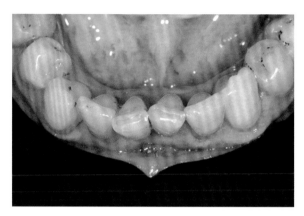

图 2-8-3　下颌前牙术前𬌗面像,下颌前牙排列不齐

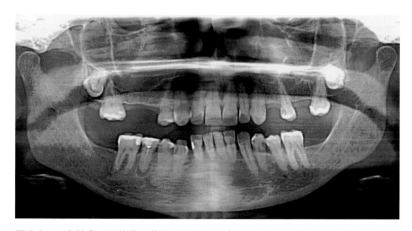

图 2-8-4　术前全口牙位曲面体层片显示口内多颗牙缺失,下颌前牙牙槽骨吸收至根尖 1/3

（二）美学风险评估

根据 ERA 表（表 2-8-1）,结合其他临床因素,该病例外科难度等级为高度复杂（complex）。

表 2-8-1　美学风险评估表[1]

风险因素 esthetic risk factors	风险级别 level of risk		
	低 low	中 medium	高 high
全身状况 medical status	健康,愈合良好 healthy, uneventful healing	—	愈合欠佳 compromised healing
吸烟习惯 smoking habit	非吸烟者 non-smoker	吸烟者(每天≤10 根) light smoker (≤10cig/day)	吸烟者(每天>10 根) heavy smoker (>10cig/day)
笑线位置 gingival display at full smile	低笑线 low	中笑线 medium	高笑线 high
缺牙间隙的宽度 width of edentulous span	单颗牙缺失(缺牙间隙≥7mm[a] 或≥6mm[b]) 1 tooth (≥7mm[a] or ≥6mm[b])	单颗牙缺失(缺牙间隙<7mm[a] or<6mm[b]) 1 tooth (<7mm[a] or<6mm[b])	2 颗及以上牙位缺失 2 teeth or more
缺失牙[和(或)邻牙]形态 shape of tooth crowns	矩形或椭圆形 rectangular	—	三角形 triangular
邻牙修复情况 restorative status of neighboring teeth	未修复 virgin	—	已修复 restored
牙龈生物学类型 gingival phenotype	低平弧形,厚龈生物型 low-scalloped, thick	中等弧形,中厚生物型 medium-scalloped, medium-thick	高陡弧形,薄龈生物型 high-scalloped, thin
种植位点的感染 infection at implant site	无感染 none	慢性感染 chronic	急性感染 acute
软组织形态 soft-tissue anatomy	S 软组织形态完整 oft tissue intact	—	软组织缺损 soft-tissue defects
邻牙骨高度 bone level at adjacent teeth	距接触点≤5mm ≤5mm to contact point	距接触点 5.5~6.5mm 5.5~6.5mm to contact point	距接触点≥7mm ≥7mm to contact point
唇(颊)侧骨厚度 * facial bone-wall phenotype*	唇(颊)侧骨厚度≥1mm thick-wall phenotype≥1mm thickness	—	唇(颊)侧骨厚度<1mm thin-wall phenotype<1mm thickness
骨组织形态 bone anatomy of alveolar crest	无骨缺损 no bone deficiency	水平骨缺损 horizontal bone deficiency	垂直骨缺损 vertical bone deficiency
患者的期望值 patient's esthetic expectations	较实际的期望值 realistic expectations	—	不切实际的期望值 unrealistic expectations

[a] 标准径种植体(standard-diameter implant, regular connection)

[b] 窄径种植体(narrow-diameter implant, narrow connection)

* 如果牙齿存在且有 CT 影像(if three-dimensional imaging is available with the tooth in place)

（三）治疗方案

该患者口腔缺牙较多，其主诉主要为下前牙的问题。口内情况是因牙周病导致的31、41、42 Ⅲ°松动，32 Ⅱ°松动。针对患者的情况，治疗计划包括两个方面：一是患者有牙周病，这是一个比较麻烦的问题。尽管她只是局限性牙周病，但依旧要进行仔细的口腔卫生指导，改善她的刷牙习惯和方法。这一过程要持续进行，种植治疗完成后定期维护时也要重视。二是该患者下颌前牙的种植治疗。31、41、42 通常可以考虑拔除。32 虽然松动度要小些，但由于与其他几颗牙齿相邻，且牙槽骨吸收也很严重，如果保留其远期效果不好。若1~2 年后出现问题也不好处理，而且保留该牙还会影响到整体美观和治疗结果。而将其拔除后，仍然只需要植入两颗种植体，只是增加了一个牙冠的治疗费用。在与患者商量后决定拔除该牙，然后在32、42 位置植入两颗种植牙，进行四个单位的种植固定桥修复。由于患者希望没有缺牙期，因此在种植过程中如果种植体初期稳定性达到要求，就应尽可能进行即刻修复。

（四）详细治疗过程

详细治疗过程见图 2-8-5~ 图 2-8-52。

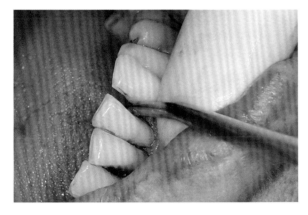

图 2-8-5　局麻下，微创拔除 32、31、41、42

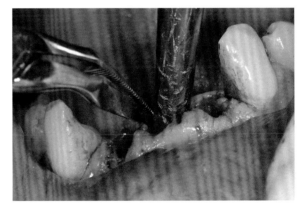

图 2-8-6　清除拔牙窝内的肉芽及炎性组织，在两颗中切牙的位置还可以去除部分骨组织以改善后期的美学效果

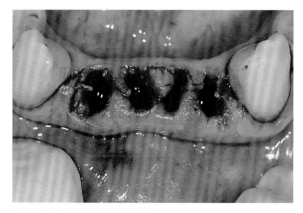

图 2-8-7　清创修整后的拔牙窝

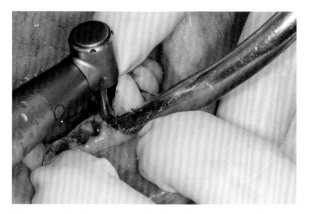

图 2-8-8　在 32 和 42 区即刻进行种植骨孔预备,注意要反复确认轴向,并用手指按压在前庭沟或者舌侧感知局部振动,防止局部骨组织穿孔

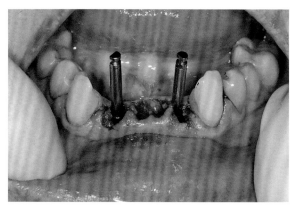

图 2-8-9　在初始钻备孔后,检查预备方向,必要时调整

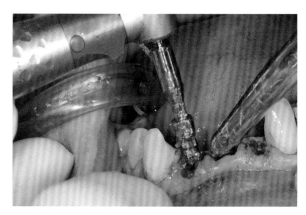

图 2-8-10　进行逐级备洞

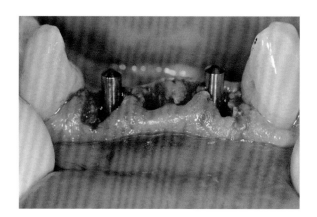

图 2-8-11　再次检查预备骨孔的方向

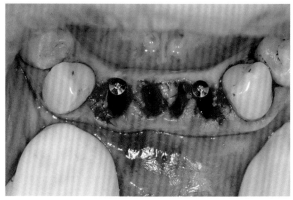

图 2-8-12　种植位点的唇舌向位置

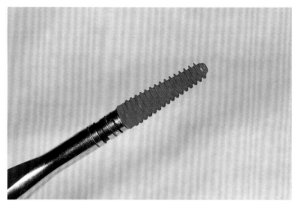

图 2-8-13 按计划植入种植体（Megagen Anyridge 3.5mm×15mm）

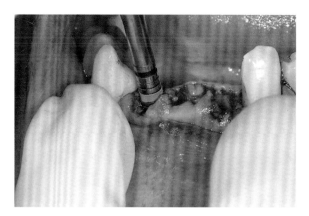

图 2-8-14 在 42 位点植入种植体

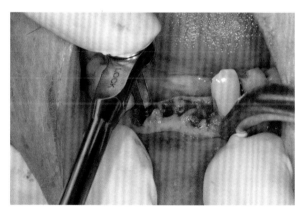

图 2-8-15 手动旋至预计深度

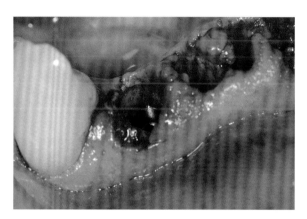

图 2-8-16 就位后的种植体深度

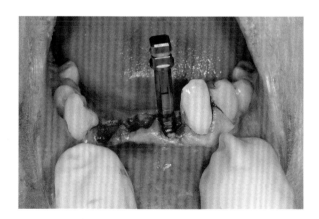

图 2-8-17 在 32 位点放置种植体（Megagen Anyridge 3.5mm×15mm）

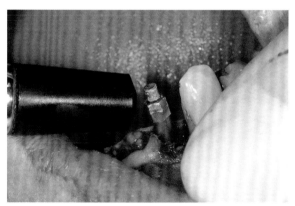

图 2-8-18 检查 32 位点种植体的 ISQ 值

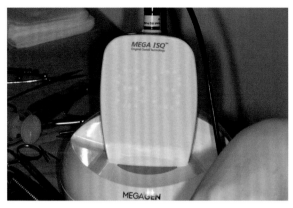

图 2-8-19　ISQ 值为 83

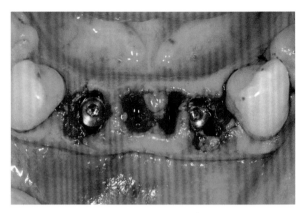

图 2-8-20　安放覆盖螺丝

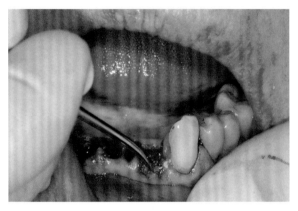

图 2-8-21　在种植体唇侧与唇侧骨壁间隙中植入骨粉,同样要采用低替代率的植骨材料

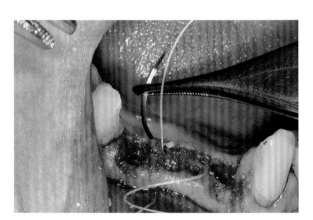

图 2-8-22　关闭创口

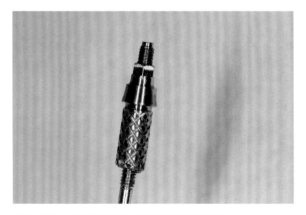

图 2-8-23　旋出覆盖螺丝,选择适合的临时基台

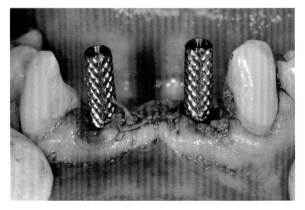

图 2-8-24　在两种植体上安放临时基台

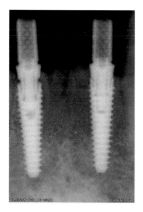

图 2-8-25　安放临时基台后，进行 X 线检查，发现 42 位点临时基台未完全就位，需要调整种植体周围骨嵴，使临时基台完全就位

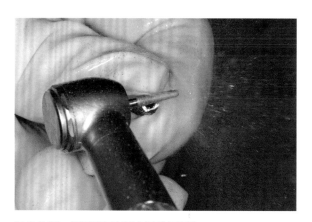

图 2-8-26　根据修复空间，调磨临时基台

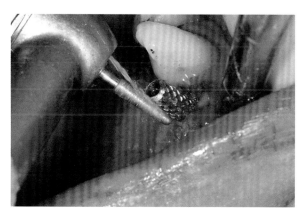

图 2-8-27　临时基台初步调磨完成后，将其在口内就位，然后进一步精细调磨临时基台

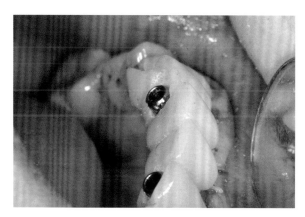

图 2-8-28　将预先制作的翼辅助就位的临时冠，于种植位点处钻孔，调磨孔径大小使其完全就位

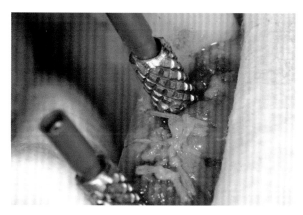

图 2-8-29　将临时基台螺丝孔封闭

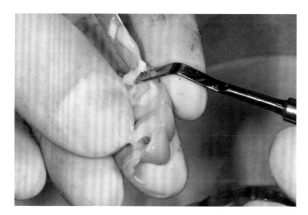

图 2-8-30　在临时冠钻孔处注入自凝树脂

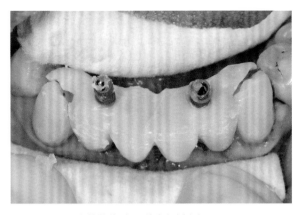

图 2-8-31 再次就位临时冠,待自凝树脂凝固

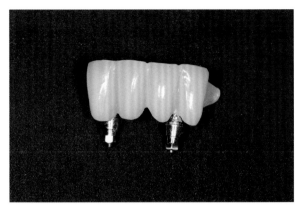

图 2-8-32 取下临时冠后,去除多余自凝树脂,缺损处添加树脂,然后打磨、抛光

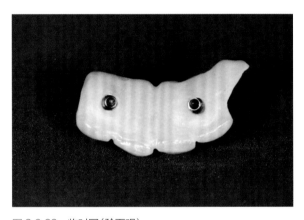

图 2-8-33 临时冠(殆面观)

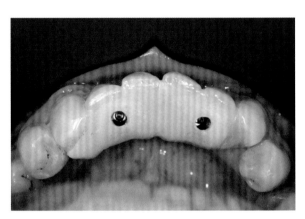

图 2-8-34 临时冠就位后(殆面观)

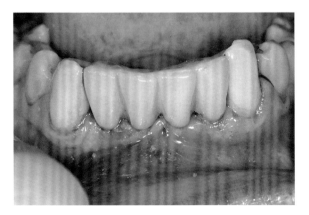

图 2-8-35 临时冠就位后(唇面观)

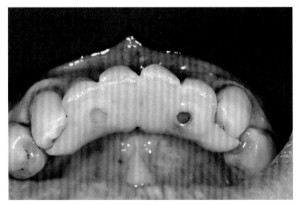

图 2-8-36 术后 3 个月(殆面观)

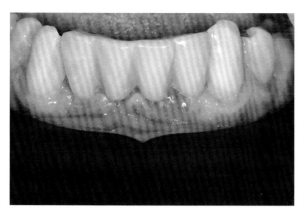

图 2-8-37　术后 4 个月软组织形态（唇面观）

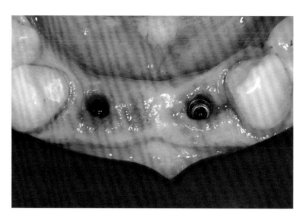

图 2-8-38　术后 4 个月软组织形态（𬌗面观）

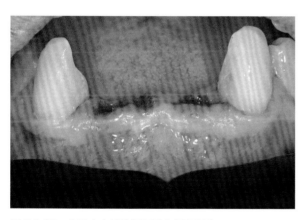

图 2-8-39　术后 4 个月软组织形态（唇面观）

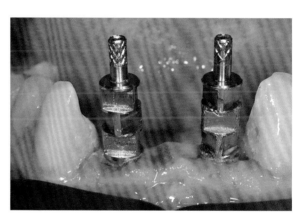

图 2-8-40　术后 4 个月安放取模桩（唇面观）

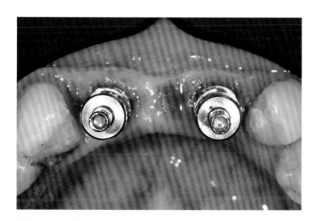

图 2-8-41　术后 4 个月安放取模桩，从取模桩的方向可知种植体的轴向是否平行（𬌗面观）

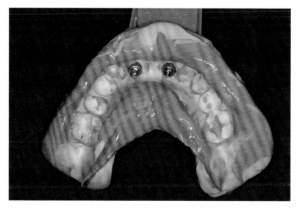

图 2-8-42　制取的印模

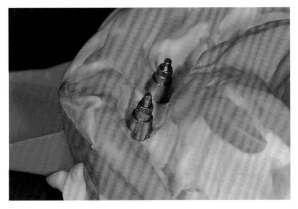

图 2-8-43 制取的印模边缘清晰,无气泡

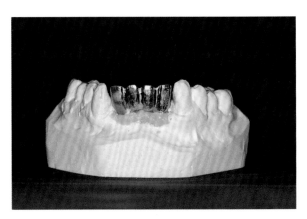

图 2-8-44 制作螺丝固位修复体的金属基底

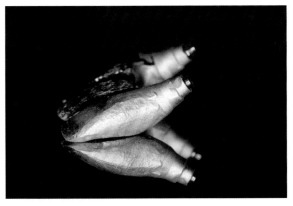

图 2-8-45 选择的是不抗旋基台结构

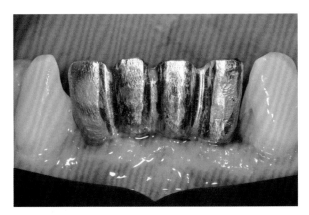

图 2-8-46 试戴金属底冠,检查其预留瓷层空间是否足够

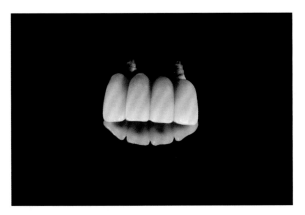

图 2-8-47 完成的最终修复体

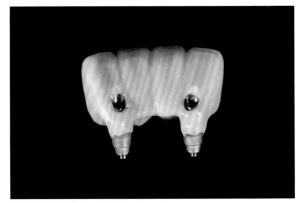

图 2-8-48 最终修复体(舌面观)

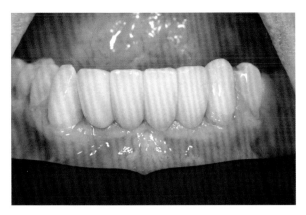

图 2-8-49　最终修复效果(唇面观)

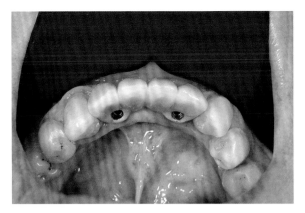

图 2-8-50　最终修复效果,舌侧为螺丝孔(殆面观)

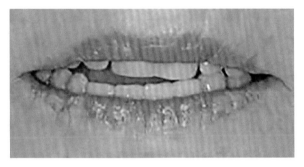

图 2-8-51　完成最终修复效果,患者微笑状态下暴露的牙齿美观,与邻牙协调

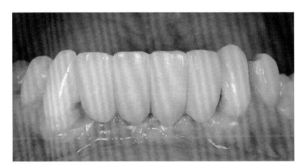

图 2-8-52　完成修复后 1.5 年随访,可见软组织稳定

(五) 治疗流程

下颌前牙舌倾,舌侧毗邻下颌下腺及舌下腺导管开口,且常伴有拥挤,患者常常无法彻底清洁下颌前牙舌侧,导致该处长时间菌斑集聚,继而造成牙周组织炎症,导致牙齿松动。由此引起的下颌前牙区牙齿需要拔除或者缺牙是临床最常见的问题之一。对此类患者进行种植治疗时应注意,由于下颌前牙区容易积聚菌斑的解剖特点,应在整个治疗过程中对患者进行细致的口腔卫生宣教及监督,并制订严格的随访时间。该患者由于下颌前牙松动,希望短期内恢复美观和功能,术者设计不翻瓣即刻种植及即刻临时修复以满足患者的诉求(图 2-8-53)。

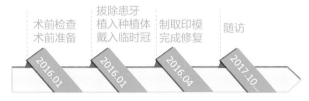

图 2-8-53　治疗流程图

（六）病例点评

1. **不翻瓣即刻种植特点** 术者微创拔除下颌前牙后，不翻瓣即刻植入种植体，不翻瓣种植技术减少了手术的创伤，减少了手术瘢痕及术后炎性反应，最大限度的保存骨量，同时不翻瓣技术也可保留颈部软组织及龈乳头的形态，提高美学效果[2]。但不翻瓣种植的手术视野不开阔，对术者的临床经验要求较高[3]，尤其在下颌前牙区，唇舌向骨较薄，种植窝预备方向有误常会降低种植体的初期稳定性或造成骨壁的穿孔，需要进行完善的术前检查和方案设计，同时要求术者对局部的解剖细节、骨量及种植体的轴向有精准的把握。

2. **下颌前牙种植体选择** 由于下颌前牙牙体形态及骨量的限制，多数医师在该位点选择窄径种植体。种植体颈部与邻牙牙颈部距离至少为1.5mm，两种植体之间间距至少为3mm[4]，在多颗下颌前牙连续缺失时，植入多枚种植体可能无法满足种植体的间距要求，因此多数医师选择在下颌双侧侧切牙位点植入2枚种植体来完成4单位下颌切牙缺失的种植固定桥修复，这也是临床对于下颌切牙缺失后修复最常见的治疗策略。

3. **影响即刻修复的因素** 植入种植体后，术者利用共振频率分析仪（resonance frequency analysis，RFA）检测种植体的初期ISQ值。有研究证实RFA与种植体植入扭矩相关[5]，RFA可以检测种植体在骨中的微动度[6]，因此，该检测可用来检测愈合过程中的种植体的骨结合状况[7]，也可帮助医师来决断何时进行修复及负载[8]。有学者认为术后ISQ值在60~65时可行即刻修复[9]，也有学者认为大于等于54时可行修复负载，但该学者也同时指出ISQ值的检测仅仅是一种辅助检测手段，是否能够即刻修复或何时进行修复和负载还需结合植体的形态及长度、术区骨量骨质以及愈合过程中的临床状况来决定[10]。近年来的研究提示即刻种植后行即刻修复的ISQ指标有所提高。Pagliani等发现无论是受到侧向力还是垂直力，ISQ值与种植体的微动度呈负相关，且ISQ值从60上升至70的过程中，微动度可下降近50%，提示当ISQ值从60到70时，种植体稳定性可能有显著提高[11]。Kokovic等的一项临床文献显示其即刻种植后即刻加载的五年成功率为100%，植入种植体的ISQ值为76.92±0.79[12]。Bornstein等则认为如果植入种植体后的ISQ值小于65，应继续愈合一段时间，3周后再次检测ISQ值以评估是否可以加载[13]。这些结论提示即刻种植后行即刻修复的ISQ指标可能在70以上。Sennerby总结了ISQ值对临床上外科方式和修复时机的提示意义（图2-8-54），提出ISQ值可以作为一种辅助手段来反映种植体稳定性并协助制订治疗计划，其中，绿色区域代表了安全较高的稳定性，即ISQ值在70以上；红色则代表相对危险的较低的稳定性[14]。在本病例中，植入种植体后的ISQ值显示为83，属于安全的高稳定性，可以考虑进行即刻修复。当然ISQ值对修复时机的提示仅能作为辅助手段，暂无相关文献能够明确证实ISQ值与即刻修复相关性的理论。

对于即刻修复，有学者提出了其成功的几个条件[15]：①有充足的骨高度、厚度和骨密度，应保证种植体植入后的稳定性；②有充足的近远中向、颊舌向和咬合距离，可以放置一个符合解剖结构的修复体，如果临时修复体与对颌存在殆干扰，那就应该选择延期修复而不能使用即刻修复；③余留牙可以保持足够的垂

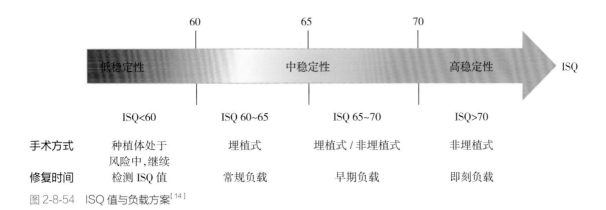

	ISQ<60	ISQ 60~65	ISQ 65~70	ISQ>70
手术方式	种植体处于风险中,继续检测 ISQ 值	埋植式	埋植式/非埋植式	非埋植式
修复时间		常规负载	早期负载	即刻负载

图 2-8-54　ISQ 值与负载方案[14]

直向高度,避免即刻修复体受到咬合负载;④患者有良好的依从性,同意即使最软的食物也不用临时修复体咀嚼;⑤有严重副功能运动的患者也不能选择即刻临时修复。同时,该学者总结指出尚无科学证据支持即刻负载的种植固定桥,对于局部缺牙患者应尽可能采用"种植体缺失牙一一对应"方案,但由于下颌前牙缺牙间隙的限制,只能以 2 枚种植体支持 4 单位固定桥,因此本病例中即刻临时修复体的咬合调整就尤为重要。

　　4. 即刻临时修复体的制作　在进行即刻临时修复时,术者首先选用合适的临时基台并就位,由于手术视野不开阔,无法检查基台的就位情况,建议通过根尖片检查基台的就位情况。术者选用的临时基台为不抗旋设计,单颗牙临时冠修复多为抗旋设计,以防止牙冠在外力作用下发生旋转,而两颗牙及两颗牙以上缺失联合修复时,基台与基台、修复体与修复体间的互相牵制即可达到抗旋作用,因此可以选择不抗旋基台以方便就位。在调磨临时基台的形态及高度后,试戴翼辅助就位的临时冠,注意 32 及 42 区的临时冠应尽量磨空,以免临时基台妨碍临时冠的就位。

参考文献

1. Chappuis V,Martin W. ITI Treatment Guide:Implant Therapy in the Esthetic Zone-Current Treatment Modalities and Materials for Single-tooth Replacements.volume 10. Berlin:Quintessenz Verlags GmbH,2017.

2. Campelo LD,Camara JR. Flapless implant surgery:A10-year clinical retrospective analysis. Int J Oral Maxillofac Implants,2002,17(2):271-276.

3. Becker W,Goldstein M,Becker BE,et al. Minimally invasive flapless implant placement:follow-up results from a multicenter study.J Periodontol,2009,80(2):347-352.

4. Tarnow DP,Cho SC,Wallace SS. The effect of inter-implant distance on the height of inter-implant bone crest. Journal of Periodontology,2000,71(4):546-549.

5. Turkyilmaz I. A comparison between insertion torque and resonance frequency in the assessment of torque capacity and primary stability of Branemark system implants. J Oral Rehabil,2006,33:754-759.

6. Sennerby L,Meredith N. Implant stability measurements using resonance frequency analysis:biological and biomechanical aspects and clinical implications. Periodontol 2000,2008,47:51-66.

7. Meredith N. Assessment of implant stabilityas a prognostic determinant. International Journal of

Prosthodontics, 1998, 11:491-501.

8. Glauser R, Meredith N. Diagnostische Möglichkeitenzur Evaluation der Implantatstabilität, 2001, 9:147-160.

9. Sennerby L, Meredith N. Resonance frequency analysis: measuring implant stability and osseointegration. Compend Contin Educ Dent, 1998, 19:493-498, 500, 502, 504.

10. Nedir R, Bischof M, Szmukler-Moncler S, et al. Predicting osseointegration by means of implant primary stability. Clinical Oral Implants Research, 2004, 15(5):520-528.

11. Pagliani L, Sennerby L, Petersson A, et al. The relationship between resonance frequency analysis(RFA)and lateral displacement of dental implants: an in vitro study. Journal of Oral Rehabilitation, 2012, 40(3):221-227.

12. Kokovic V, Jung R, Feloutzis A, et al. Immediate vs. early loading of SLA implants in the posterior mandible: 5-year results of randomized controlled clinical trial. Clinical Oral Implants Research, 2014, 25(2):e114-119.

13. Bornstein MM, Hart CN, Halbritter SA, et al. Early Loading of Nonsubmerged Titanium Implants with a Chemically Modified Sand-Blasted and Acid-Etched Surface: 6-Month Results of a Prospective Case Series Study in the Posterior Mandible Focusing on Peri-Implant Crestal Bone Changes and Implant Stability Quotient (ISQ)Values. Clinical Implant Dentistry & Related Research, 2009, 11(4):338-347.

14. Sennerby L. 20 Jahre Erfahrungmit der Resonanzfrequenzanalyse. Implantologie, 2013, 21(1):21-33.

15. Michael S. Block. 口腔种植外科彩色图谱. 谭震, 王航, 译. 第4版. 西安: 世界图书出版社, 2017.

九、病例 9　即刻种植修复上颌前牙区多颗牙连续缺失

主诊医师：Raquel Zita Gomes

（一）患者情况

患者，女，69 岁。

主　　诉：2 个月前外伤，一颗右上颌前牙折断，另一颗左上颌前牙脱落。

现 病 史：约 7 年前，患者右上颌前牙曾行根管治疗和桩冠修复，2 个月前折断。

既 往 史：患者体健，无吸烟史，否认其他系统性疾病。否认药物和食物过敏史。

检　　查：12 残根，21 缺失。11 远中探诊深度为 6mm，Ⅱ°松动，叩（−），BOP（+）。22 远中探及 5mm 牙周袋，Ⅱ°松动，BOP（+）。23 远中探及 4mm 牙周袋，Ⅱ°松动，BOP（+）。前牙浅覆𬌗、浅覆盖。口腔卫生状况欠佳（图 2-9-1~ 图 2-9-5）。

辅助检查：全口牙位曲面体层片显示 12 已行根管治疗，根尖无明显异常。12、11、22、23 牙周骨组织吸收（图 2-9-6）。

诊　　断：21 缺失；12 残根；11、22、23 慢性牙周炎，伴Ⅱ°松动。

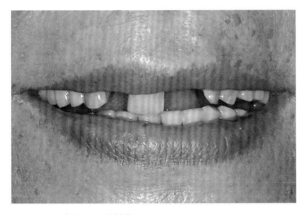

图 2-9-1　术前正面微笑像

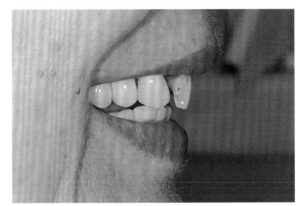

图 2-9-2　术前侧面微笑像

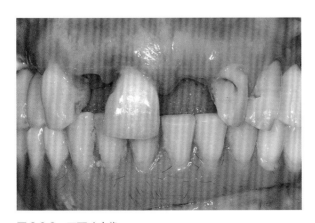

图 2-9-3　正面咬合像

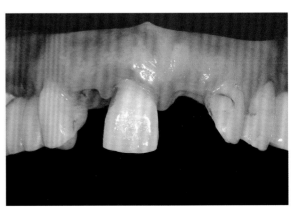

图 2-9-4　术前口内局部像

第二章　单纯进行硬组织增量的种植治疗　**157**
Dental implant treatment with bone augmentation

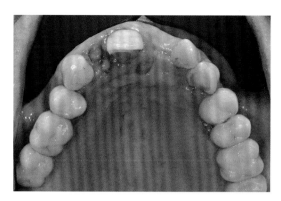

图 2-9-5　术前𬌗面像

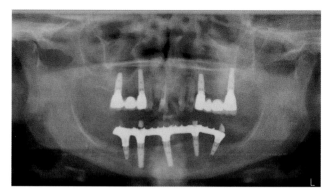

图 2-9-6　术前全口牙位曲面体层片显示 12 残根，11 根尖周膜增宽，缺牙区垂直骨量尚可

(二) 美学风险评估

根据 ERA 表 (表 2-9-1)，结合其他临床因素，该病例外科难度等级为高度复杂 (complex)。

(三) 治疗方案

该患者为牙周病患者，所以在整个治疗计划中，需要持之以恒地进行口腔卫生指导，改善患者口腔卫生状况。在制订具体治疗计划的时，医师注意到患者原来已进行过多次种植治疗，患者下颌及上颌后牙区均为种植体支持的固定修复体，患者对种植义齿非常有信心，也有意愿再次进行种植治疗。12 虽已进行过根管治疗，但残根周围的骨组织有限，再次进行桩冠修复其远期疗效不好。11 覆𬌗较深，牙周炎伴创伤𬌗导致该牙情况较差，若要保留还会影响到两侧的种植修复。22、23 松动，牙体缺损。23 牙周问题可能会影响到与其相邻的种植体，因此考虑将 11、12、22、23 均拔除后，间隔植入三枚种植体，就可以完成修复。

表 2-9-1　美学风险评估表[1]

风险因素 esthetic risk factors	风险级别 level of risk		
	低 low	中 medium	高 high
全身状况 medical status	健康,愈合良好 healthy, uneventful healing	—	愈合欠佳 compromised healing
吸烟习惯 smoking habit	非吸烟者 non-smoker	吸烟者(每天≤10根) light smoker(≤10cig/day)	吸烟者(每天>10根) heavy smoker(>10cig/day)
笑线位置 gingival display at full smile	低笑线 low	中笑线 medium	高笑线 high
缺牙间隙的宽度 width of edentulous span	单颗牙缺失(缺牙间隙≥7mm[a] 或≥6mm[b]) 1 tooth(≥7mm[a] or ≥6mm[b])	单颗牙缺失(缺牙间隙<7mm[a] 或<6mm[b]) 1 tooth(<7mm[a] or<6mm[b])	2颗及以上牙位缺失 2 teeth or more
缺失牙[和(或)邻牙]形态 shape of tooth crowns	矩形或椭圆形 rectangular	—	三角形 triangular
邻牙修复情况 restorative status of neighboring teeth	未修复 virgin	—	已修复 restored
牙龈生物学类型 gingival phenotype	低平弧形,厚龈生物型 low-scalloped, thick	中等弧形,中厚生物型 medium-scalloped, medium-thick	高陡弧形,薄龈生物型 high-scalloped, thin
种植位点的感染 infection at implant site	无感染 none	慢性感染 chronic	急性感染 acute
软组织形态 soft-tissue anatomy	软组织形态完整 soft-tissue intact	—	软组织缺损 soft-tissue defects
邻牙骨高度 bone level at adjacent teeth	距接触点≤5mm ≤5mm to contact point	距接触点 5.5~6.5mm 5.5~6.5mm to contact point	距接触点≥7mm ≥7mm to contact point
唇(颊)侧骨厚度* facial bone-wall phenotype*	唇(颊)侧骨厚度≥1mm thick-wall phenotype ≥1mm thickness	—	唇(颊)侧骨厚度<1mm thin-wall phenotype<1mm thickness
骨组织形态 bone anatomy of alveolar crest	无骨缺损 no bone deficiency	水平骨缺损 horizontal bone deficiency	垂直骨缺损 vertical bone deficiency
患者的期望值 patient's esthetic expectations	较实际的期望值 realistic expectations	—	不切实际的期望值 unrealistic expectations

[a] 标准径种植体(standard-diameter implant, regular connection)

[b] 窄径种植体(narrow-diameter implant, narrow connection)

* 如果牙齿存在且有 CT 影像(if three-dimensional imaging is available with the tooth in place)

(四) 详细治疗过程

详细治疗过程见图 2-9-7~ 图 2-9-42。

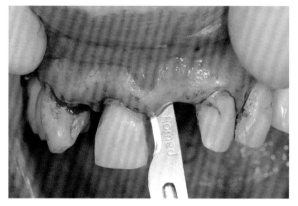

图 2-9-7　用 15 号小圆刀片作牙槽嵴顶切口及龈沟切口

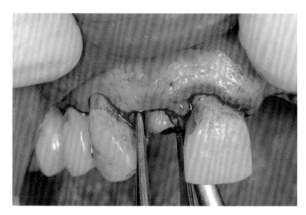

图 2-9-8　微创拔除 12 残根

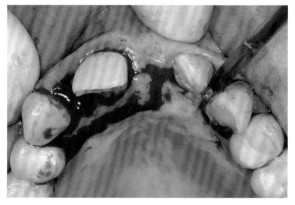

图 2-9-9　拔除 22,由于 22、23 均要拔除,此时可采用拔牙挺轻轻挺松患牙

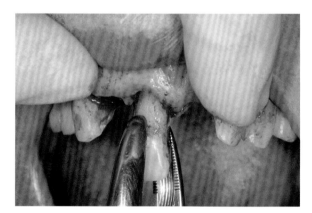

图 2-9-10　拔除 11

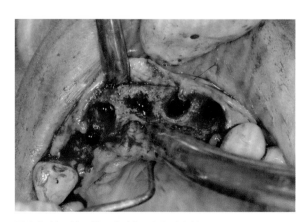

图 2-9-11　清理拔牙窝,拔牙窝骨壁完整

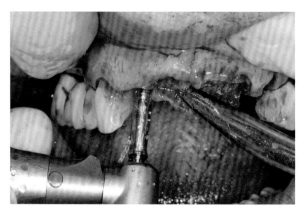

图 2-9-12　于 12 区逐级备孔

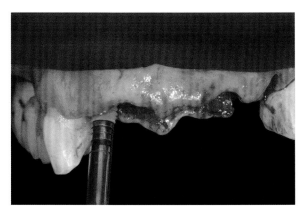

图 2-9-13　植入种植体（Megagen Angridge 4.0mm×13mm）

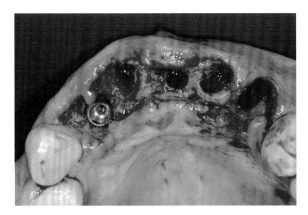

图 2-9-14　植入后 12 区的种植体

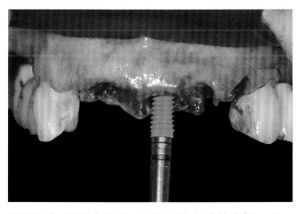

图 2-9-15　逐级备孔后，于 21 区植入种植体（Anyridge 4.0mm×15mm）

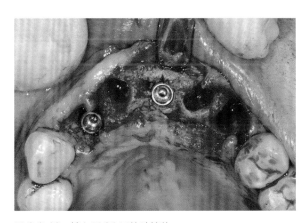

图 2-9-16　植入后 21 区的种植体

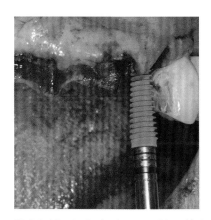

图 2-9-17　逐级备孔后，于 23 区植入种植体（Anyridge 4.0mm×15mm）

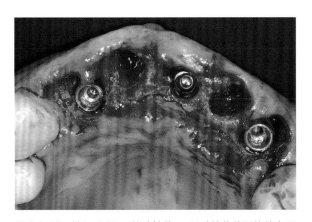

图 2-9-18　植入后 23 区的种植体，可见种植体位置均偏向腭侧，三枚种植体间隔植入有助于后期达到较为理想的美观效果

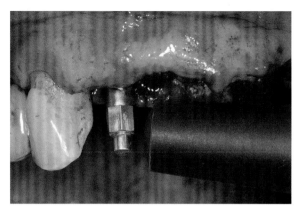

图 2-9-19 于 12 区种植体上安放智能杆,检测 ISQ 值为 70

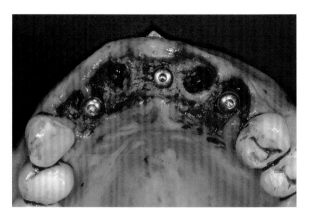

图 2-9-20 安放覆盖螺丝

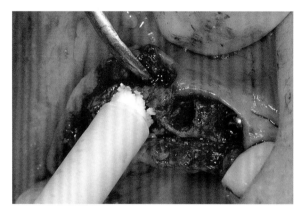

图 2-9-21 于拔牙窝内及种植体与拔牙窝间隙植入骨粉

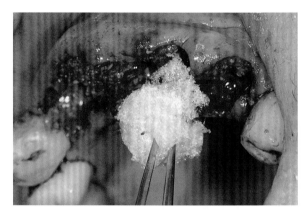

图 2-9-22 在骨替代材料之上填塞胶原材料,防止植入的骨替代材料流失

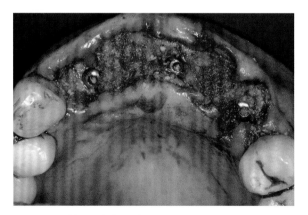

图 2-9-23 植骨后(殆面观)

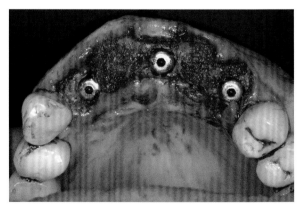

图 2-9-24 更换较高的愈合基台

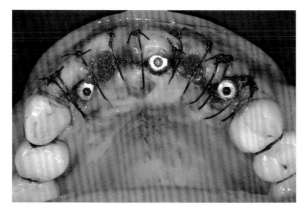

图 2-9-25 严密缝合创口

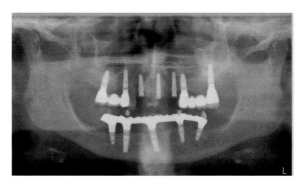

图 2-9-26 术后全口牙位曲面体层片

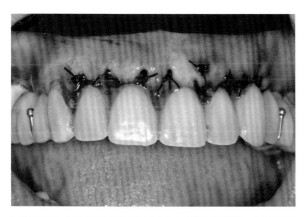

图 2-9-27 试戴局部可摘临时义齿,磨除唇侧基托,缓冲基托组织面,仅保留腭侧基托

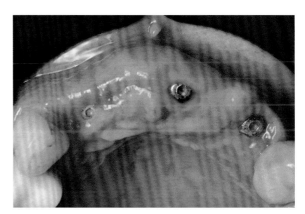

图 2-9-28 术后 6 个月可见创口愈合良好

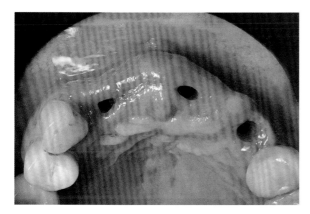

图 2-9-29 拆除愈合基台

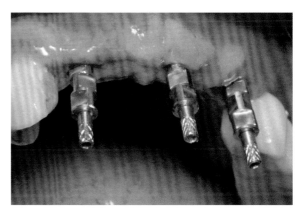

图 2-9-30 安放取模桩

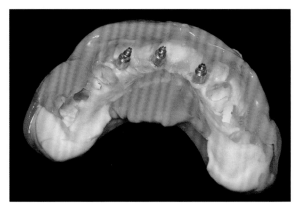

图 2-9-31　制取印模

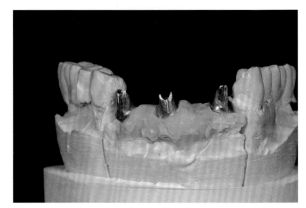

图 2-9-32　选磨基台

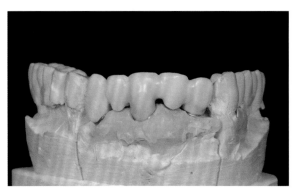

图 2-9-33　制作氧化锆底冠

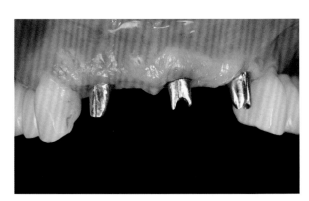

图 2-9-34　基台口内试戴

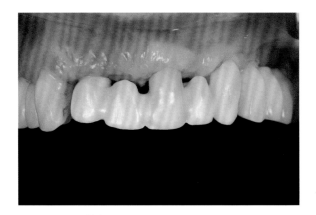

图 2-9-35　试戴底冠

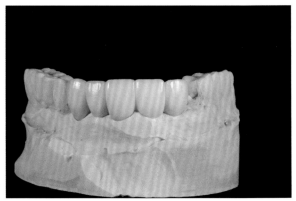

图 2-9-36　上饰面瓷

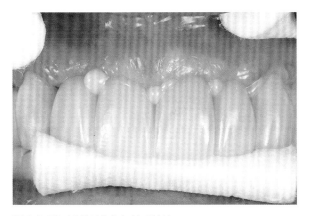

图 2-9-37　试戴最终修复体后粘接

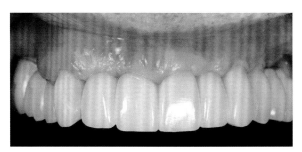

图 2-9-38　最终修复体效果

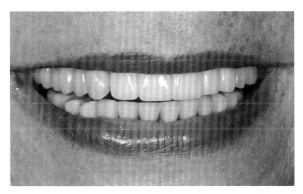

图 2-9-39　最终修复后的正面微笑像

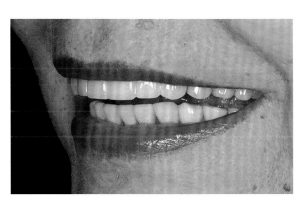

图 2-9-40　最终修复后的 45°侧面微笑像

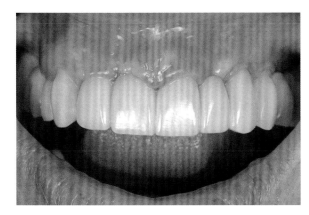

图 2-9-41　修复后 9 个月随访口内像

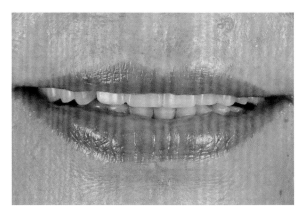

图 2-9-42　修复后 9 个月随访微笑像

（五）治疗流程

本病例是前牙区多颗牙连续缺失的病例。根据 ERA 美学风险因素评估,两颗牙或两颗牙以上连续缺失属于美学高风险病例。对于前牙缺失,尤其是多颗牙连续缺失者,如何重塑龈乳头,避免出现"黑三角"是非常具有挑战性的。本病例采用拔牙后即刻种植同时辅以牙槽窝植骨及牙槽嵴保存技术,取得了较为理想的美学效果(图 2-9-43)。

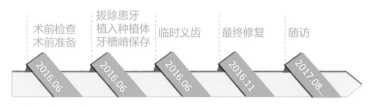

图 2-9-43　治疗流程图

（六）病例点评

1. 即刻种植和牙槽嵴保存　术前患者 12 残根,11 伸长,21 缺失,22 Ⅲ°松动,23 牙内吸收,术中微创拔除 12、11、22、23,拔牙窝唇侧骨壁完整,于 12、21、23 区经牙槽窝偏腭侧植入种植体,保证了即刻种植所需的唇侧 2mm 的跳跃间隙[2],然后在种植体与牙槽窝的间隙内填入植骨材料,这对于代偿颊侧牙槽骨吸收、种植体唇侧骨壁的维持和软组织的长期稳定是十分重要的[3]。关闭创口前填塞胶原材料可以起到固定植骨材料,同时也可起到止血及减少拔牙窝出血的作用,是经常采用的牙槽嵴保存技术。术后采用可摘局部义齿临时修复,暂时改善了缺牙区的美观情况。临时义齿磨除唇侧基托,仅保留腭侧基托,避免了对唇侧软硬组织的压迫,这有助于唇侧软硬组织稳定,利于局部创口愈合。

2. 植入位点的选择　本病例在植入位点的选择上非常巧妙。选择间隔植入种植体,其中 12、23 的远中相邻皆为天然牙,采用种植体支持的桥体修复。拔牙后由于牙槽骨的改建,常伴随龈乳头的丧失,而种植体间龈乳头重建的难度比种植体与天然牙间龈乳头重建的难度大得多。

对于种植体与天然牙之间的龈乳头而言,其水平位置与种植体邻面的牙槽间隔骨高度无关,而与相邻天然牙近缺隙侧的牙槽间隔的骨高度有关[4]。研究表明,当牙槽嵴顶到修复体邻面接触点≤5mm 时,龈乳头可完全充满;当这一距离为 6mm 时,约有 55% 的龈乳头充满;当这一距离为 7mm 时,仅有约 25% 的龈乳头完全充满[5]。

对于连续种植体之间的龈乳头,形势则严峻得多。目前,影响相邻种植体间龈乳头存在与否的因素尚不完全清楚,普遍认为主要因素有两点:一是种植体与种植体之间的距离;二是牙槽嵴顶到修复体邻接点的距离。具体而言,当种植体间距离小于 3mm 时,种植体邻间牙槽骨丧失增多,龈乳头存在的发生率降低[6]。而当种植体间距离大于 3mm 时,龈乳头的存在与否与种植体之间的距离和牙槽骨的高度均有关[7,8]。

Tarnow 等测量了 136 枚相邻种植体间牙槽嵴顶到龈乳头的软组织高度,研究表明,大部分两枚连续种植体之间的龈乳头高度约在 2mm、3mm 或 4mm,平均仅为 3.4mm[6]。Siqueira 的研究表明,当牙槽嵴顶到修复体邻接点的距离小于 5mm 时,龈乳头大多存在[9]。而 Gastaldo 的研究则表明,仅当相邻种植体间牙槽嵴顶到修复体邻接点的距离为 3mm 时,龈乳头方存在[8]。这提示我们对于在美学区选择连续植入种植体时应格外慎重,必要时可选择改良治疗设计,如采用种植体支持式桥体修复。对于相邻种植体而言,为了达到较好的美学效果,牙槽嵴顶到修复体邻接点的距离应设计为 3~5mm,种植体间的距离应在 3~4mm 之间。

参考文献

1. Chappuis V,Martin W. ITI Treatment Guide:Implant Therapy in the Esthetic Zone-Current Treatment Modalities and Materials for Single-tooth Replacements.volume 10. Berlin:Quintessenz Verlags GmbH,2017.

2. Buser D,Chappuis V,Belser UC,et al. Implant placement post extraction in esthetic single tooth sites:when immediate,when early,when late? Periodontology 2000,2017,73(1):84-102.

3. Cardaropoli D,Gaveglio L,Gherlone E,et al. Soft tissue contour changes at immediate implants:a randomized controlled clinical study. Int J Periodontics Restorative Dent,2014,34(5):631-637.

4. Kan JY,Rungcharassaeng K,Umezu K,et al. Dimensions of peri-implant mucosa:an evaluation of maxillary anterior single implants in humans.J Periodontol,2003,74:557-562.

5. Tarnow DP,Magner AW,Fletcher P. The effect of the distance from the contact point to the crest of bone on the presence or absence of the interproximal dental papilla. J Periodontol,1992,63(12):995-996.

6. Tarnow D,Elian N,Fletcher P,et al. Vertical distance from the crest of bone to the height of the interproximal papilla between adjacent implants. J Periodontol,2003,74:1785-1788.

7. Cosyn J,Hooghe N,De Bruyn H. A systematic review on the frequency of advanced recession following single immediate implant treatment. J Clin Periodontol,2012,39:582-589.

8. Gastaldo JF,Cury PR,Sendyk WR. Effect of the vertical and horizontal distances between adjacent implants and between a tooth and an implant on the incidence of interproximal papilla. J Periodontol,2004,75(9):1242-1246.

9. Siqueira S Jr,Pimentel SP,Alves RV,et al. Evaluation of the effects of buccal-palatal bone width on the incidence and height of the interproximal papilla between adjacent implants in esthetic areas. J Periodontol,2013,84(2):170-175.

十、病例 10　种植体植入并同期根尖区植骨修复上颌中切牙缺失

主诊医师:谭震

(一)患者情况

患者,女,23 岁。

主　　诉:上颌前牙因外伤拔除 4 个月余。

既 往 史:患者体健,无吸烟史,否认"高血压、糖尿病"等病史,无其他系统性疾病。否认药物和食物过
　　　　　敏史。

检　　查:11、21 缺失,隐形义齿修复。隐形义齿在缺牙区形成明显压痕。目前牙槽嵴高度理想,牙龈位
　　　　　置偏冠方。前牙浅覆𬌗、浅覆盖。口腔卫生状况尚可(图 2-10-1~ 图 2-10-3)。

辅助检查:CBCT 显示 11、21 牙槽骨唇侧有塌陷,牙槽嵴顶厚度约为 6mm。在 21 的矢状剖面影像中可
　　　　　见根尖至鼻底有一大范围阴影(冠根向约 8mm)(图 2-10-4,图 2-10-5)。

诊　　断:11、21 缺失;21 牙槽骨内慢性炎症?

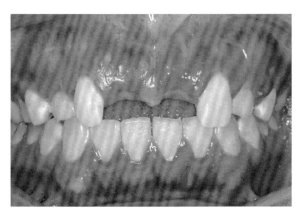

图 2-10-1　术前 11、12 垂直骨量理想(唇面观)

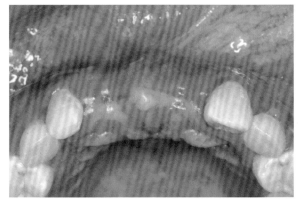

图 2-10-2　术前唇侧丰满度较好(𬌗面观)

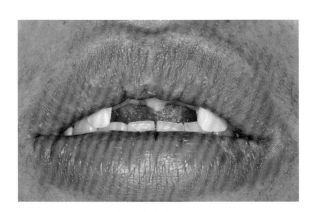

图 2-10-3　正面微笑像,患者为中笑线

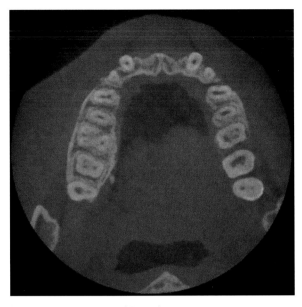

图 2-10-4 术前 CBCT（横断面）

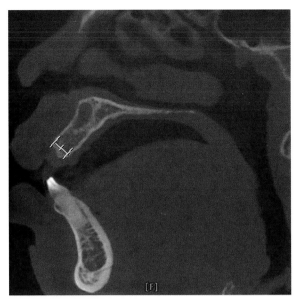

图 2-10-5 术前 CBCT（矢状面），21 牙槽骨厚度尚可，根尖区可见较大范围暗影

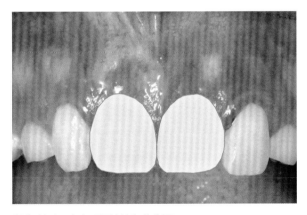

图 2-10-6 未来理想的修复体位置

（二）美学风险评估

根据 ERA 表（表 2-10-1），结合其他临床因素，该病例外科难度等级为高度复杂（complex）。

（三）治疗方案

该患者年龄小，治疗前的软组织位置偏冠方较多。所以在治疗前推测该患者主要的难点不是害怕牙龈退缩，而是如何将牙龈向根方推移，以确保未来的永久牙冠不会太短而美观不佳。据此，必须在治疗前模拟出牙冠的大小、长度，以此确定种植牙的植入深度，确保将来牙龈稳定在预设的位置（图 2-10-6）。当然患者两颗中切牙缺失，近远中间距正常，常规植入两枚种植体即可。该患者 21 根方有暗影，可能有炎性组织、骨结构不良等情况，主治医师与患者商量后确定在手术中进行探查。

表 2-10-1　美学风险评估表[1]

风险因素 esthetic risk factors	风险级别 level of risk		
	低 low	中 medium	高 high
全身状况 medical status	健康, 愈合良好 healthy, uneventful healing	—	愈合欠佳 compromised healing
吸烟习惯 smoking habit	非吸烟者 non-smoker	吸烟者(每天≤10 根) light smoker(≤10cig/day)	吸烟者(每天>10 根) heavy smoker(>10cig/day)
笑线位置 gingival display at full smile	低笑线 low	中笑线 medium	高笑线 high
缺牙间隙的宽度 width of edentulous span	单颗牙缺失(缺牙间隙≥7mm[a] 或≥6mm[b]) 1 tooth(≥7mm[a] or ≥6mm[b])	单颗牙缺失(缺牙间隙<7mm[a] 或<6mm[b]) 1 tooth(<7mm[a] or<6mm[b])	2 颗及以上牙位缺失 2 teeth or more
缺失牙[和(或)邻牙]形态 shape of tooth crowns	矩形或椭圆形 rectangular	—	三角形 triangular
邻牙修复情况 restorative status of neighboring teeth	未修复 virgin	—	已修复 restored
牙龈生物学类型 gingival phenotype	低平弧形, 厚龈生物型 low-scalloped, thick	中等弧形, 中厚生物型 medium-scalloped, medium-thick	高陡弧形, 薄龈生物型 high-scalloped, thin
种植位点的感染 infection at implant site	无感染 none	慢性感染 chronic	急性感染 acute
软组织形态 soft-tissue anatomy	软组织形态完整 soft-tissue intact	—	软组织缺损 soft-tissue defects
邻牙骨高度 bone level at adjacent teeth	距接触点≤5mm ≤5mm to contact point	距接触点 5.5~6.5mm 5.5~6.5mm to contact point	距接触点≥7mm ≥7mm to contact point
唇(颊)侧骨厚度 * facial bone-wall phenotype*	唇(颊)侧骨厚度≥1mm thick-wall phenotype≥1mm thickness	—	唇(颊)侧骨厚度 <1mm thin-wall phenotype<1mm thickness
骨组织形态 bone anatomy of alveolar crest	无骨缺损 no bone deficiency	水平骨缺损 horizontal bone deficiency	垂直骨缺损 vertical bone deficiency
患者的期望值 patient's esthetic expectations	较实际的期望值 realistic expectations	—	不切实际的期望值 unrealistic expectations

[a] 标准径种植体(standard-diameter implant, regular connection)
[b] 窄径种植体(narrow-diameter implant, narrow connection)
* 如果牙齿存在且有 CT 影像(if three-dimensional imaging is available with the tooth in place)

（四）详细治疗过程

详细治疗过程见图 2-10-7~ 图 2-10-41。

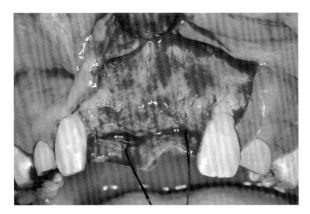

图 2-10-7　设计切口，翻瓣

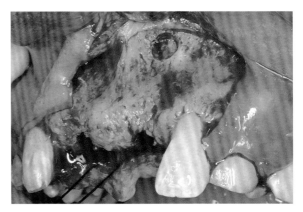

图 2-10-8　21 根尖区开孔探查，发现有炎症肉芽组织，采用 Gracey 刮治器行局部清理

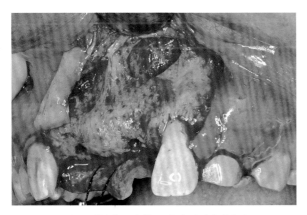

图 2-10-9　必要时扩大开孔范围，彻底清除肉芽组织

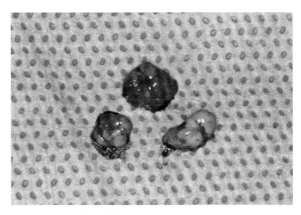

图 2-10-10　炎性肉芽组织

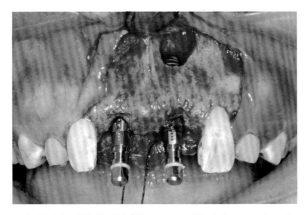

图 2-10-11　植入种植体（Straumann BL 4.1mm×10mm）

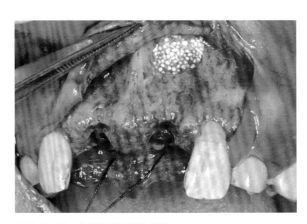

图 2-10-12　在骨缺损区填入骨粉

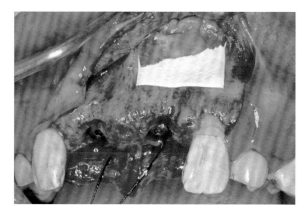

图 2-10-13　覆盖胶原屏障膜

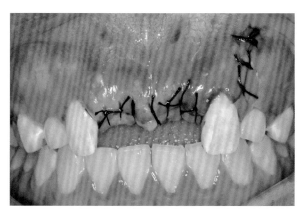

图 2-10-14　严密缝合创口

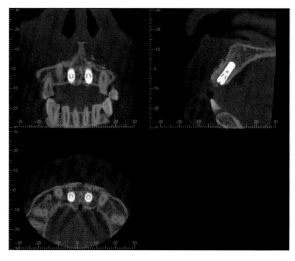

图 2-10-15　术后 CBCT 显示种植体唇侧骨量充足

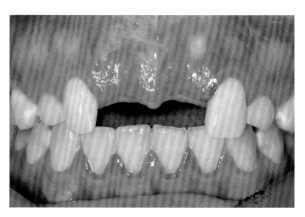

图 2-10-16　术后 3 个月,上下颌前牙可见牙龈红肿,口腔卫生状况不佳(唇面观)

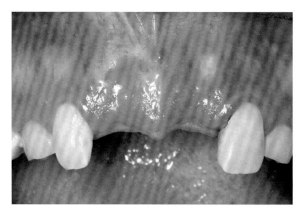

图 2-10-17　口内唇面观

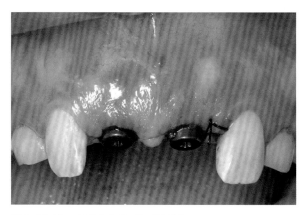

图 2-10-18　术后 3 个月,行二期手术

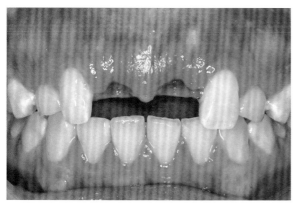

图 2-10-19　经过多次口腔卫生指导(OHI),术后 4 个月时牙龈形态质地尚可,计划进行临时冠塑形

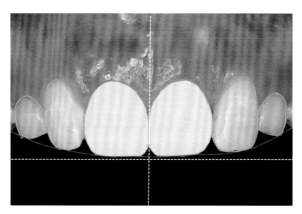

图 2-10-20　理想修复体形态和龈缘位置

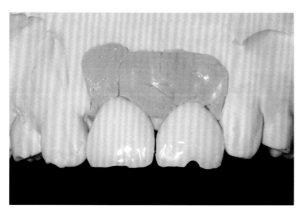

图 2-10-21　取模,制作临时冠

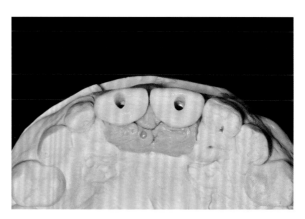

图 2-10-22　中央螺丝开孔位于修复体腭侧

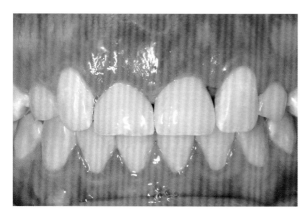

图 2-10-23　戴入临时冠

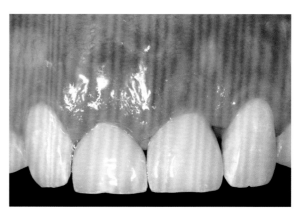

图 2-10-24　临时冠就位后(唇面观)

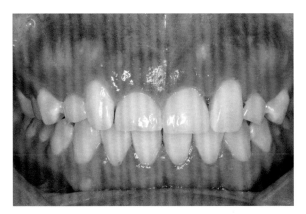

图 2-10-25 塑形 1 个月后，11 龈缘水平较 21 低

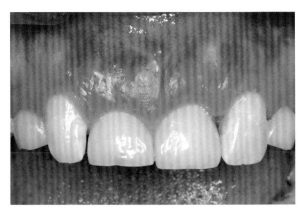

图 2-10-26 塑形 1 个月后（唇面观）

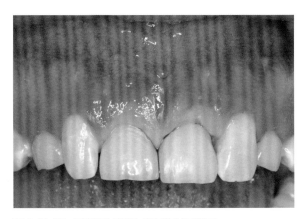

图 2-10-27 颈部添加树脂，进行临时冠塑形

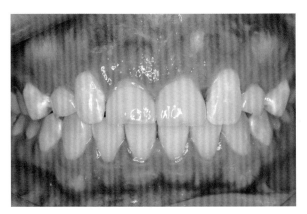

图 2-10-28 塑形 2 个月后，11 龈缘位置有所提高，与 21 龈缘接近，牙龈状况好转

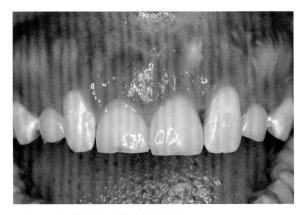

图 2-10-29 塑形 2 个月后（唇面观）

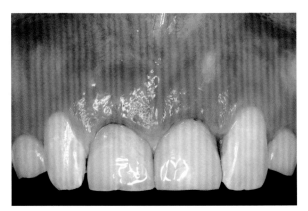

图 2-10-30 颈部添加树脂，塑形

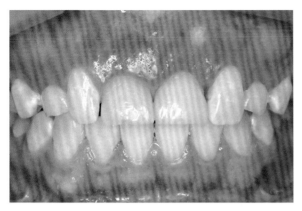

图 2-10-31 塑形 5 个月后口内像

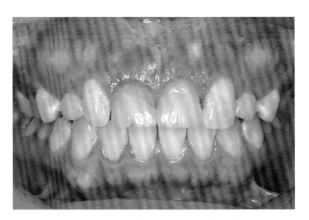

图 2-10-32 临时冠塑形完成,龈缘位置基本一致

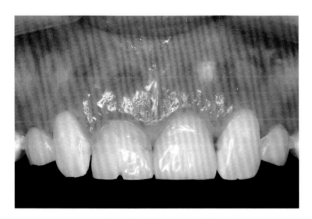

图 2-10-33 唇面制备凹槽,进行个性化取模

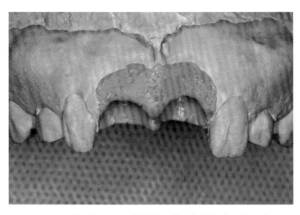

图 2-10-34 模型唇面观,个性化取模,准确转移牙龈形态

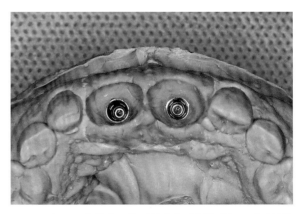

图 2-10-35 工作模𬌗面观,种植体代型在模型内,可见种植体唇侧的组织厚度理想

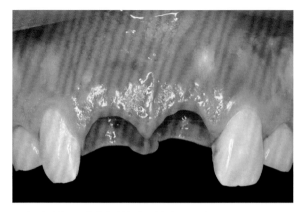

图 2-10-36 最终修复前龈缘形态（唇面观）

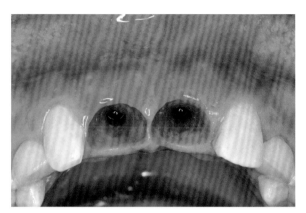

图 2-10-37 软组织袖口形态（殆面观）

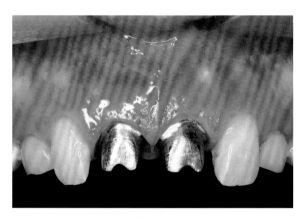

图 2-10-38 个性化基台就位

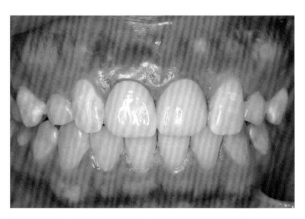

图 2-10-39 戴入最终修复体，龈缘位置和形态良好

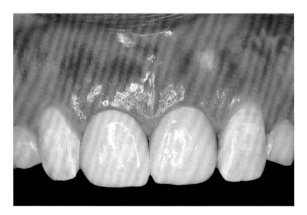

图 2-10-40 口内唇面观

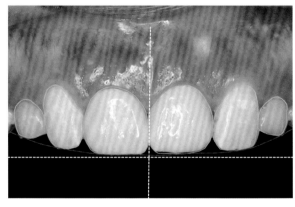

图 2-10-41 最终修复体龈缘形态和位置理想，与邻牙协调一致

（五）治疗流程

患者缺失的患牙曾有较长时间的牙体牙髓病史,在拔除患牙后3个多月于我科就诊。经过仔细地检查和评估后决定在术中先行探查根尖暗影区,在彻底清除病变组织后才植入种植体,并对缺损区域进行了骨增量,此后经过较长时间的临时牙冠塑形,最后使用个性化的基台和牙冠,仿真对称地修复了上颌两颗中切牙(图2-10-42)。

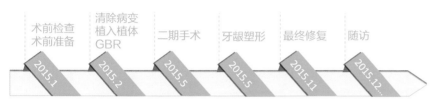

图2-10-42　治疗流程图

（六）病例点评

1. 术前检查的重要性　从术前照片来看,缺牙区牙槽骨的厚度、高度尚可,且牙槽窝已完全愈合,种植体植入方面不属于高难度病例。仔细分析CBCT发现,21根尖部存在暗影。这种暗影有两种可能:疏松的骨小梁或者慢性炎症。前者对种植体的骨结合影响不大,但后者会关系到种植的成败。因此术者在术中特意开孔探查验证了这一发现。若术前未仔细分析CBCT,则植入种植体时会很难发现异常,后期种植体与骨组织界面一定会出现感染。因此在术前计划时应充分地仔细地分析CBCT,以免遗漏重要信息。

2. 以修复为导向的术前计划　美学区的种植治疗开始之前,应先确定修复体的目标,再逐步实施。种植体肩台的位置应由理想龈缘的位置决定,一般应位于理想龈缘的根方3~3.5mm。种植体应从舌侧窝或中央窝穿出,其与邻牙或种植体之间的距离应由理想牙冠的近远中径决定,但应保证种植体与天然牙之间的距离≥1.5mm,种植体之间的距离应≥3mm。为了更精准地植入到理想的三维位置,可利用虚拟技术及数字化导板,如若不需要进行软硬组织移植,也可同时结合不翻瓣技术,使手术流程简化、时间缩短(图2-10-43~图2-10-49)。

3. 基台材质的选择　美学区种植修复基台材料的选择不仅应考虑美学,还要充分考虑材料的物理性能、生物学相容性等方面。目前,基台的材料有钛、金合金、氧化锆、铝、二硅酸锂、Peek材料等,这些材料在临床中的应用范围不一样。最常用的为钛金属基台,其生物相容性好,物理性能好,机械并发症的发生率低。对于美学区而言,当金属基台唇侧的牙龈或表面的牙冠厚度较薄时,金属基台的颜色可能透过牙龈或牙冠,导致牙龈或牙冠颜色透灰,美观情况不理想。另外,若唇侧牙龈退缩,金属基台暴露也会影响美观。而瓷基台的美学效果则相对较好,Zembic等的一项长达11年的前瞻性研究表明,氧化锆基台支持的全瓷单冠其基台和修复体的存留率为 100%,而基台和冠的累积成功率分别为 96.3% 和 90.7%(其中有 2 例基台螺丝松动;3 例崩瓷)[2]。近年的研究表明,氧化锆相对于其他全瓷材料的机械强度、抗折能力更高[3],是一种更加理想的全瓷材料。Fenner 等报道了钛金属基台和氧化铝瓷基台的临床效果,结果表明在平均 7.2 年的时间里两者成功率相似[4]。但就目前相关的研究进展和文献回顾可以看出,现阶段氧化锆全瓷基台依然存在以下缺点:①由于连接结构薄弱导致局部容易折断[5];②全锆基台连接结构需要更加细致的设计和精细的加工;③容易造成与锆基台接触的种植体连接结构的磨损;④钛离子析出到软组织中形成着色[6,7];⑤锆基台周围软组织的稳定性欠佳[8]。因此,目前尚没有一种理想的材料可以应用于所有类型的基台,应根据临床情况和材料的特点选择。本病例中,患者的唇侧牙龈较薄,但由于修复时对新合作的加工厂个性化氧化锆基台的制作质量和长期临床效果尚不明确,且对第三方全瓷基台的加工精度也存有疑虑,因此选择了临床效果更加肯定的原厂钛基台。若选择氧化锆基台,患者的牙龈颜色可能更加美观,美学效果更好。

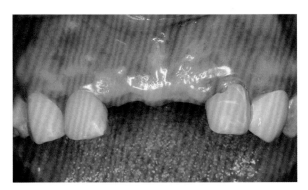

图 2-10-43　术前口内像

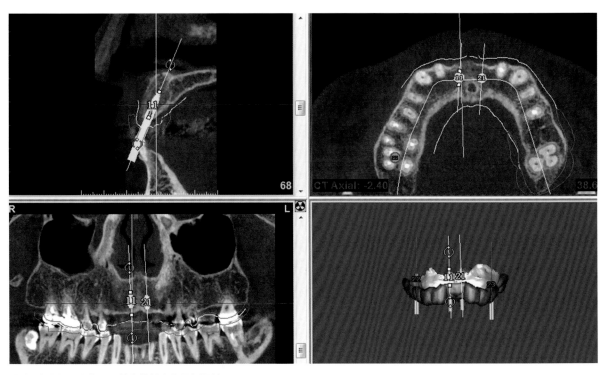

图 2-10-44　11 位置和轴向的数字化导板设计

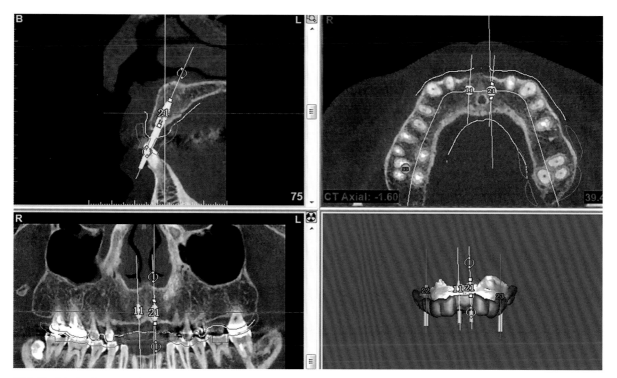

图 2-10-45　21 位置和轴向的数字化导板设计

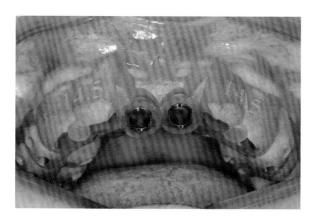

图 2-10-46　数字化导板就位

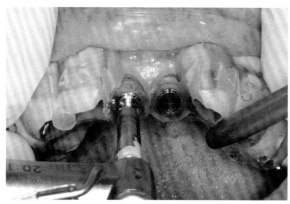

图 2-10-47　按照标准流程制备骨孔

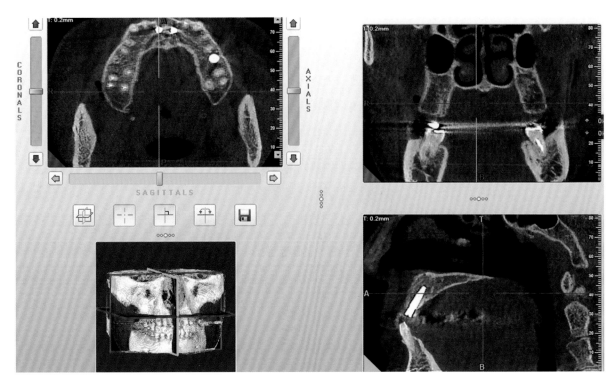

图 2-10-48　术后 11 的实际位置轴向与设计一致

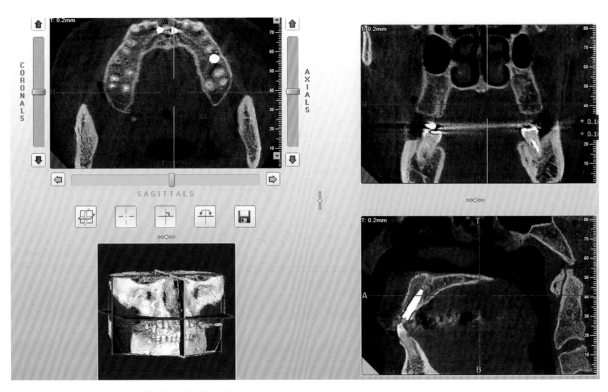

图 2-10-49　术后 21 的实际位置轴向与设计一致

参考文献

1. Chappuis V, Martin W. ITI Treatment Guide: Implant Therapy in the Esthetic Zone-Current Treatment Modalities and Materials for Single-tooth Replacements. volume 10. Berlin: Quintessenz Verlags GmbH, 2017.

2. Zembic A, Philipp AO, Hämmerle CH, et al. Eleven-Year Follow-Up of a Prospective Study of Zirconia Implant Abutments Supporting Single All-Ceramic Crowns in Anterior and Premolar Regions. Clin Implant Dent Relat Res, 2015, 17 (2): e417-426.

3. Denry I, Kelly JR. Emerging ceramic-based materials for dentistry. J Dent Res, 2014, 93 (12): 1235-1242.

4. Fenner N, Hämmerle CH, Sailer I, et al. Long-term clinical, technical, and esthetic outcomes of all-ceramic vs. titanium abutments on implant supporting single-tooth reconstructions after at least 5 years. Clin Oral Implants Res, 2016, 27 (6): 716-723.

5. Joda T, Bürki A, Bethge S, et al. Stiffness, strength, and failure modes of implant-supported monolithic lithium disilicate crowns: influence of titanium and zirconia abutments. Int J Oral Maxillofac Implants, 2015, 30 (6): 1272-1279.

6. Klotz MW, Taylor TD, Goldberg AJ. Wear at the titanium-zirconia implant-abutment interface: a pilot study. Int J Oral Maxillofac Implants, 2011, 26 (5): 970-975.

7. Stimmelmayr M, Edelhoff D, Güth JF, et al. Wear at the titanium-titanium and the titanium-zirconia implant-abutment interface: a comparative in vitro study. Dent Mater, 2012, 28 (12): 1215-1220.

8. Lops D, Bressan E, Parpaiola A, et al. Soft tissues stability of cad-cam and stock abutments in anterior regions: 2-year prospective multicentric cohort study. Clinical Oral Implants Research, 2015, 26 (12): 1436-1442.

第三章
单纯进行软组织增量的种植治疗

Chapter 3
Dental implant treatment with soft
tissue augmentation

一、病例1 One abutment one time 在即刻种植中的应用

主诊医师:Davide Farronato

(一) 患者情况

患者,女,65 岁。

主　　诉:右上颌后牙疼痛3天。

现 病 史:5 年前,右上颌后牙因外伤折断后曾行根管治疗及桩冠修复,患者自述 3 天前因咬硬物导致右上颌后牙咬合疼痛。

既 往 史:患者体健,无吸烟史,否认"高血压、糖尿病"等病史,无其他系统性疾病。否认药物和食物过敏史。

检　　查:15 修复体松动,颊侧牙龈略红肿,牙龈退缩,叩(+),将修复体取下后,可见剩余牙体组织位于龈下,根面颊侧可见明显裂纹,BOP(+),可探及颊侧骨板完整。14、16 叩(−),松(−),BOP(−)。口腔卫生状况尚可(图 3-1-1~ 图 3-1-3)。

诊　　断:15 牙根折。

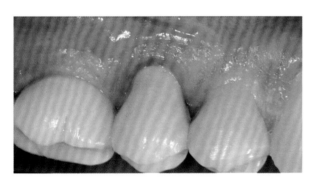

图 3-1-1　15 牙根纵折,牙龈红肿退缩,患者为薄龈生物型

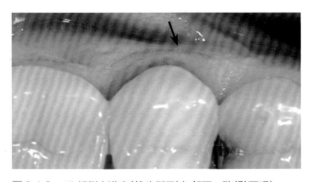

图 3-1-2　15 颊侧丰满度(箭头所示)与邻牙一致(殆面观)

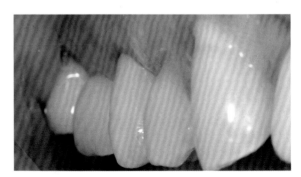

图 3-1-3　15 牙龈退缩,与邻牙牙龈高度不协调(颊面观)

（二）美学风险评估

根据 ERA 表（表 3-1-1），结合其他临床因素，该病例外科难度等级为高度复杂（complex）。

表 3-1-1　美学风险评估表[1]

风险因素 esthetic risk factors	风险级别 level of risk		
	低 low	中 medium	高 high
全身状况 medical status	健康，愈合良好 healthy，uneventful healing	—	愈合欠佳 compromised healing
吸烟习惯 smoking habit	非吸烟者 non-smoker	吸烟者（每天≤10 根） light smoker（≤10cig/day）	吸烟者（每天 >10 根） heavy smoker（>10cig/day）
笑线位置 gingival display at full smile	低笑线 low	中笑线 medium	高笑线 high
缺牙间隙的宽度 width of edentulous span	单颗牙缺失（缺牙间隙 ≥7mm[a] 或≥6mm[b]） 1 tooth（≥7mm[a] or≥6mm[b]）	单颗牙缺失（缺牙间隙 <7mm[a] or<6mm[b]） 1 tooth（<7mm[a] or <6mm[b]）	2 颗及以上牙位缺失 2 teeth or more
缺失牙[和(或)邻牙]形态 shape of tooth crowns	矩形或椭圆形 rectangular	—	三角形 triangular
邻牙修复情况 restorative status of neighboring teeth	未修复 virgin	—	已修复 restored
牙龈生物学类型 gingival phenotype	低平弧形，厚龈生物型 low-scalloped，thick	中等弧形，中厚生物型 medium-scalloped， medium-thick	高陡弧形，薄龈生物型 high-scalloped，thin
种植位点的感染 infection at implant site	无感染 none	慢性感染 chronic	急性感染 acute
软组织形态 soft-tissue anatomy	软组织形态完整 soft-tissue intact	—	软组织缺损 soft-tissue defects
邻牙骨高度 bone level at adjacent teeth	距接触点≤5mm ≤5mm to contact point	距接触点 5.5~6.5mm 5.5~6.5mm to contact point	距接触点≥7mm ≥7mm to contact point
唇(颊)侧骨厚度 * facial bone-wall phenotype*	唇(颊)侧骨厚度≥1mm thick-wall phenotype≥ 1mm thickness	—	唇(颊)侧骨厚度 <1mm thin-wall phenotype <1mm thickness
骨组织形态 bone anatomy of alveolar crest	无骨缺损 no bone deficiency	水平骨缺损 horizontal bone deficiency	垂直骨缺损 vertical bone deficiency
患者的期望值 patient's esthetic expectations	较实际的期望值 realistic expectations	—	不切实际的期望值 unrealistic expectations

[a] 标准径种植体（standard-diameter implant，regular connection）

[b] 窄径种植体（narrow-diameter implant，narrow connection）

* 如果牙齿存在且有 CT 影像（if three-dimensional imaging is available with the tooth in place）

(三) 治疗方案

患者 15 因咬硬物导致牙根纵折,使 15 无保留价值,同时 15 颊侧骨板完整,无明显根尖炎症。经过与患者充分沟通后,术者计划进行 15 微创拔除后行即刻种植。但同时注意到,15 拔牙前龈缘水平明显高于14、16,因此如何恢复 15 龈缘高度也是需要考虑的问题之一。对此,术者计划采用同期软组织移植来对15 位点颊侧软组织进行增量,以期获得满意的美学效果。

(四) 详细治疗过程

详细治疗过程见图 3-1-4~ 图 3-1-28。

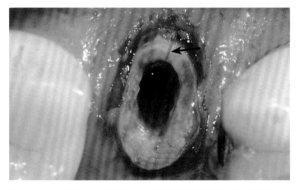

图 3-1-4　拆除 15 原修复体,可见根面颊侧裂纹(箭头所示)

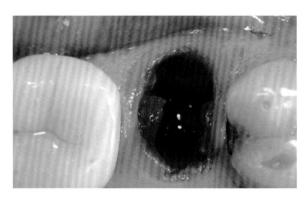

图 3-1-5　微创拔除 15

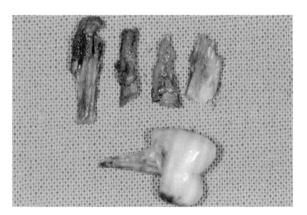

图 3-1-6　拆除的 15 修复体和折裂的 15 牙根

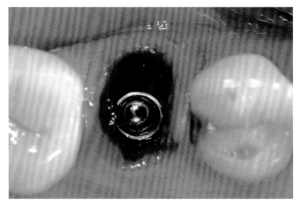

图 3-1-7　以修复为导向,植入种植体(Megagen AnyRidge 4.5mm× 13mm),种植体植入的位置要充分考虑到颊侧骨板的吸收

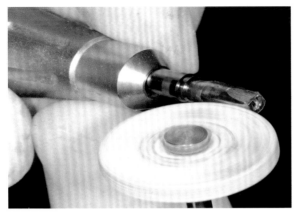

图 3-1-8　选取合适的最终基台，打磨调整形态

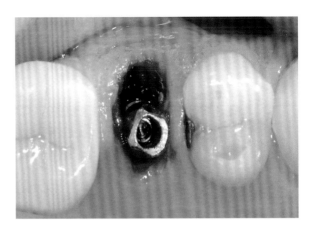

图 3-1-9　基台就位（殆面观）

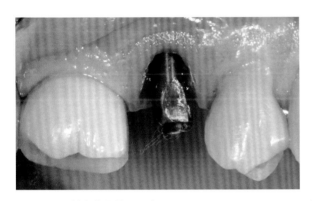

图 3-1-10　基台就位（颊面观）

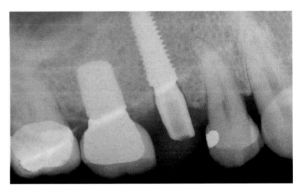

图 3-1-11　术后根尖片显示种植体植入方向良好

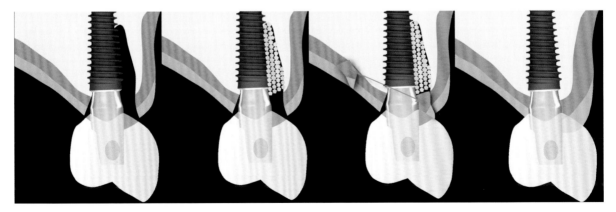

图 3-1-12　对于即刻种植局部的软硬组织缺损的常规处理方法是在种植体颊侧的间隙中植入骨粉，并在腭侧获取上皮下结缔组织，达到软硬组织的增量。本病例只采用软组织移植的措施来解决颈部创口的关闭问题

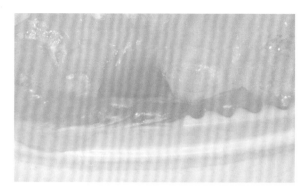

图 3-1-13　利用预先制作好的真空压塑膜制作临时冠

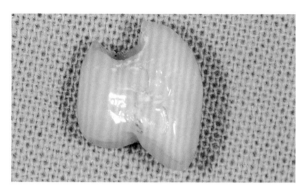

图 3-1-14　修整、抛光临时冠

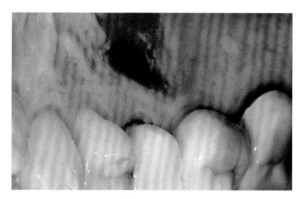

图 3-1-15　在腭侧获取小的软组织瓣

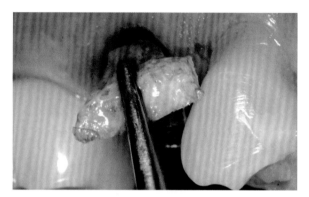

图 3-1-16　将软组织瓣塞入受植区颊侧

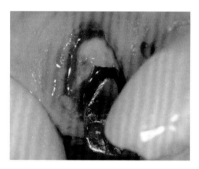

图 3-1-17　可以看到软组织瓣对受植区软组织的增量效果,以起到帮助创口关闭的作用

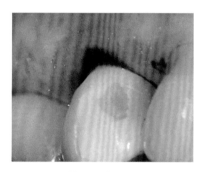

图 3-1-18　戴入临时冠,临时冠也可以对组织瓣起到固定和支持作用

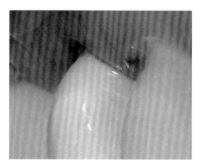

图 3-1-19　1周后拆线

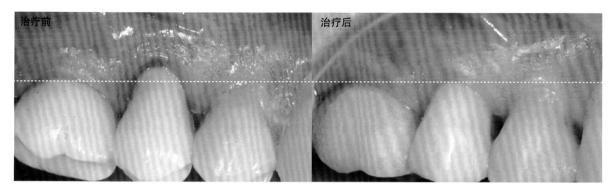

治疗前   治疗后

图 3-1-20　术后 8 个月,可以看到牙龈高度与邻牙牙龈高度协调一致,相比治疗前有明显好转

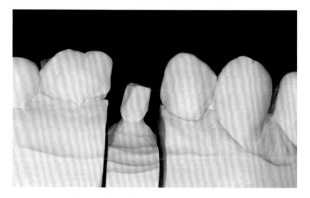

图 3-1-21　术后 8 个月,仅取下临时牙冠,制取基台水平印模

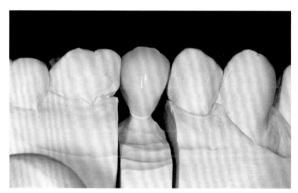

图 3-1-22　制作最终修复体

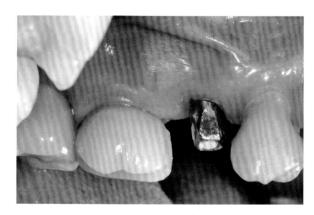

图 3-1-23　最终修复前,软组织的情况

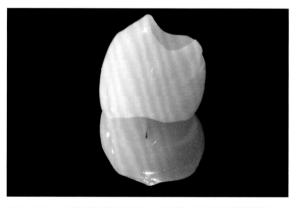

图 3-1-24　最终修复体舌侧有一凹槽,方便后期取戴(Mario Zangarini 技师制作)。随着现代加工工艺的发展,精度越来越高,许多修复体戴入后由于其边缘与基台高度密合,这时如果因某种原因需要拆卸修复体,医师无法使用脱冠器将其取下。针对这种情况,可以在修复体舌侧偏颈缘设计一台阶,便于使用脱冠器

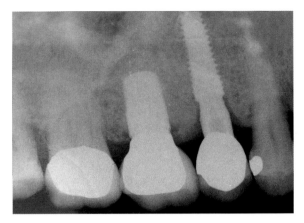

图 3-1-25　粘接最终修复体后,根尖片显示修复体完全就位

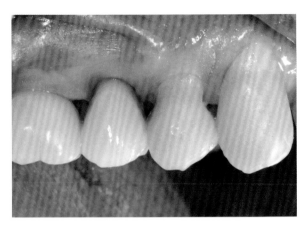

图 3-1-26　修复体粘接后口内像

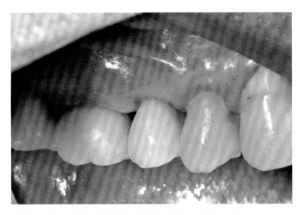

图 3-1-27　术后 4 年随访,可见软组织水平基本稳定

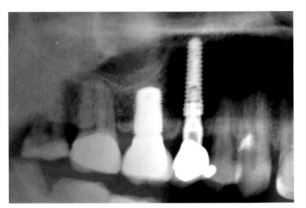

图 3-1-28　术后 4 年随访,根尖片显示种植体周围骨水平稳定,无明显吸收

(五) 治疗流程

　　本病例中患者为薄龈生物型,美学风险较高。术者微创拔除患牙后,即刻植入种植体,并选磨最终基台,安装最终基台并不再取下,同时在制取印模过程中也不取下基台,制取基台水平印模,尽可能维持软组织的稳定性。种植体即刻植入时,对于局部的软硬组织缺损,通常会结合采用软硬组织移植。但在本病例中,由于考虑到局部的解剖因素和简化手术过程,术者仅采用软组织增量,最终取得了满意的修复效果,并在后期的随访过程中保持稳定(图 3-1-29)。

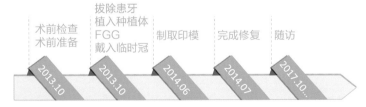

图 3-1-29　治疗流程图

（六）病例点评

1. one abutment one time 理念　拔牙后即刻种植、即刻修复可以有效地缩短治疗时间,满足患者治疗期间的美观需求,同时提高患者的就诊体验。即刻种植后期骨组织吸收,继而牙龈退缩引起的一些列问题也常常发生,临床上常用软硬组织移植、选择平台转移种植体等方法尽可能减少周围骨组织的吸收。近年来,另一个影响周围骨吸收的因素被提出,即种植体周围组织对基台转换过程中的反应。有学者提出[2],种植体与周围软组织的上皮以半桥粒形式结合,频繁地安放和取下基台可能会破坏周围黏膜的上皮屏障,导致结缔组织根向移动,加速骨改建,从而引起软组织的退缩,影响未来的美学修复效果。现有的修复操作步骤存在多次基台或穿龈部件的安放和取下,如临时基台的安放和取下、印模帽的安放和取下以及最终基台的安放和取下等,这些操作步骤都可能会对周围黏膜造成影响。据此,有学者提出了种植体植入后立即连接并不再取下永久基台的理念,即"one abutment one time"理念。该理念的目的即是消除治疗过程中基台被频繁安装和取下的操作。

2. "one abutment one time"理念治疗效果的评价及注意事项　Grandi 等在 1 年的临床试验中发现,即刻种植术后临时基台修复后期更换永久基台的患者牙槽骨平均吸收量为 0.58mm,而采用"one abutment one time"理念的患者牙槽骨平均吸收量仅为 0.11mm[3]。Degidi 等也有类似的研究结果,在更换永久基台之前,采用临时修复基台患者和采用"one abutment one time"理念的患者的牙槽骨水平并无统计学差异,而在 6 个月后,采用临时修复基台的患者被更换为永久基台后,则开始出现比采用"one abutment one time"理念的患者更显著的牙槽骨吸收量[4]。但 Grandi 等同时也提出,即刻种植手术后的软硬组织改建是无法预估的,因此在选择采用"one abutment one time"理念时,需要设计龈缘下更深的修复体边缘,以应对这种不可预估性,而较深的修复体边缘则会带来其他不利影响,如粘接剂的去除,基于此在进行修复体粘接后,需要进行 X 线拍摄,检查修复体边缘粘接剂的去除情况,但 X 线检查不易查出颊舌侧的多余粘接剂,仍为修复体的粘接带来了一些困扰,但粘接后的 X 线检查依旧是采用"one abutment one time"技术理念的必要步骤之一。

参考文献

1. Chappuis V,Martin W. ITI Treatment Guide:Implant Therapy in the Esthetic Zone-Current Treatment Modalities and Materials for Single-tooth Replacements.volume 10. Berlin:Quintessenz Verlags GmbH,2017.

2. Abrahamsson I,Berglundh T,Sekino S,et al. Tissue reactions to abutment shift:an experimental study in dogs. Clinical Implant Dentistry & Related Research,2003,5(2):82-88.

3. Grandi T,Guazzi P,Samarani R,et al. One abutment-one time versus a provisional abutment in immediately loaded post-extractive single implants:a 1-year follow-up of a multicentrerandomised controlled trial. European Journal of Oral Implantology,2014,7(2):141-149.

4. Degidi M,Nardi D,Daprile G,et al. Nonremoval of immediate abutments in cases involving subcrestally placed postextractive tapered single implants:a randomized controlled clinical study.Clin Implant Dent Relat Res,2014,16(6):794-805.

二、病例 2 窄径种植体植入并结缔组织移植修复上颌中切牙

主诊医师:谭震

(一) 患者情况

患者,女,26 岁。

主　　诉: 左上颌前牙缺失 5 个月,要求修复。

现 病 史: 5 个月前,左上颌前牙因外伤拔除,后未行修复治疗,现因影响美观而就诊。

既 往 史: 患者体健,无吸烟史,否认 "高血压、糖尿病" 等病史,无其他系统性疾病。否认药物和食物过敏史。

检　　查: 21 缺失,唇侧组织塌陷。11、22 叩 (−),松 (−),BOP (−)。口腔卫生状况尚可 (图 3-2-1~ 图 3-2-3)。

辅助检查: 21 缺失,垂直骨量尚可,水平骨量不足 (图 3-2-4)。

诊　　断: 上颌牙列缺损。

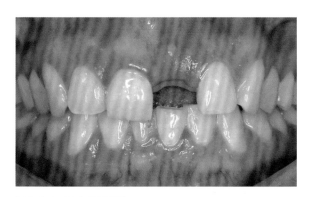

图 3-2-1　口内(唇面观)

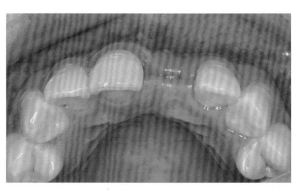

图 3-2-2　牙槽嵴略有狭窄(𬌗面观)

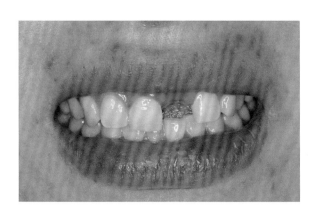

图 3-2-3　患者为高笑线

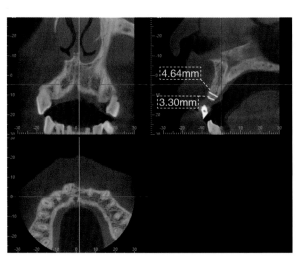

图 3-2-4　术前 CBCT 显示局部牙槽嵴偏窄

(二)美学风险评估

根据 ERA 表(表 3-2-1),结合其他临床因素,该病例外科难度等级为高度复杂(complex)。

表 3-2-1　美学风险评估表[1]

风险因素 esthetic risk factors	风险级别 level of risk		
	低 low	中 medium	高 high
全身状况 medical status	健康,愈合良好 healthy, uneventful healing	—	愈合欠佳 compromised healing
吸烟习惯 smoking habit	非吸烟者 non-smoker	吸烟者(每天≤10 根) light smoker(≤10cig/day)	吸烟者(每天>10 根) heavy smoker(>10cig/day)
笑线位置 gingival display at full smile	低笑线 low	中笑线 medium	高笑线 high
缺牙间隙的宽度 width of edentulous span	单颗牙缺失(缺牙间隙 ≥7mm[a] 或≥6mm[b]) 1 tooth(≥7mm[a] or≥6mm[b])	单颗牙缺失(缺牙间隙 <7mm[a] or <6mm[b]) 1 tooth (<7mm[a] or <6mm[b])	2 颗及以上牙位缺失 2 teeth or more
缺失牙[和(或)邻牙]形态 shape of tooth crowns	矩形或椭圆形 rectangular	—	三角形 triangular
邻牙修复情况 restorative status of neighboring teeth	未修复 virgin	—	已修复 restored
牙龈生物学类型 gingival phenotype	低平弧形,厚龈生物型 low-scalloped, thick	中等弧形,中厚生物型 medium-scalloped, medium-thick	高陡弧形,薄龈生物型 high-scalloped, thin
种植位点的感染 infection at implant site	无感染 none	慢性感染 chronic	急性感染 acute
软组织形态 soft-tissue anatomy	软组织形态完整 soft-tissue intact	—	软组织缺损 soft-tissue defects
邻牙骨高度 bone level at adjacent teeth	距接触点≤5mm ≤5mm to contact point	距接触点 5.5~6.5 mm 5.5~6.5mm to contact point	距接触点≥7mm ≥7mm to contact point
唇(颊)侧骨厚度 * facial bone-wall phenotype*	唇(颊)侧骨厚度≥1mm thick-wall phenotype≥ 1mm thickness	—	唇(颊)侧骨厚度 <1mm thin-wall phenotype <1mm thickness
骨组织形态 bone anatomy of alveolar crest	无骨缺损 no bone deficiency	水平骨缺损 horizontal bone deficiency	垂直骨缺损 vertical bone deficiency
患者的期望值 patient's esthetic expectations	较实际的期望值 realistic expectations	—	不切实际的期望值 unrealistic expectations

[a] 标准径种植体(standard-diameter implant, regular connection)

[b] 窄径种植体(narrow-diameter implant, narrow connection)

* 如果牙齿存在且有 CT 影像(if three-dimensional imaging is available with the tooth in place)

（三）治疗方案

该患者由于长时间缺牙导致缺牙区唇侧组织稍有塌陷，术前CBCT检查发现21位点牙槽嵴顶水平骨量不足，但骨高度尚可，越往鼻底方向患者的牙槽骨厚度越宽。患者希望治疗过程尽量简化，减少治疗痛苦。根据此情况，术者计划植入窄径种植体，单纯采用软组织移植解决外形塌陷的问题，尽可能简化治疗过程。但是也与患者沟通过，需要根据植入后情况来决定是否需要进行骨增量治疗。

（四）详细治疗过程

详细治疗过程见图3-2-5~图3-2-46。

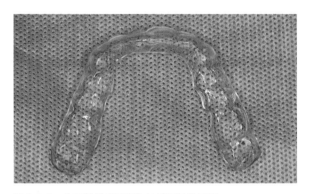

图3-2-5 依据美学蜡型制作的简易外科导板

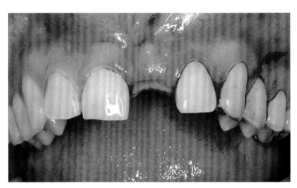

图3-2-6 行11、22、23龈沟切口，21区牙槽嵴顶切口以及23远中松弛切口

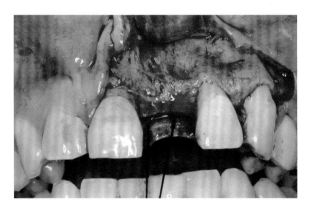

图3-2-7 翻瓣后可见局部牙槽嵴略有塌陷

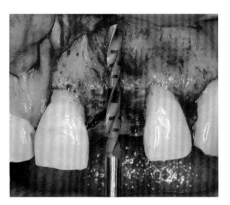

图3-2-8 缺牙区牙槽嵴高度足够

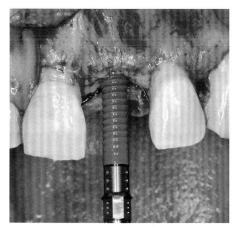

图 3-2-9 种植体植入（Straumann 钛锆植体 3.3mm×12mm）

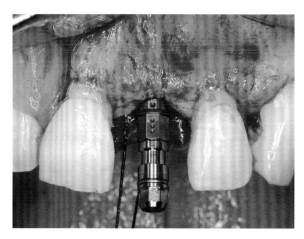

图 3-2-10 种植体植入后

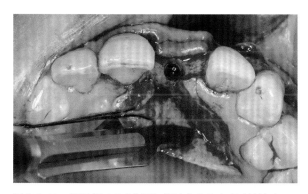

图 3-2-11 腭侧邻近手术位置行锐性分离上皮，取结缔组织

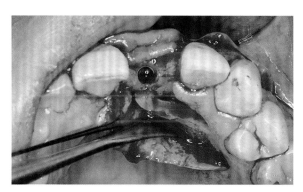

图 3-2-12 取结缔组织

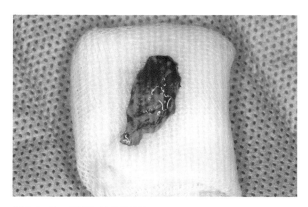

图 3-2-13 所获取的结缔组织

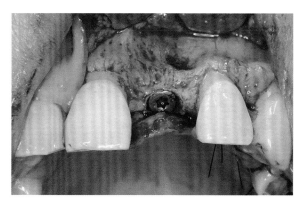

图 3-2-14 种植体植入后唇侧骨壁完整，骨板厚度尚可

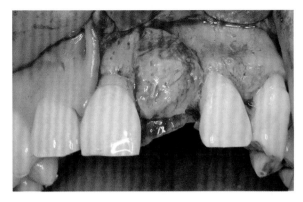

图 3-2-15 结缔组织覆盖于骨面

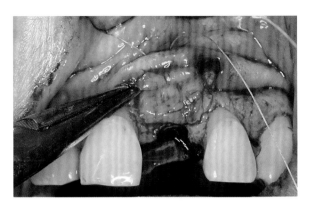

图 3-2-16 缝合固定结缔组织

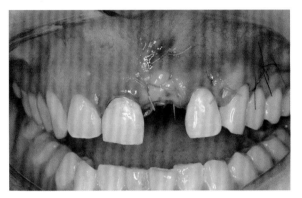

图 3-2-17 缝合关闭创口

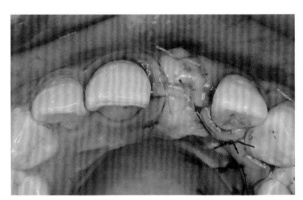

图 3-2-18 创口缝合后(殆面观)

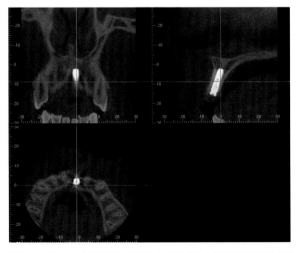

图 3-2-19 手术后局部 CBCT 矢状面(右上)及横断面(左下)显示种植体位置和轴向理想,唇侧有足量的骨组织

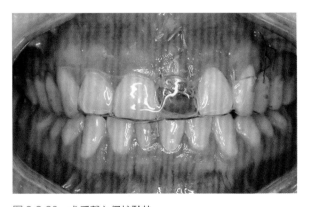

图 3-2-20 术后戴入保护殆垫

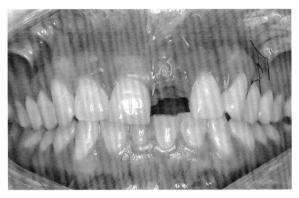

图 3-2-21　1 周后创口愈合良好

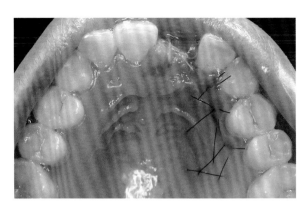

图 3-2-22　腭侧创口愈合佳

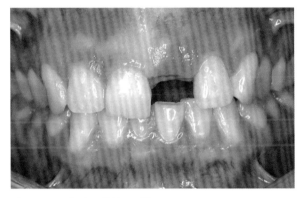

图 3-2-23　术后 4 周（唇面观）

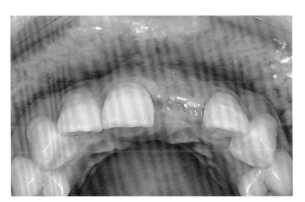

图 3-2-24　术后 4 周（𬌗面观）

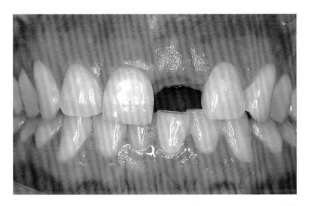

图 3-2-25　术后 4 周后完成 Ⅱ 期手术，等待 2 周后局部初步愈合拟行临时修复

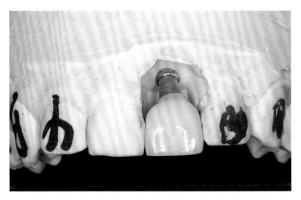

图 3-2-26　临时修复体

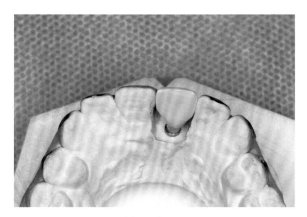

图 3-2-27　临时修复体（ 面观）

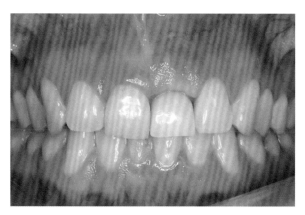

图 3-2-28　临时冠戴入,软组织塑形

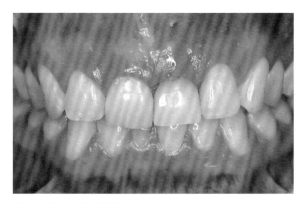

图 3-2-29　软组织塑形完成

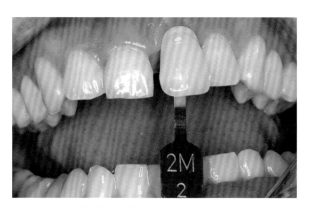

图 3-2-30　取模,比色,制作永久修复体

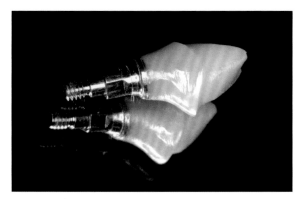

图 3-2-31　制作完成的永久基台

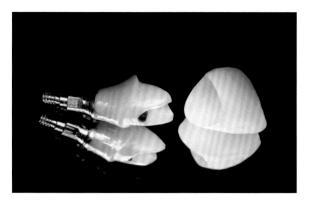

图 3-2-32　基台与冠

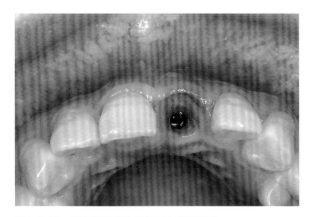

图 3-2-33　戴牙前局部软组织形态（殆面观）

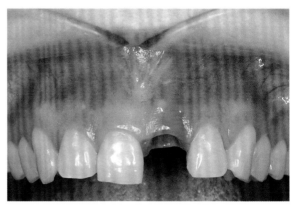

图 3-2-34　戴牙前局部软组织形态（唇面观）

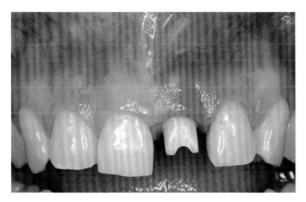

图 3-2-35　基台戴入（唇面观）

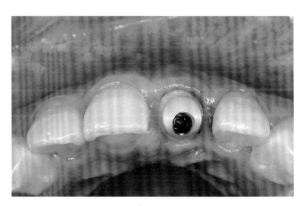

图 3-2-36　基台戴入（殆面观）

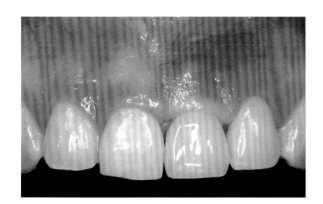

图 3-2-37　牙冠刚戴入时牙龈发白

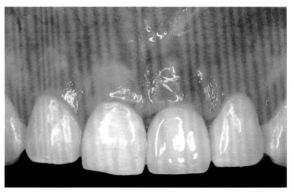

图 3-2-38　5 分钟后牙龈色泽恢复

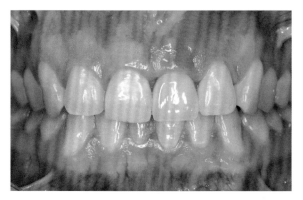

图 3-2-39　戴牙后咬合状态（唇面观）

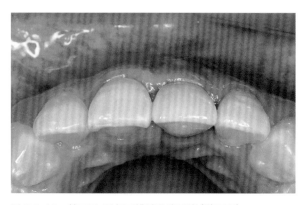

图 3-2-40　戴牙后，局部牙槽嵴凸度正常（殆面观）

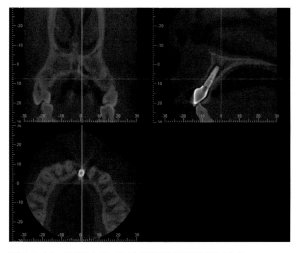

图 3-2-41　修复后 CBCT 剖面显示局部骨组织稳定

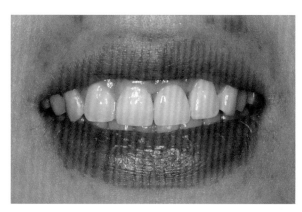

图 3-2-42　1 个月后随访时微笑像

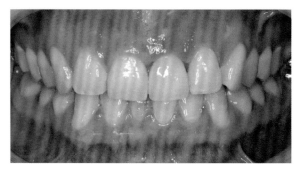

图 3-2-43　1 个月后随访，咬合呈最大牙尖交错位（正面观）

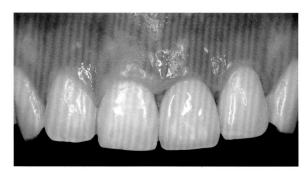

图 3-2-44　局部软组织轮廓稳定

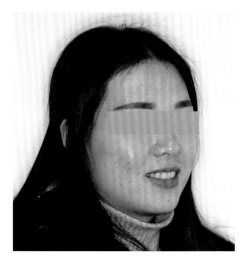

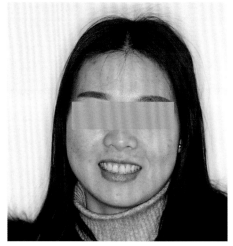

图 3-2-45　1 个月后随访 45° 侧貌像　　　　　图 3-2-46　1 个月后随访正面微笑像

（五）治疗流程

　　该患者骨量不足,软组织较薄,其缺牙位点唇侧有明显塌陷,但考虑到简化治疗程序,降低治疗痛苦,术者在精准植入种植体后只采用了软组织移植来恢复局部的外形,获得了较好的效果(图 3-2-47)。

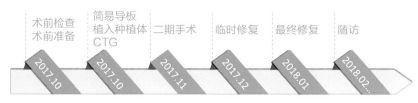

图 3-2-47　治疗流程图

（六）病例点评

1. 种植体的选择和植入　拔牙后牙槽骨随之改建，尤其是唇舌向的骨吸收更为显著[2]。在本病例中，考虑到局部骨组织的量，选择植入直径为 3.3mm 的窄径种植体。这样可以确保种植体唇侧和近远中向都有足量的骨组织。但窄径种植体在临床应用时也存在许多问题，其中强度是大家关心的焦点，所以本病例采用的是钛锆合金的种植体，其强度较普通钛种植体有明显提高。

选择了合适的种植体，在美学区还需要将其植入在理想的位置，并具有正确的三维轴向。这一点在本书中已有多次涉及。在本病例中要特别注意种植体植入时的唇侧位置，有些时候为了确保唇侧颈缘有足量的骨组织，往往在种植体的腭侧只留极少量的骨，这些骨组织可能随着时间会出现吸收，但越往根方骨组织越厚，也越趋于稳定。如果种植体长度较长，这一点吸收不会带来任何负面影响。

2. 上皮下结缔组织移植　由于该患者唇侧丰满度稍显不足，且该患者牙龈较薄，受刺激时易表现为退缩。因此，为了维护软组织的长期稳定性，进一步恢复唇侧丰满度，一期手术时进行上皮下结缔组织移植，以增加软组织的宽度和厚度。Berglundh 和 Lindhe 在动物实验观察到，当软组织厚度小于或等于 2mm 时，种植体周围会出现明显的牙槽骨吸收[3]。Puisys 等在临床中也观察到了这一现象，并验证可以通过种植体植入时同期软组织增量来减少薄龈型患者后期骨组织吸收的问题[4-6]。因此，正常的软组织厚度也有助于生物学宽度的建立和骨组织的稳定。从短期看，该病例结果满意。当然，长期疗效还有待于后续观察。

参考文献

1. Chappuis V,Martin W. ITI Treatment Guide：Implant Therapy in the Esthetic Zone-Current Treatment Modalities and Materials for Single-tooth Replacements.volume 10. Berlin：Quintessenz Verlags GmbH,2017.

2. Araújo MG,Lindhe J.Dimensional ridge alterations following tooth extraction. An experimental study in the dog.J Clin Periodontol,2005,32（2）：212-218.

3. Berglundh T,Lindhe J. Dimension of the periimplant mucosa. Biological width revisited.J Clin Periodontol，1996,23：971–973.

4. Puisys A,Linkevicius T. The influence of mucosal tissue thickening on crestal bone stability around bone-level implants. A prospective controlled clinical trial. Clinical Oral Implants Research,2015,26（2）：123-129.

5. Linkevicius T,Aspe P,Grybauskas S,et al. The influence of soft tissue thickness on crestal bone changes around implants：a 1-year prospective clinical study. Int J Oral Maxillofac Implants,2009,24：712-719.

6. Linkevicius T,Aspe P,Grybauskas S,et al. Influence of thin mucosal tissues on crestal bone stability around implants with platform switching：a 1-year pilot study. J Oral Maxillofac Surg,2010,68（9）：2272-2277.

第四章
同时进行软硬组织增量的种植治疗

Chapter 4
Dental implant treatment with soft and
hard tissue augmentation

一、病例1　慢性根尖周炎条件下即刻种植并同期钛网植骨和结缔组织移植

主诊医师：Davide Farronato

(一)患者情况

患者，女，54岁。

主　　　诉：右上颌后牙牙龈流脓2周。

现 病 史：患者半年前，2周前右上颌后牙因慢性根尖周炎行根管治疗及烤瓷冠修复，现右上颌后牙出现牙龈流脓，伴持续性钝痛及咬合不适。

既 往 史：患者体健，否认全身系统性疾病，否认吸烟史。

检　　　查：14、15为烤瓷联冠修复体，边缘密合。14颊侧根方瘘管，有脓，近中探及深牙周袋约6mm，叩(+)，松(-)。15探(-)，叩(±)，松(-)。将14、15联冠截断后检查发现，14Ⅱ°松动，15松(-)(图4-1-1，图4-1-2)。

辅助检查：X线检查：14、15为烤瓷联冠修复体，14、15已行根管治疗，根充完善，14根尖区暗影，近中牙槽骨大面积吸收；15根尖区小范围暗影，牙槽骨吸收(图4-1-3)。

诊　　　断：14、15慢性根尖周炎。

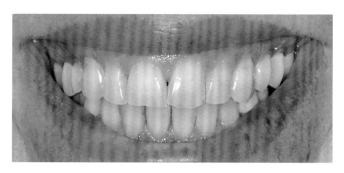

图4-1-1　患者微笑像，显示患者为高笑线

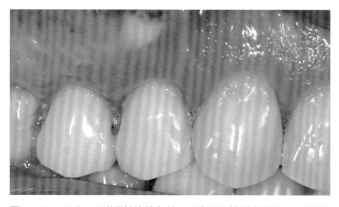

图4-1-2　15和14联冠烤瓷修复体，14为顽固性根尖周炎，可见颊侧瘘管

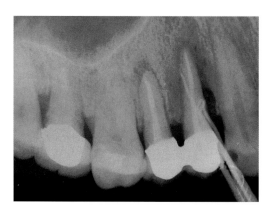

图4-1-3　根尖片显示14根尖周暗影，近中牙槽骨大面积吸收

(二) 美学风险评估

根据 ERA 表(表 4-1-1),结合其他临床因素,该病例外科难度等级为高度复杂(complex)。

表 4-1-1　美学风险评估表[1]

风险因素 esthetic risk factors	风险级别 level of risk		
	低 low	中 medium	高 high
全身状况 medical status	健康,愈合良好 healthy,uneventful healing	—	愈合欠佳 compromised healing
吸烟习惯 smoking habit	非吸烟者 non-smoker	吸烟者(每天≤10根) light smoker(≤10cig/day)	吸烟者(每天>10根) heavy smoker(>10cig/day)
笑线位置 gingival display at full smile	低笑线 low	中笑线 medium	高笑线 high
缺牙间隙的宽度 width of edentulous span	单颗牙缺失(缺牙间隙≥7mm^a或≥6mm^b) 1 tooth(≥7mm^a or ≥6mm^b)	单颗牙缺失(缺牙间隙<7mm^a or <6mm^b) 1 tooth(<7mm^a or<6mm^b)	2颗及以上牙位缺失 2 teeth or more
缺失牙[和(或)邻牙]形态 shape of tooth crowns	矩形或椭圆形 rectangular	—	三角形 triangular
邻牙修复情况 restorative status of neighboring teeth	未修复 virgin		已修复 restored
牙龈生物学类型 gingival phenotype	低平弧形,厚龈生物型 low-scalloped,thick	中等弧形,中厚生物型 medium-scalloped,medium-thick	高陡弧形,薄龈生物型 high-scalloped,thin
种植位点的感染 infection at implant site	无感染 none	慢性感染 chronic	急性感染 acute
软组织形态 soft-tissue anatomy	软组织形态完整 soft-tissue intact	—	软组织缺损 soft-tissue defects
邻牙骨高度 bone level at adjacent teeth	距接触点≤5mm ≤5mm to contact point	距接触点5.5~6.5mm 5.5~6.5mm to contact point	距接触点≥7mm ≥7mm to contact point
唇(颊)侧骨厚度* facial bone-wall phenotype*	唇(颊)侧骨厚度≥1mm thick-wall phenotype≥1mm thickness	—	唇(颊)侧骨厚度<1mm thin-wall phenotype<1mm thickness
骨组织形态 bone anatomy of alveolar crest	无骨缺损 no bone deficiency	水平骨缺损 horizontal bone deficiency	垂直骨缺损 vertical bone deficiency
患者的期望值 patient's esthetic expectations	较实际的期望值 realistic expectations	—	不切实际的期望值 unrealistic expectations

^a 标准径种植体(standard-diameter implant,regular connection)

^b 窄径种植体(narrow-diameter implant,narrow connection)

* 如果牙齿存在且有 CT 影像(if three-dimensional imaging is available with the tooth in place)

（三）治疗方案

患者右上颌后牙曾行较完善的根管治疗,现再次出现 14 根尖区慢性炎症,属于慢性顽固性根尖炎症,15 亦存在局限性的慢性炎症。将 14、15 联冠截断后,发现 14 因大范围的牙槽骨吸收已出现松动,而 15 未出现明显松动,因此术者计划保留 15(定期观察,如有必要需重新进行治疗),拔除 14。虽然 14 在慢性炎症存在下不建议进行即刻种植,但术者认为在彻底清创和大量冲洗的条件下仍然可以为即刻种植创造"无菌"环境,因此计划在拔除 14 的同时行即刻植入种植体。由于 14 根尖周存在长期顽固性的炎症,导致大范围的骨吸收,因此计划在植入种植体同期进行植骨,14 区同时有垂直向和水平向的骨缺损,为了更好地维持三维骨增量空间,术者决定采用 i-Gen 钛网,并设计在上颌后牙腭侧取软组织瓣以帮助关闭创口和封闭瘘管通道。

（四）详细治疗过程

详细治疗过程见图 4-1-4~ 图 4-1-46。

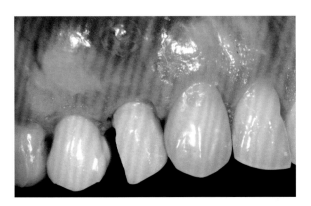

图 4-1-4　将 15 和 14 联冠截开,保留 15 修复体的完整性

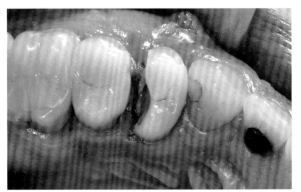

图 4-1-5　联冠截开后,检查发现 14 Ⅱ° 松动,15 无明显松动（ 面观）

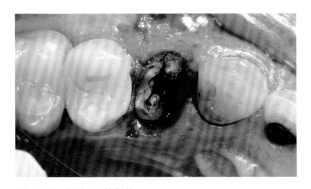

图 4-1-6　拆除 14 修复体

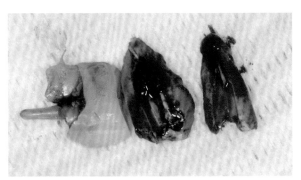

图 4-1-7　微创拔除 14 的剩余牙体组织

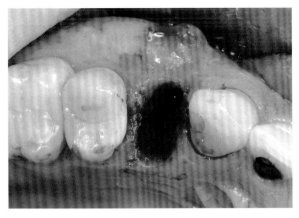

图 4-1-8　14 拔牙窝

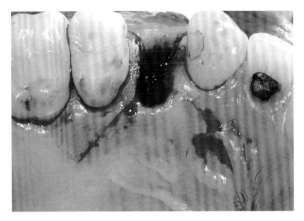

图 4-1-9　于 14 区舌侧作梯形切口

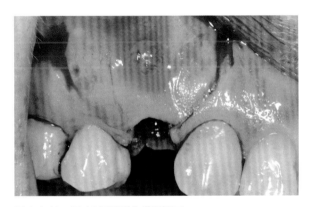

图 4-1-10　于 14 区颊侧作梯形切口

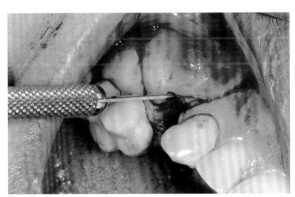

图 4-1-11　锐性分离 14 区颊侧瓣

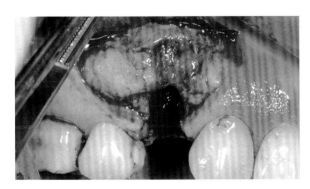

图 4-1-12　暴露根方肉芽及炎性组织

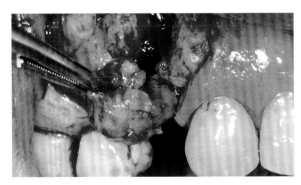

图 4-1-13　彻底刮除 14 根方肉芽及炎性组织

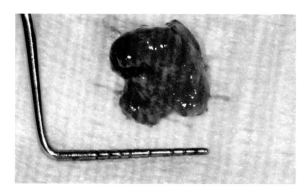

图 4-1-14　刮除的肉芽及炎性组织

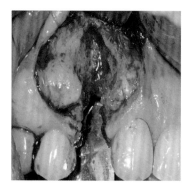

图 4-1-15　彻底清创后,显示 14 区
骨缺损量较大

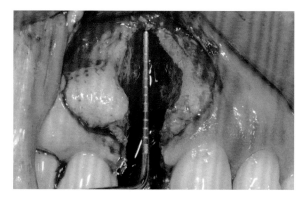

图 4-1-16　测量 14 区骨缺损的高度

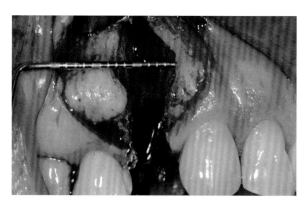

图 4-1-17　测量 14 区骨缺损的宽度

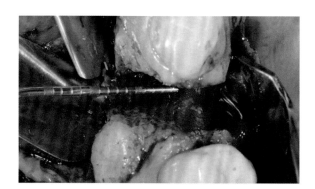

图 4-1-18　测量 14 区骨缺损的厚度

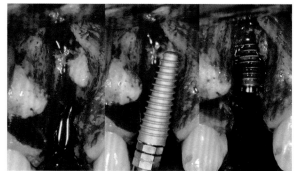

图 4-1-19　于 14 区常规植入种植体(Megagen AnyRidge
3.5mm×13mm)

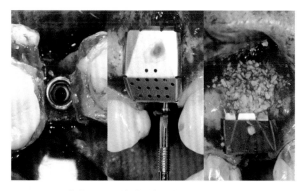

图 4-1-20　就位 i-Gen 钛膜,并充填骨粉

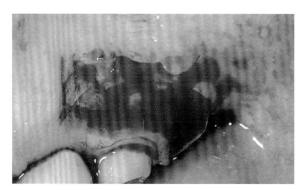

图 4-1-21　于上颌后牙腭侧取游离龈瓣

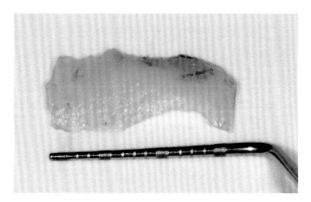

图 4-1-22　取下的游离龈瓣

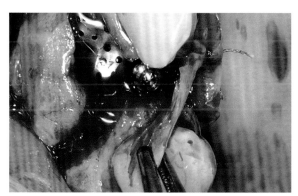

图 4-1-23　将游离龈瓣植入受植区,辅助无张力关闭创口,同时从颊侧瓣内侧封闭瘘管通道

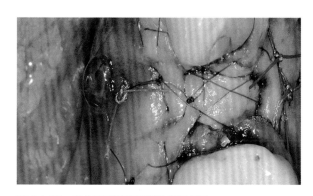

图 4-1-24　缝合固定游离龈瓣并关闭创口

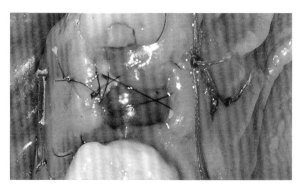

图 4-1-25　术后 7 天,软组织愈合情况良好

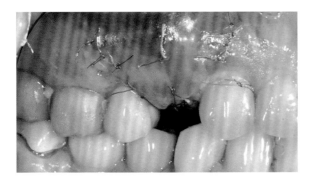

图 4-1-26　术后 7 天,颊侧瘘管已闭合

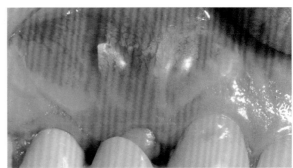

图 4-1-27　术后 4 个月,由于 i-Gen 钛网有暴露的倾向,计划拆除钛网

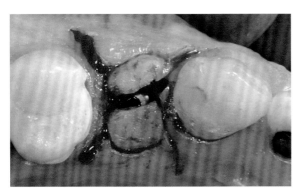

图 4-1-28　微创切开 14 区,暴露覆盖螺丝

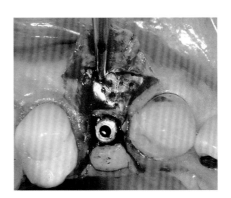

图 4-1-29　拆除钛网

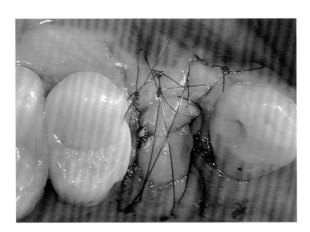

图 4-1-30　缝合创口

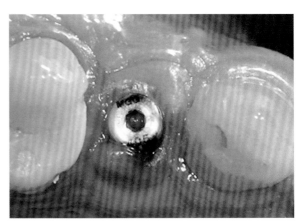

图 4-1-31　术后 6 个月行二期手术,安放愈合基台

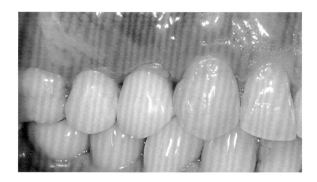

图 4-1-32 制作 14 区螺丝固位的临时冠

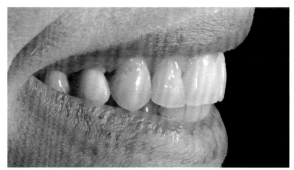

图 4-1-33 术后 12 个月，戴入 14 临时冠时的侧面微笑像，由于患者是露龈笑，可以很直观地看到术区牙龈的情况，但几乎看不到牙龈退缩和切口瘢痕

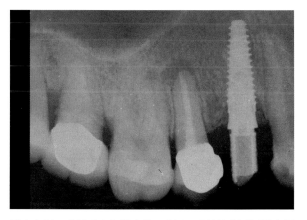

图 4-1-34 术后 1.2 年根尖片可见 14 区种植体周围骨水平较稳定

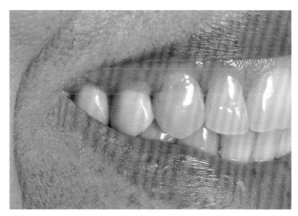

图 4-1-35 术后 1.2 年，可见 14 区龈缘水平稳定

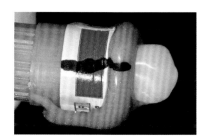

图 4-1-36 将 14 临时冠取下，安放于植体代型上，用硅胶材料制作临时冠穿龈形态阴模

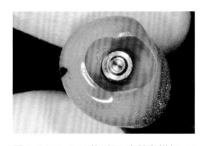

图 4-1-37 取下临时冠，安放印模杆，于印模杆与硅胶材料之间填充树脂材料

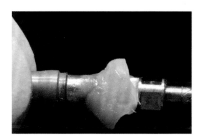

图 4-1-38 待树脂材料凝固后，取下印模杆，完成个性化印模杆的制作

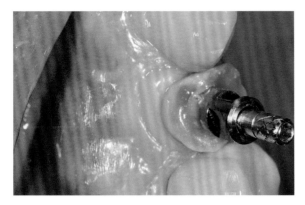

图 4-1-39　将个性化印模杆就位于 14 区

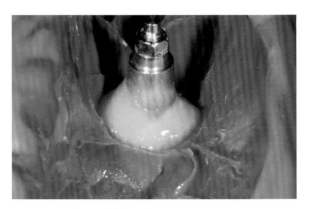

图 4-1-40　制取聚醚硅橡胶印模

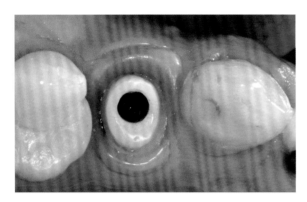

图 4-1-41　制作 14 个性化氧化锆基台

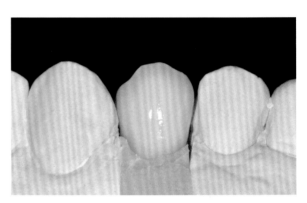

图 4-1-42　制作 14 最终修复体

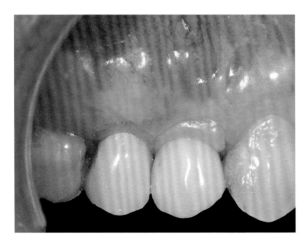

图 4-1-43　粘接 14 最终修复体

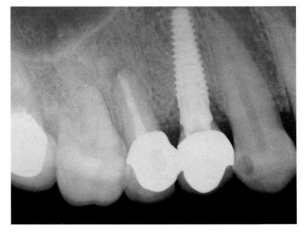

图 4-1-44　戴入 14 最终修复体后,根尖片显示修复体完全就位,同时可见 15 根尖炎症进一步局限缩小

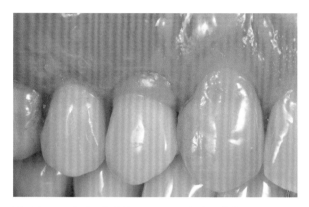
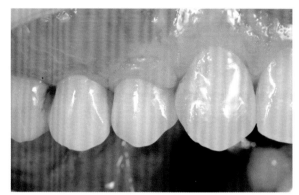

图 4-1-45　术后 3 年随访,可见 14 牙龈水平稳定　　　　　图 4-1-46　术后 4 年随访,可见 14 牙龈水平稳定

（五）治疗流程

这是一例右上颌第一前磨牙伴有根尖炎症及颊侧瘘管条件下即刻种植同期行软硬组织增量的病例（图 4-1-47）。

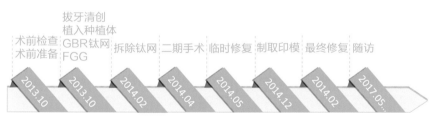

图 4-1-47　治疗流程图

（六）病例点评

1. 种植时机的选择　按照常规即刻种植适应证的要求,该病例应先考虑拔除患牙清除炎症后延期种植,据报道,拔牙后的前 6 个月,牙槽骨的平均吸收率为 23%[2],因此,对于此病例而言,待拔牙窝自然愈合后再行种植,骨缺损会更大,增加了种植手术的难度。并且越来越多的学者报道了在清除炎症组织和严格无菌操作的条件下,即使伴有根尖周炎症的情况下行即刻种植,仍可获得满意的治疗效果,进一步拓展了即刻种植的适应证。从本病例可以看到技术的进步、患者要求的提高、材料和器械的更新等都在逐渐推进着临床治疗的变革。

2. 存在根尖炎症的情况行即刻种植的注意事项　即刻种植减少了患者就诊次数,在新鲜拔牙窝方向的引导下可以更好的以修复为导向植入种植体。常规即刻种植的主要禁忌证之一是患牙根尖周炎症和患牙周围软组织炎症,而大量研究证实,在严格的无菌操作条件下,尽可能清除炎症组织,配合大量生理盐水冲洗后,暴露新鲜拔牙窝或骨创面,将患处的炎症从"有菌"状态转化为"相对无菌"状态后,是可以满足即刻种植"无炎症"的要求的[3]。对于长期慢性炎症的患牙,常伴有唇颊侧的瘘管,除进行搔刮外,仍需利用大量生理盐水进行冲洗。在制备种植窝洞时,应尽量利用腭侧新鲜骨,增加种植体的初期稳定性,同时尽量避免接触唇颊侧原先的"有菌"区。影响即刻种植的另一重要因素是种植位点的骨量。通常情况下,要求种植位点根方应具备 3~5mm 的骨,以满足初期稳定性。长期慢性炎症的患牙通常伴有大量骨缺损,这种条件下则建议行早期种植,但随着骨增量手术方法的日渐成熟和完善,种植同期行骨增量仍可满足即刻种植对种植位点骨量的要求。也有学者对此类情况下进行即刻种植提出质疑,认为即使严格清理患处的炎症组织并进行大量冲洗,患处的牙槽骨内仍有可能存在大量感染物质,引发术后逆行性种植体周围炎(retrograde peri-implantitis),据此则应在清创时选择性的磨除部分根尖及牙周骨组织,暴露新鲜的骨创面[4]。但多数学者则认为在严格清创的条件下即刻种植是可以获得满意的治疗效果,且根尖区肉芽组织的存在是机体对细菌微生物的炎性反应,这种炎性反应可以保护细菌对骨的直接侵害,且肉芽组织被认为是一种无菌组织,仔细清除肉芽组织后则可以暴露新鲜健康的骨面[2]。

3. 钛网的使用和风险控制　本病例中,拔牙清创后可见垂直向和水平向大范围的骨缺损,术者在植入种植体后结合钛网来固定和维持骨粉的位置,从垂直向和水平向上维持骨增量的空间。本病例的另一难点是即刻种植同时进行钛网 GBR 骨增量,这种情况下使用钛网最常出现的并发症是钛网暴露。该病例钛网暴露的风险极大,一方面牙槽嵴顶软组织缺损难以覆盖钛网;另一方面种植区颊侧有瘘管也可能导致钛网暴露。所以术者利用同期游离龈瓣移植,有效增加软组织的量并能严密关闭两个可能的暴露位点。治疗过程中,严密观察患者,在颊侧钛网有暴露可能时即刻取出钛网。本病例术者采用 i-Gen 钛网,其厚度薄、硬度小,可以很好地适应外伤骨缺损区的外形,同时 i-Gen 钛网的形态及高弹性能方便后期采用小切口将其取出。这些步骤的共同运用控制了本病例的手术风险,获得了满意的治疗效果。需要注意的是此类病例就外科来讲属于高度复杂病例,一旦某个环节没有控制好,其结果必然是灾难性的。

参考文献

1. Chappuis V, Martin W. ITI Treatment Guide: Implant Therapy in the Esthetic Zone-Current Treatment Modalities and Materials for Single-tooth Replacements. volume 10. Berlin: Quintessenz Verlags GmbH, 2017.

2. Crespi R, Capparé P, Crespi G, et al. Immediate Implant Placement in Sockets with Asymptomatic Apical Periodontitis. Clin Implant Dent Relat Res, 2017, 19(1): 20-27.

3. Ayangco L, Sheridan PJ. Development and treatment of retrograde peri-implantitis involving a site with a history of failed endodontic and apicoectomy procedures: a series of reports. Int J Oral Maxillofac Implants, 2001, 16: 412-417.

4. Lee CT, Chuang SK, Stoupel J. Survival analysis and other clinical outcomes of immediate implant placement in sites with periapical lesions: sysitematic review. Int J Oral Maxillofac Implants, 2015, 30: 268-278.

二、病例 2 采用双侧水平翻转瓣及骨移植修复唇裂患者缺牙区缺损后行种植治疗

主诊医师:Davide Farronato

(一) 患者情况

患者,男,25 岁。

主　　诉:右上颌前牙缺失,要求修复。

现 病 史:患者为先天性唇腭裂患者,曾行唇腭裂修补,右上颌侧切牙先天缺失。患者 2 年前接受正畸治疗,并预留了右上颌侧切牙间隙,在结束正畸治疗后行 12 树脂粘接桥修复。现因修复体不美观而就诊。

既 往 史:患者体健,否认全身系统性疾病,否认吸烟史。

检　　查:12 为树脂粘接桥,12 区牙龈可见裂隙,探诊可穿过。拆除 12 树脂粘接桥后,可见局部牙龈红肿。前牙浅覆𬌗、浅覆盖。口腔卫生状况尚可。

辅助检查:全口牙位曲面体层片及 CBCT 检查显示 12 缺失,行粘接修复;12 区牙槽骨缺如(图 4-2-1~图 4-2-9)。

诊　　断:上颌牙列缺损。

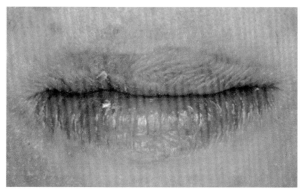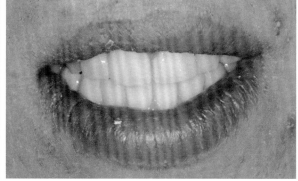

图 4-2-1 患者术前照,多数情况下患者处于闭口状态,不愿显露牙齿

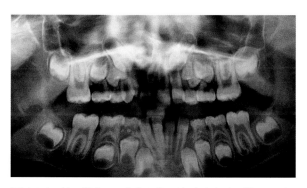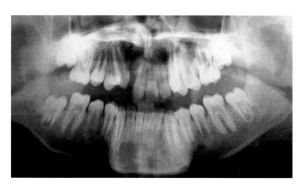

图 4-2-2 替牙期全口牙位曲面体层片,患者为先天性唇腭裂

图 4-2-3 患者 2 年前开始进行正畸治疗,正畸治疗前全口牙位曲面体层片

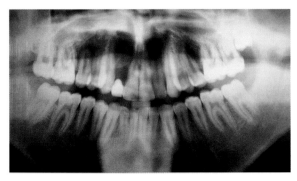

图 4-2-4 术前全口牙位曲面体层片,患者已完成正畸治疗,可见 12 缺失,无继承恒牙,行 12 树脂粘接桥修复

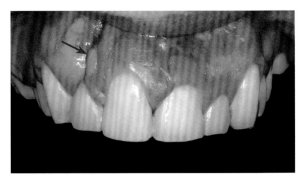

图 4-2-5 患者术前口内局部像,可见 12 根方软组织明显塌陷(箭头所示)

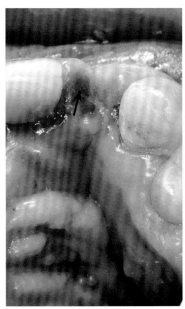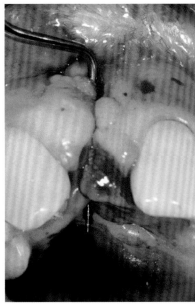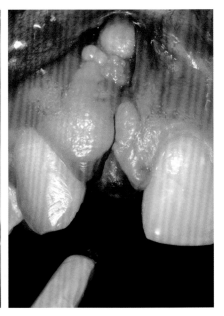

图 4-2-6 拆除 12 树脂粘接桥后,可见局部牙龈红肿(箭头所示),从唇腭侧的照片可见,12 区的软硬组织均有裂隙,探针可穿过

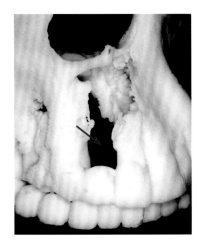

图 4-2-7 从上颌骨 3D 打印模型可以清晰地看到裂隙区的骨缺损(箭头所示)

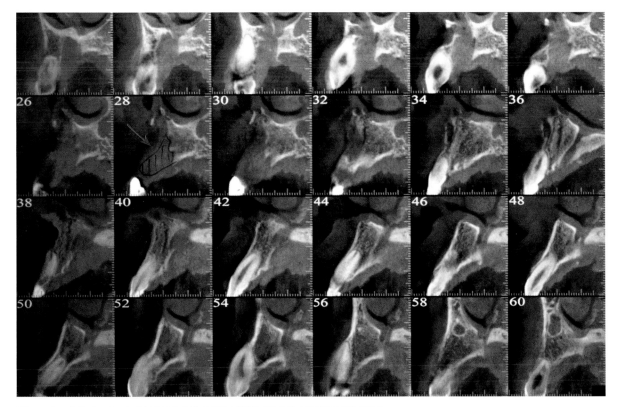

图 4-2-8　术前 CBCT 矢状面显示,黑色画线区(箭头所示)为骨重建的目标范围

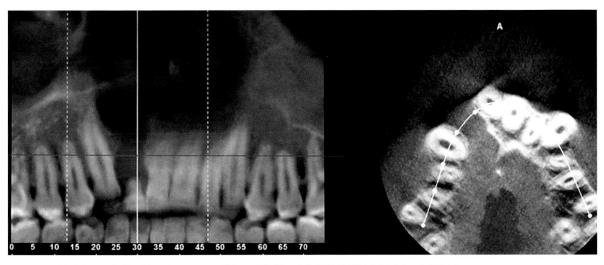

图 4-2-9　结合全口牙位曲面体层片及 CBCT 横断面影像进一步分析骨缺损的范围,制订手术计划

（二）美学风险评估

根据 ERA 表（表 4-2-1），结合其他临床因素，该病例外科难度等级为高度复杂（complex）。

表 4-2-1　美学风险评估表[1]

风险因素 esthetic risk factors	风险级别 level of risk		
	低 low	中 medium	高 high
全身状况 medical status	健康，愈合良好 healthy，uneventful healing	—	愈合欠佳 compromised healing
吸烟习惯 smoking habit	非吸烟者 non-smoker	吸烟者（每天≤10 根） light smoker（≤10cig/day）	吸烟者（每天 >10 根） heavy smoker（>10 cig/day）
笑线位置 gingival display at full smile	低笑线 low	中笑线 medium	高笑线 high
缺牙间隙的宽度 width of edentulous span	单颗牙缺失（缺牙间隙 ≥7mm[a] 或≥6mm[b]） 1 tooth（≥7mm[a] or≥6mm[b]）	单颗牙缺失（缺牙间隙 <7mm[a] or < 6mm[b]） 1 tooth（<7mm[a] or<6mm[b]）	2 颗及以上牙位缺失 2 teeth or more
缺失牙［和（或）邻牙］形态 shape of tooth crowns	矩形或椭圆形 rectangular	—	三角形 triangular
邻牙修复情况 restorative status of neighboring teeth	未修复 virgin	—	已修复 restored
牙龈生物学类型 gingival phenotype	低平弧形，厚龈生物型 low-scalloped，thick	中等弧形，中厚生物型 medium-scalloped，medium-thick	高陡弧形，薄龈生物型 high-scalloped，thin
种植位点的感染 infection at implant site	无感染 none	慢性感染 chronic	急性感染 acute
软组织形态 soft-tissue anatomy	软组织形态完整 soft-tissue intact	—	软组织缺损 soft-tissue defects
邻牙骨高度 bone level at adjacent teeth	距接触点≤5mm ≤5mm to contact point	距接触点 5.5~6.5 mm 5.5~6.5mm to contact point	距接触点≥7mm ≥7mm to contact point
唇（颊）侧骨厚度 * facial bone-wall phenotype*	唇（颊）侧骨厚度≥1mm thick-wall phenotype≥1mm thickness	—	唇（颊）侧骨厚度 <1mm thin-wall phenotype <1mm thickness
骨组织形态 bone anatomy of alveolar crest	无骨缺损 no bone deficiency	水平骨缺损 horizontal bone deficiency	垂直骨缺损 vertical bone deficiency
患者的期望值 patient's esthetic expectations	较实际的期望值 realistic expectations	—	不切实际的期望值 unrealistic expectations

[a] 标准径种植体（standard-diameter implant，regular connection）

[b] 窄径种植体（narrow-diameter implant，narrow connection）

* 如果牙齿存在且有 CT 影像（if three-dimensional imaging is available with the tooth in place）

（三）治疗方案

患者为先天性唇腭裂且伴 12 先天缺失，虽然已行唇腭裂修补，唇腭裂处的牙槽骨仍然呈缺如状态，术前检查发现软组织也存在裂隙。在术前计划时，术者通过 3D 打印的上颌骨模型，可以清晰直观地看到牙槽骨缺如的范围较大。针对该患者，术者首先考虑恢复术区的软硬组织量。由于需恢复组织量较大，术者计划分阶段分别对软、硬组织进行增量。术者在进行软组织增量时，首先考虑的是如何关闭软组织裂隙，通过双侧水平翻转瓣的设计以及带上皮的结缔组织瓣移植来达到关闭裂隙，增量牙龈的效果。针对大范围牙槽骨的缺失，常规首选仍然是 Onlay 植骨，由于患者张口度有限，术者计划从颏部取骨，并结合钛网维持植骨的三维空间来实现大范围的骨增量。待获得满意的组织增量后，再行种植体植入和最终修复。在组织增量期间，仍可采用树脂粘接桥的方法来维持上颌前牙的美观，但需调整桥体形态，勿压迫牙龈并利于患者清洁。

（四）详细治疗过程

详细治疗过程见图 4-2-10~ 图 4-2-47。

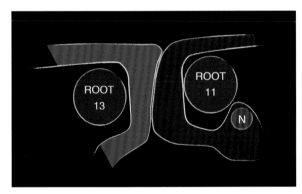

图 4-2-10　首先进行 12 区软组织裂隙的关闭，设计进行双侧水平翻转瓣（double horizontal roll flap）

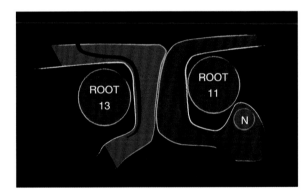

图 4-2-11　进行 13、11 的半厚瓣切口设计

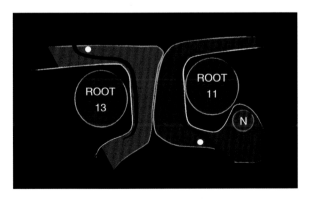

图 4-2-12　形成如白色圆点所示的两个瓣

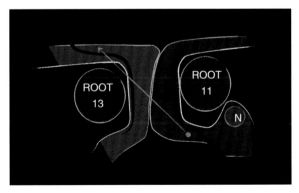

图 4-2-13　将 11 腭侧的瓣翻向 13 唇侧，腭侧牙龈的质地和颜色与唇侧牙龈略有不同，但患者非高笑线，愿意接受该设计操作

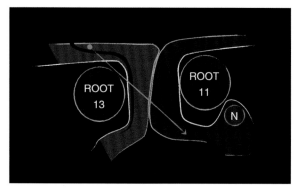 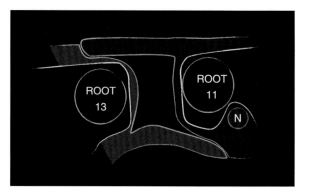

图 4-2-14　将 13 唇侧的瓣翻向 11 腭侧　　　　　图 4-2-15　形成水平向双侧瓣的翻转,封闭软组织裂隙

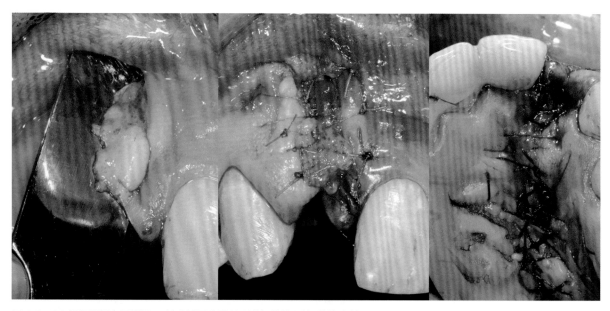

图 4-2-16　行唇腭侧半厚瓣切口,按上述示意图所示进行瓣的翻转,并缝合创口

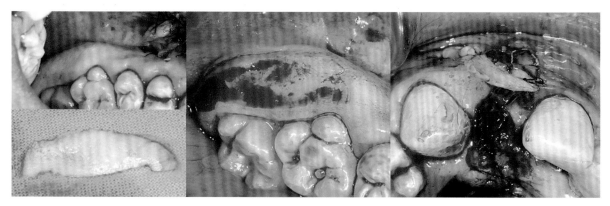

图 4-2-17　取游离龈瓣进一步辅助封闭和保护创口

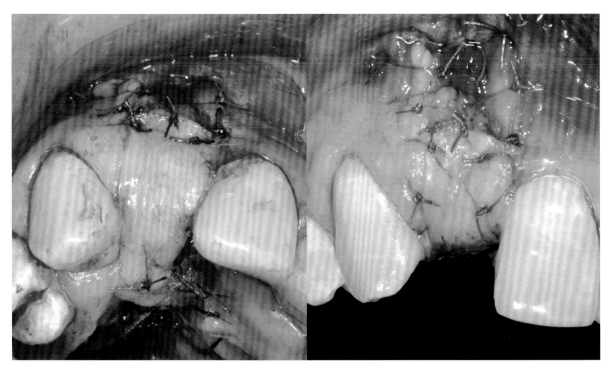

图 4-2-18　缝合固位游离龈瓣

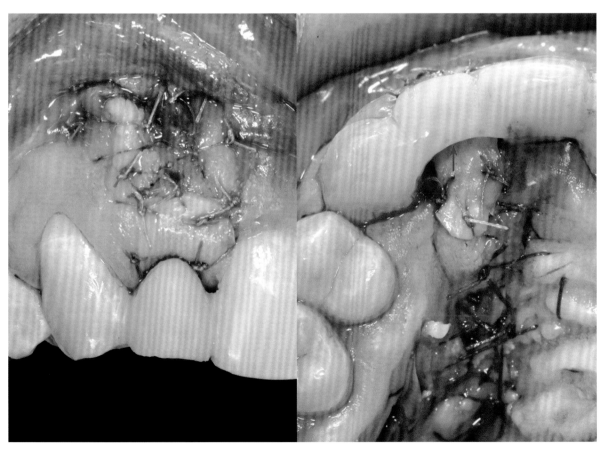

图 4-2-19　将原先的 12 粘接桥就位,暂时恢复患者的美观,注意桥体腭侧悬空(箭头所示),勿压迫牙龈,利于患者清洁

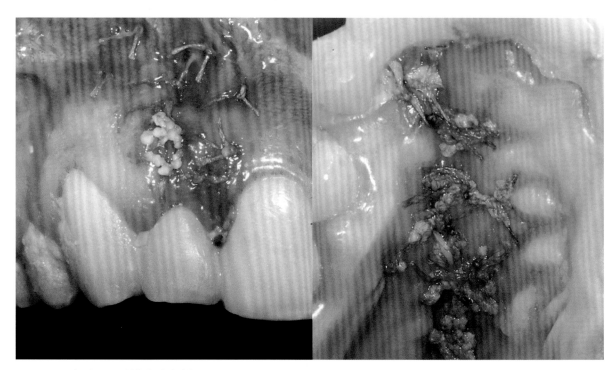

图 4-2-20　术后 15 天,软组织愈合良好

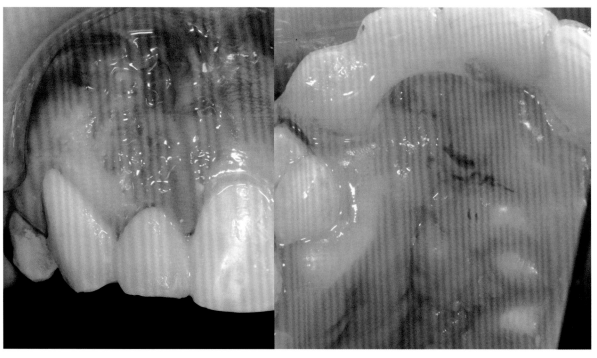

图 4-2-21　术后 15 天,拆除缝线

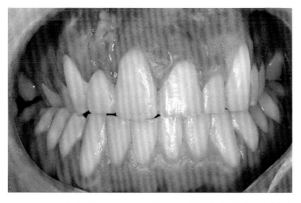

图 4-2-22　术后 10 个月，软组织仍有一定的瘢痕，但裂隙已消失

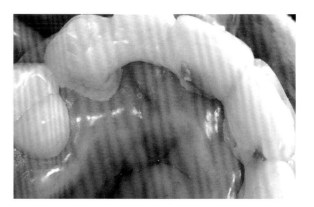

图 4-2-23　术后 10 个月，腭侧软组织裂隙也消失

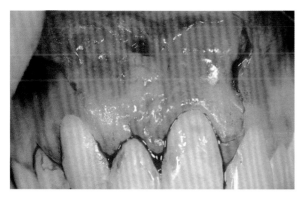

图 4-2-24　术后 10 个月，行骨重建手术，设计切口，行 11 近中、12 远中松弛切口，12 龈缘切口及 13 龈沟切口

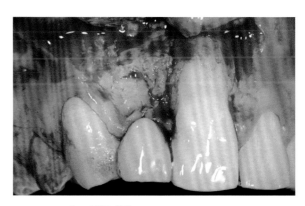

图 4-2-25　翻开黏骨膜瓣

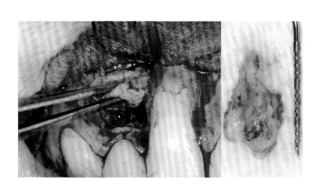

图 4-2-26　移除多余的结缔组织

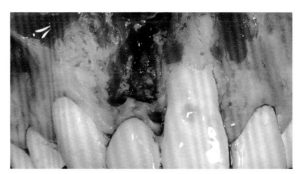

图 4-2-27　可见 12 根方唇腭侧穿通的骨缺损

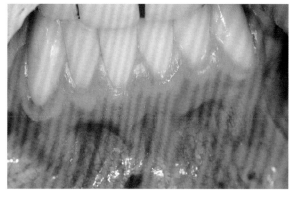 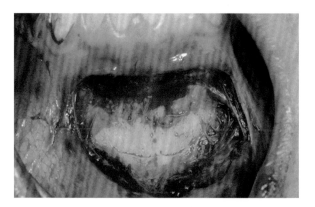

图 4-2-28　由于患者无法大张口,无法经口内获取下颌骨外斜线的自体骨,因此手术设计从颏部获取自体骨

图 4-2-29　暴露供骨区

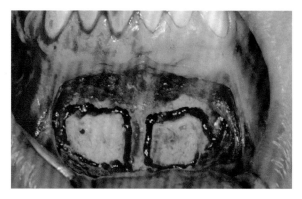 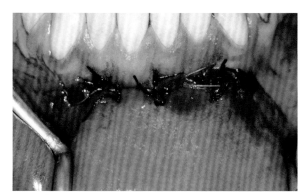

图 4-2-30　于颏部中线两侧取两块自体骨

图 4-2-31　缝合供骨区创口

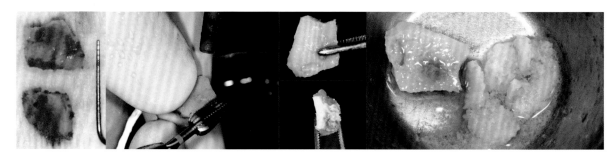

图 4-2-32　两块自体骨,一块研碎后与异种骨粉混合,一块修整形态,匹配受植区大小

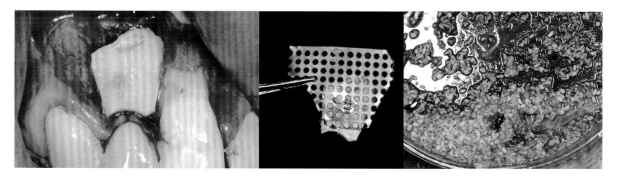

图 4-2-33　利用钛钉将骨块和钛网同时固定,自体骨屑与骨粉 1:1 混合后填充于腭侧和根尖区

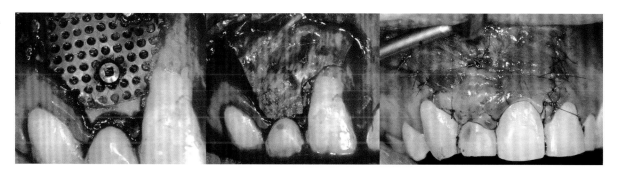

图 4-2-34　钛网表面盖胶原膜后缝合创口

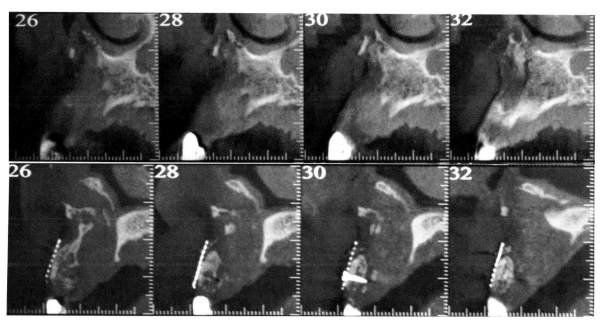

图 4-2-35　骨增量手术后 6 个月,CBCT 矢状面显示 12 区垂直向、水平向骨量均有明显重建

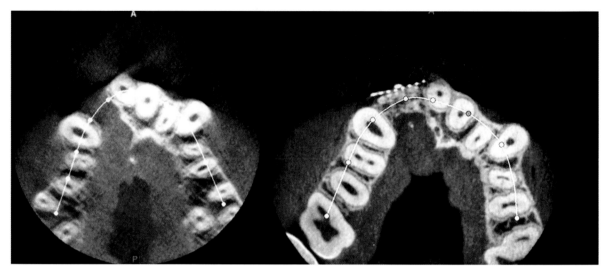

图 4-2-36　骨增量手术后 6 个月 CBCT 横断面和术前 CBCT 横断面对比,骨缺损区新生的骨组织可以为植入种植体提供充足的骨量

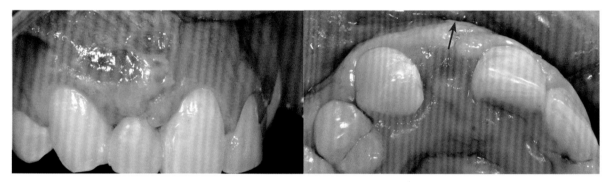

图 4-2-37　骨增量手术 6 个月后,组织轮廓丰满(箭头所示)

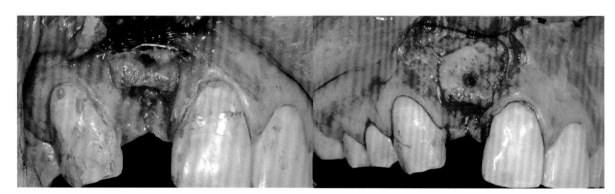

图 4-2-38　受植区设计为保护龈乳头的切口,切开翻瓣后,取出钛网和骨块固位螺丝钉

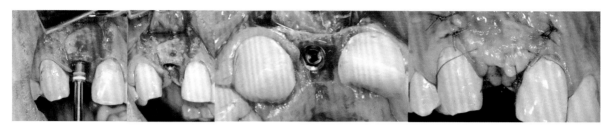

图 4-2-39　逐级备孔,于 12 区植入 3.75mm×10mm 的种植体,缝合创口

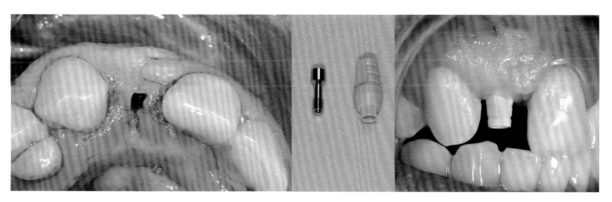

图 4-2-40　植入种植体 6 个月后,微创暴露覆盖螺丝,取出覆盖螺丝,安放临时基台

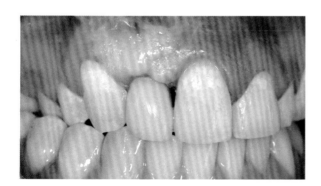

图 4-2-41　制作 12 临时冠,进行软组织塑形

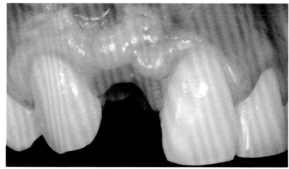

图 4-2-42　12 临时冠塑形 6 个月后,制取印模,选磨最终基台,制作最终修复体

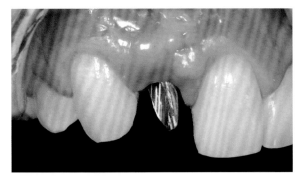

图 4-2-43　安放 12 最终基台

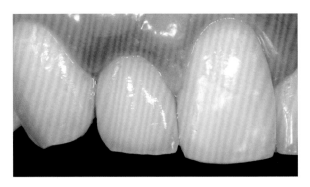

图 4-2-44　就位 12 最终修复体

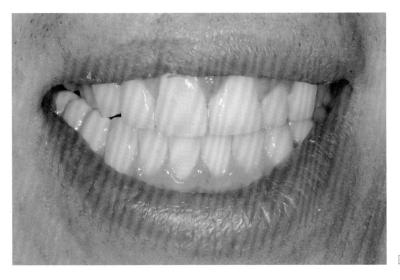

图 4-2-45　完成 12 最终修复后的微笑像

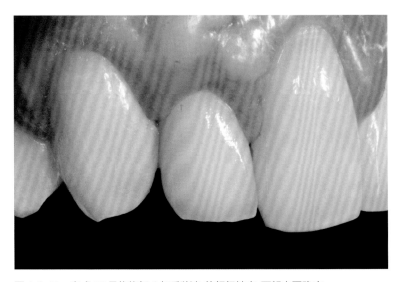

图 4-2-46　完成 12 最终修复 4 年后随访，软组织健康，牙龈水平稳定

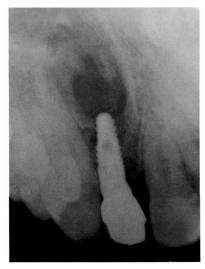

图 4-2-47　完成 12 最终修复 4 年后随访，X 线检查显示种植体周围骨水平稳定

（五）治疗流程

　　唇腭裂是一类常见的先天性发育畸形,常伴有错𬌗畸形及切牙或侧切牙的缺失,需要多学科联合治疗以恢复患者的美观及功能。有10%~50%的唇腭裂患者在完成一期手术修复软组织畸形后,是无法利用单纯的正畸来改善患者牙列及牙弓的美观,多需要通过可摘义齿、固定桥或植骨结合种植修复的方式来解决缺牙间隙或牙缺隙的问题[2]。本病例在进行12种植治疗前已完成正畸治疗,并为缺失的侧切牙预留了较理想的修复空间,由于缺牙间隙邻牙无缺损、龋损及其他异常,故术者及患者选择植骨结合种植修复的方式来恢复侧切牙的形态及功能(图4-2-48)。

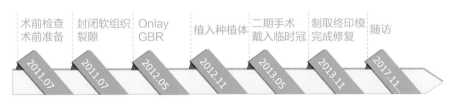

图4-2-48　治疗流程图

（六）病例点评

　　1. 唇腭裂患者软硬组织重建　对于腭裂患者行种植治疗,最关键的是重建术区软硬组织的形态和量。本病例中,由于患者术区骨的大量缺失,使得软组织量不足和塌陷,因此在进行二期骨移植前,术者首先设计双侧水平翻转瓣来关闭穿通的软组织裂隙,增加术区角化龈的量,同时降低二期骨移植时软组织瓣的关闭张力。对于唇腭裂患者术区的骨缺损问题,许多学者提出利用二期骨移植(secondary bone graft),即完成一期手术修复软组织畸形后,在混合牙列期(尖牙萌出前)进行二期植骨手术,通过骨移植解决一期手术后遗留的牙槽骨缺损,在此时进行二期骨移植对颌面部的发育影响较小,同时可以允许尖牙在植骨区正常发育萌出[3,4]。而种植体的植入则建议在生长高峰期后进行,因为种植体类似于骨粘连的牙齿(ankylosed tooth),在人体快速生长发育期间容易出现种植体下沉等情况[5]。Wang等回顾文献发现,多数唇腭裂患者选择在混合牙列期前后进行二期骨移植,由于植骨与种植体植入的长时间间隔,近半数的患者在进行种植体植入时发现植骨区因大量骨吸收而再次出现骨量不足的情况,需要进行第二次骨移植[6]。因此,本病例设计在完成正畸治疗和生长发育高峰期后进行二期骨移植,以缩短骨移植与植入种植体之间的等待时间。也有学者通过植骨同期植入种植体来缩短治疗时间及减少骨移植后的吸收,但此种方法术后因瓣的张力过大而造成创口开裂的概率高达25%[7]。由于多数唇腭裂患者术区骨缺损较大,二期骨移植多采用Onlay植骨和(或)结合其他植骨方式来进行。

　　2. 唇腭裂患者种植治疗效果　唇腭裂患者行种植体治疗后,5年以内种植体成功率在90%以上,但有关其治疗后美学效果及满意度的研究很少,且唇腭裂患者有时会伴有牙弓形态的异常,也会对种植体的植入角度及植入位置产生限制,影响术后的美学效果,因此还需要对大量的相似临床病例进行长期追踪研究[6]。本病例种植体周围有足量的骨组织,但根方缺少骨组织,后期还需要随访观察。

参考文献

1. Chappuis V, Martin W. ITI Treatment Guide: Implant Therapy in the Esthetic Zone-Current Treatment Modalities and Materials for Single-tooth Replacements.volume 10. Berlin: Quintessenz Verlags GmbH, 2017.

2. Ronchi P, Chiapasco M, Frattini D. Endosseous implants for pros- theticrehabilitation in bone grafted alveolar clefts. J Craniomaxil- lofacSurg, 1995, 23: 382-386.

3. Kawakami S, Yokozeki M, Horiuchi S, et al. Oral rehabilitation of an orthodontic patient with cleft lip and palate and hypodontia using secondary bone grafting, osseo-integrated implants, and prosthetic treatment. Cleft Palate Craniofac J, 2004, 41: 279-284.

4. Dempf R, Teltzrow T, Kramer FJ, et al. Alveolar bone grafting in patients with complete clefts: A comparative study between secondary and tertiary bone grafting. Cleft Palate Craniofac J, 2002, 39: 18-25.

5. Sharma AB, Vargervik K. Using implants for the growing child. J Calif Dent Assoc, 2006, 31: 719-724.

6. Wang F, Wu Y, Zou D, et al. Clinical outcomes of dental implant therapy in alveolar cleft patients a systematic review. The International Journal of Oral & Maxillofacial Implants, 2014, 29 (5): 1098-1105.

7. Jensen J, Sindet-Pedersen S, Enema H. Reconstruction of residual alveolar cleft defects with one-stage mandibular bone grafts and osseointegrated implants. J Oral Maxillofac Surg, 1998, 556 (4): 460-466.

三、病例 3　前牙外伤后行钛网 GBR 及结缔组织移植进行组织增量并延期种植
主诊医师:Davide Farronato

（一）患者情况

患者,女,79 岁。

主　诉: 左上颌前牙伴颌面部外伤 1 天。

现病史: 患者 1 天前因外伤导致左上颌前牙全脱位,伴面部软组织挫裂伤,脱位牙齿丢失。行面部软组织清创治疗后,寻求左上颌前牙修复治疗。患者希望能尽快恢复上颌前牙美观。

既往史: 患者体健,否认全身系统性疾病,否认吸烟史。

检　查: 21 缺失,11 近中切角缺损,未探及穿髓点,叩（–）,松（–）。前牙深覆𬌗、深覆盖。口腔卫生状况尚可（图 4-3-1~ 图 4-3-3）。

诊　断: 11 牙体缺损;21 缺失伴牙槽突骨折。

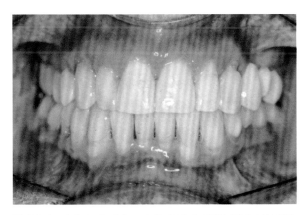

图 4-3-1　患者 13 年前的口内像,可作为后期最终修复体制作的参考

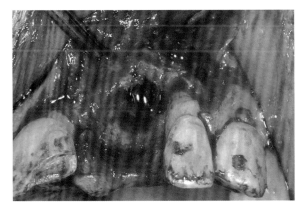

图 4-3-2　患者因外伤造成 21 全脱位和牙槽骨骨折,11 近中切角折裂

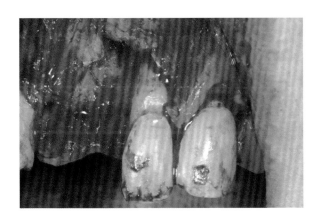

图 4-3-3　患者部分骨折片在外伤中脱落,造成 21 大范围唇侧骨缺损,22 近中和唇侧也有明显骨缺损

（二）美学风险评估

根据 ERA 表（表 4-3-1），结合其他临床因素，该病例外科难度等级为高度复杂（complex）。

表 4-3-1　美学风险评估表[1]

风险因素 esthetic risk factors	风险级别 level of risk		
	低 low	中 medium	高 high
全身状况 medical status	健康，愈合良好 healthy , uneventful healing	—	愈合欠佳 compromised healing
吸烟习惯 smoking habit	非吸烟者 non-smoker	吸烟者（每天≤10 根） light smoker（≤10cig/day）	吸烟者（每天 >10 根） heavy smoker（>10cig/day）
笑线位置 gingival display at full smile	低笑线 low	中笑线 medium	高笑线 high
缺牙间隙的宽度 width of edentulous span	单颗牙缺失（缺牙间隙 ≥7mm^a 或≥6mm^b） 1 tooth（≥7mm^a or≥6mm^b）	单颗牙缺失（缺牙间隙 <7mm^a or<6mm^b） 1 tooth（<7mm^a or<6mm^b）	2 颗及以上牙位缺失 2 teeth or more
缺失牙［和（或）邻牙］形态 shape of tooth crowns	矩形或椭圆形 rectangular	—	三角形 triangular
邻牙修复情况 restorative status of neighboring teeth	未修复 virgin	—	已修复 restored
牙龈生物学类型 gingival phenotype	低平弧形，厚龈生物型 low-scalloped , thick	中等弧形，中厚生物型 medium-scalloped , medium-thick	高陡弧形，薄龈生物型 high-scalloped , thin
种植位点的感染 infection at implant site	无感染 none	慢性感染 chronic	急性感染 acute
软组织形态 soft-tissue anatomy	软组织形态完整 soft-tissue intact	—	软组织缺损 soft-tissue defects
邻牙骨高度 bone level at adjacent teeth	距接触点≤5mm ≤5mm to contact point	距接触点 5.5~6.5mm 5.5~6.5mm to contact point	距接触点≥7mm ≥7mm to contact point
唇（颊）侧骨厚度 * facial bone-wall phenotype*	唇（颊）侧骨厚度≥1mm thick-wall phenotype≥1mm thickness	—	唇（颊）侧骨厚度 <1mm thin-wall phenotype<1mm thickness
骨组织形态 bone anatomy of alveolar crest	无骨缺损 no bone deficiency	水平骨缺损 horizontal bone deficiency	垂直骨缺损 vertical bone deficiency
患者的期望值 patient's esthetic expectations	较实际的期望值 realistic expectations	—	不切实际的期望值 unrealistic expectations

^{a} 标准径种植体（standard-diameter implant , regular connection）
^{b} 窄径种植体（narrow-diameter implant , narrow connection）
* 如果牙齿存在且有 CT 影像（if three-dimensional imaging is available with the tooth in place）

（三）治疗方案

患者由于外伤导致 21 缺失且伴有 21、22 唇侧骨板的骨折和缺损及 11 近中切角缺损。为了能够获得良好的组织轮廓，重建 13 年前 21 形态（图 4-3-1），术者首先计划进行 21 区的骨增量手术，同期设计获取上颌腭侧软组织瓣辅助关闭创口，也能起到软组织增量的作用。在组织增量期间，为了维持前牙美观，术者设计行 21 树脂粘接桥修复，同时恢复 11 近中切角缺损。在获得充足的软硬组织量后，再行种植体植入，并设计后期进行软组织塑形以获得良好的穿龈形态和龈缘高度。针对 11 及 21 修复体的设计方案，由于 21 缺牙间隙比 11 略宽，术者建议 11 行贴面修复以纠正缺牙间隙的宽度，但患者不希望进行 11 贴面，仅希望 21 能够恢复至 13 年前口内记录时的形态。因此，对 11 仅行了树脂充填治疗，并根据先前口内的记录设计 21 形态。

（四）详细治疗过程

详细治疗过见图 4-3-4~ 图 4-3-46。

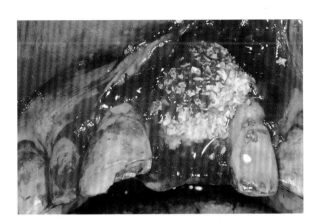

图 4-3-4　于 21 缺损区植入骨粉

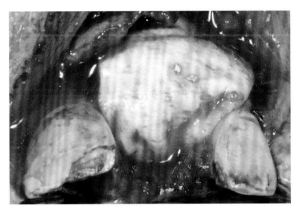

图 4-3-5　覆盖胶原膜

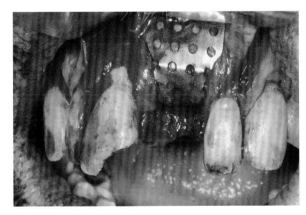

图 4-3-6　用钛网进行外形支撑，同时用钛钉在前庭位置固定钛网

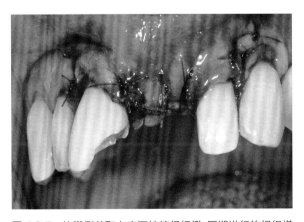

图 4-3-7　从腭侧获取上皮下结缔组织瓣，同期进行软组织增量，并缝合创口

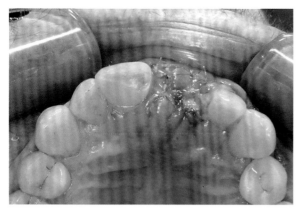

图 4-3-8　术后 1 周,软组织愈合良好

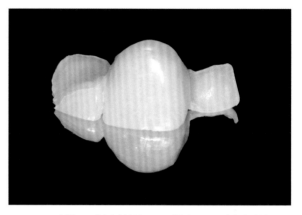

图 4-3-9　制作 21 树脂粘接桥,同时恢复 11 近中切角缺损

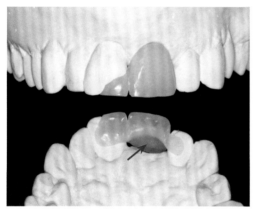

图 4-3-10　粘接桥桥体龈端的腭侧不与组织接触

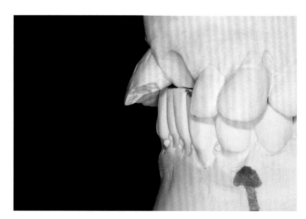

图 4-3-11　患者为深覆𬌗,应注意调整粘接桥的咬合接触

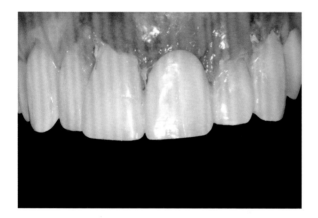

图 4-3-12　戴入粘接桥后的效果(唇面观)

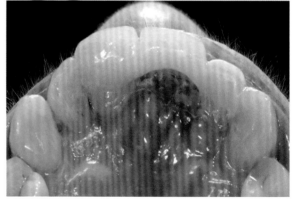

图 4-3-13　戴入粘接桥后的效果,21 桥体腭侧悬空,与软组织未接触(𬌗面观)

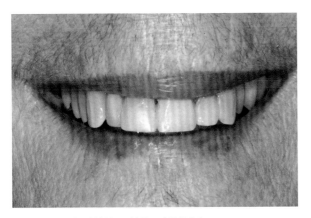

图 4-3-14　戴入粘接桥后的效果（微笑像）

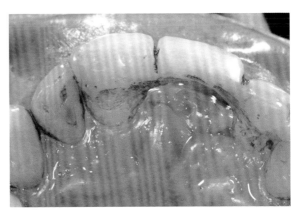

图 4-3-15　术后 1 个月，软组织愈合良好，但仍存在一定的瘢痕组织

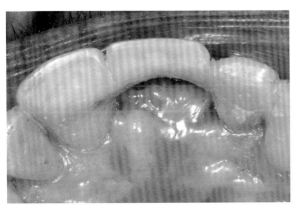

图 4-3-16　术后 4 个月，可见软组织瘢痕基本消除

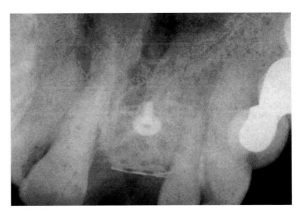

图 4-3-17　术后 4 个月根尖片显示垂直骨量充足

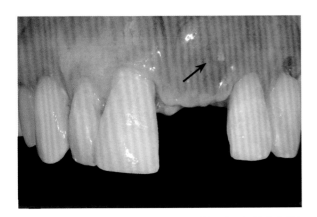

图 4-3-18　术后 4 个月，可见 21 区唇侧钛网有暴露的趋势（箭头所示）

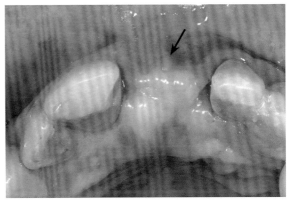

图 4-3-19　术后 4 个月，21 区唇侧组织丰满度良好（𬌗面观）（箭头所示）

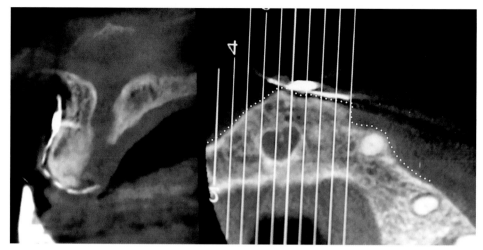

图 4-3-20　术后 4 个月,CBCT 矢状面(左)及横断面(右)可见 21 区骨量可满足种植体的植入需求

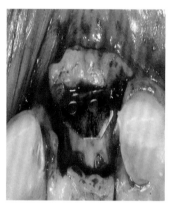

图 4-3-21　术后 4 个月,21 区设计为保护龈乳头的切口,小翻瓣,取出钛网

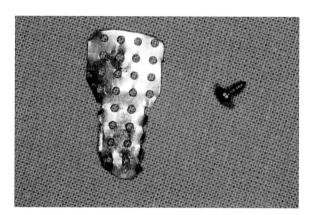

图 4-3-22　取出的钛网及固位钉

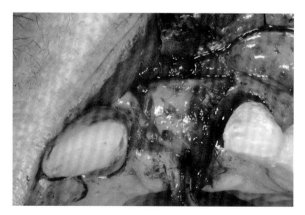

图 4-3-23　可见骨粉已与受植区骨结合,形态良好

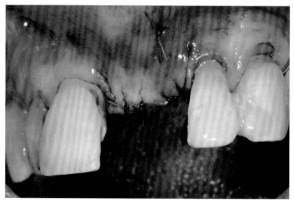

图 4-3-24　缝合创口

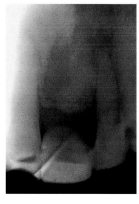 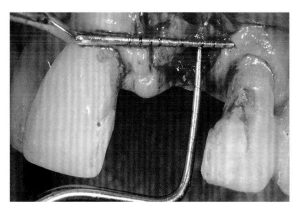

图 4-3-25　术后 7 个月根尖片显示垂直骨量稳定

图 4-3-26　翻瓣后，植入种植体（Sweden&Martina 3.8mm×13mm）

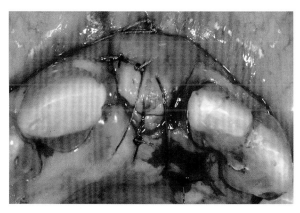 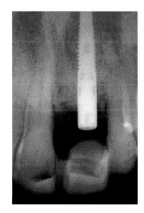

图 4-3-27　从上颌腭侧获取上皮下结缔组织瓣，行软组织增量，增加唇侧丰满度，关闭创口

图 4-3-28　种植体植入后的根尖片显示种植体植入方向良好

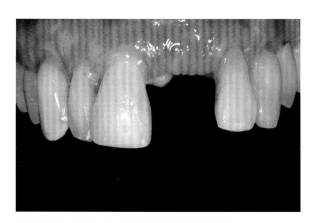 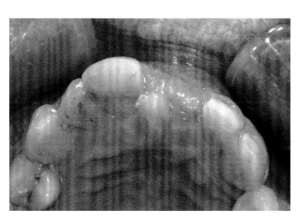

图 4-3-29　术后 1 年，软组织愈合良好（唇面观）

图 4-3-30　术后 1 年，21 唇侧丰满度良好（𬌗面观）

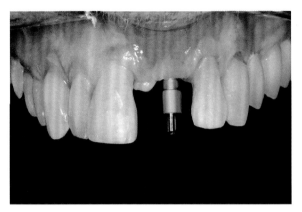

图 4-3-31　微创暴露覆盖螺丝,制取印模,制作 21 临时冠

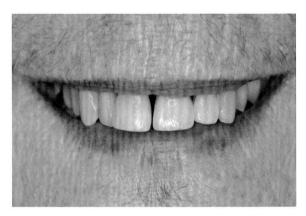

图 4-3-32　戴入 21 临时冠后的效果

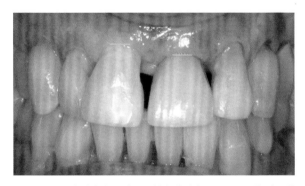

图 4-3-33　此时患者 11 与 21 的龈缘高低不一,需要临时冠进一步塑形,同时患者不愿意行 11 贴面治疗,因此告知患者最终修复效果的中线位置可能不尽理想

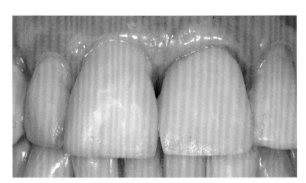

图 4-3-34　术后 2 年,21 牙龈塑形效果已较满意

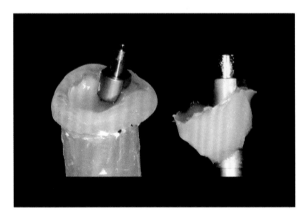

图 4-3-35　制取个性化印模杆

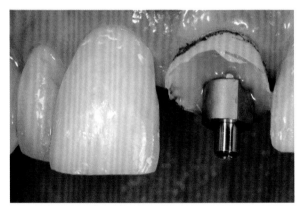

图 4-3-36　印模杆就位后,用铅笔描记龈缘位置

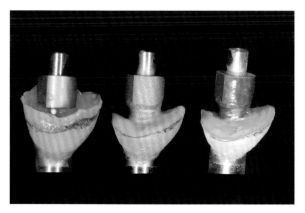

图 4-3-37　取下印模杆,根据铅笔描记的位置进行修整

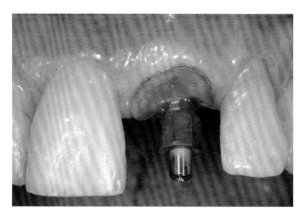

图 4-3-38　将个性化印模杆再次就位,检查龈缘位置

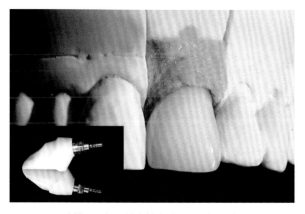

图 4-3-39　制作 21 氧化锆瓷基台,根据患者 13 年前的口内照设计全瓷冠形态

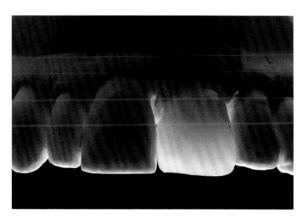

图 4-3-40　21 全瓷冠的透光性较佳

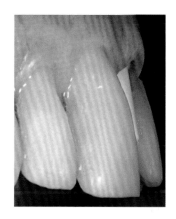

图 4-3-41　就位 21 基台,同时可见唇侧软组织丰满度较满意

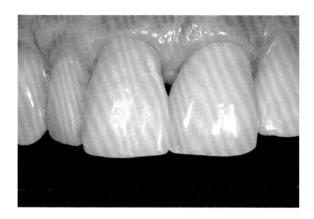

图 4-3-42　21 最终修复体就位

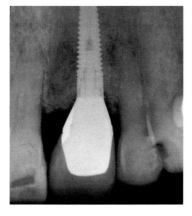 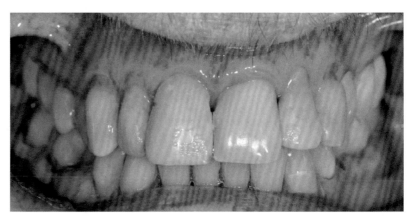

图 4-3-43　修复后根尖片显示 21 修　　图 4-3-44　术后 5 年口内像,显示 21 牙龈龈缘稳定
复体完全就位

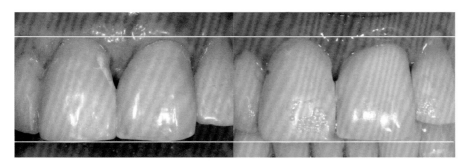 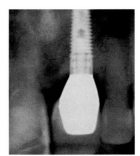

图 4-3-45　完成 21 修复后的龈缘位置与术后 5 年的龈缘位置进行比较　　　　　　图 4-3-46　术后 5 年根尖
片显示 21 种植体周围骨水
平稳定,无明显吸收

(五) 治疗流程

　　该患者由于外伤造成前牙区水平及垂直向大面积骨缺损,术者设计在种植前期行骨增量手术,利用 GBR 技术为种植体植入提供充足的骨量(图 4-3-47)。

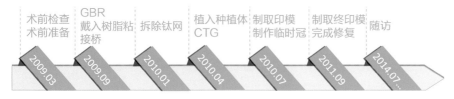

术前检查 术前准备	GBR 戴入树脂粘 接桥	拆除钛网	植入种植体 CTG	制取印模 制作临时冠	制取终印模 完成修复	随访
2009.03	2009.09	2010.01	2010.04	2010.07	2011.09	2014.07…

图 4-3-47　治疗流程图

（六）病例点评

1. GBR 的原理及适应证　传统骨增量技术包括 GBR、骨劈开、Onlay 植骨以及牵张成骨等。其中，GBR 技术得到了大量的科学证据支持，相对于 Onlay 植骨、骨劈开或牵张成骨，GBR 技术更加成熟和广泛应用。GBR 的原理是将屏障膜置于软组织和骨缺损之间建立生物屏障，制造一个相对封闭的组织环境，阻止迁移速度较快的软组织细胞（上皮细胞和成纤维细胞）进入骨缺损区，使迁移速度较慢的成骨前体细胞优先进入骨缺损区，优势生长，同时保护血凝块，维持血块充填间隙，实现缺损区的骨修复性再生[2]。创口的初期关闭、术区的血管化、空间的维持、血凝块和种植体的稳定是 GBR 成功的关键，即"PASS"原则[3]。常规使用的屏障膜包括可吸收屏障膜（胶原膜）和不可吸收屏障膜（PTFE 膜、钛网）。现在广泛应用的可吸收胶原膜强度低，空间支撑能力差，适用于骨缺损量较小的病例。而钛网则具备较高强度和硬度，可以有效支撑空间防止形态塌陷，同时，钛网的弹性和可塑性可以适用于任何形态的骨缺损，并减少对黏膜的压迫，且钛网可以稳定植骨材料，减少其移动，这些优势均使钛网在大面积骨缺损，尤其是三维骨缺损病例中被广泛应用[4]。但钛网的高强度也增加了术区创口的关闭张力，切口及瓣的设计不当可能会导致创口开裂，同时，钛网锐利的边缘可能会提高钛网早期暴露的危险。但与 PTFE 膜相比，钛网暴露后的感染概率相对较小[5]。针对种植体植入的时机，多数学者认为缺损较小时可以在 GBR 同期植入种植体，而当种植体周围有大量骨缺损时，应先行 GBR 再分期植入种植体[6,7]，同期植入的前提是保证种植体能在理想的三维位置植入并获得良好的初期稳定性。该病例中，植骨术后 4 个月时钛网有暴露的趋势，术者此时选择拆除钛网，降低感染风险。拆除钛网后，术者选择在植骨术后 7 个月时植入种植体，此时受植区的骨量充足且强度较高。

2. 精确转移穿龈形态的常用方法　在一期骨增量阶段，术者采用粘接桥的方式行临时冠修复以恢复患者的美观，注意桥体龈端的设计应满足患者的清洁，术者采用颊侧接触、腭侧悬空的桥体龈端形态，满足美观需求的同时不压迫牙龈。在植入种植体后 3 个月，术者利用临时冠对牙龈进行诱导，利用临时冠将牙龈形态诱导至预设稳定水平。最后采用个性化印模杆技术精确转移穿龈形态至最终印模，获得了稳定而满意的美学修复效果。一般来讲，永久修复体的穿龈形态要尽可能模拟最终的临时牙的穿龈形态，这样永久修复体戴入后的龈缘位置和形态与临时冠软组织塑形后达到的结果相一致，就比较理想。而所有这些的前提就是将种植位点的软组织穿龈形态准确地转移到模型上。技师可以在此基础上完成永久基台和永久修复体的制作，永久基台和修复体的穿龈形态才会与临时冠的完全一致。

通常情况下，临时修复体卸下后软组织形态马上开始塌陷，而常用的标准成品印模杆是均一圆柱形，不能完整转移穿龈形态，因此需要一些特殊方法进行取模。精确转移穿龈形态的常用方法有：①利用临时修复体直接制作个性化印模杆（如本章病例 3 介绍）；②直接利用临时修复体制取印模（图 4-3-48~ 图 4-3-52）；③常规取模，然后将临时修复体就位于石膏模型上，临时修复体颈部周围预留空间，直接在临时冠穿龈区注入义龈材料来完成穿龈外形的复制[2]。

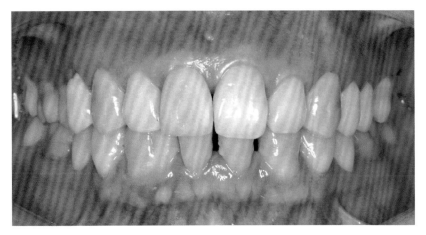

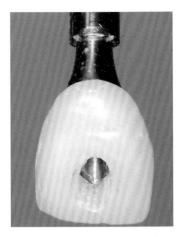

图 4-3-48　软组织塑形完成，可以采用常规托盘制取印模

图 4-3-49　将塑形临时牙直接与种植体替代体连接紧固

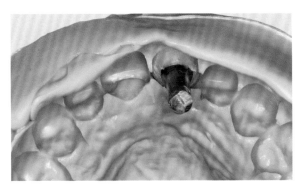

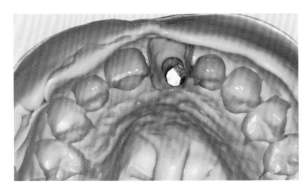

图 4-3-50　将临时牙和种植体替代体一起置入阴模，注意要完全就位

图 4-3-51　在临时牙颈部放置人工牙龈材料

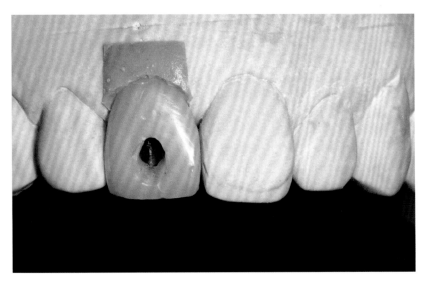

图 4-3-52　灌模后得到工作模型

参考文献

1. Chappuis V, Martin W. ITI Treatment Guide: Implant Therapy in the Esthetic Zone-Current Treatment Modalities and Materials for Single-tooth Replacements. volume 10. Berlin: Quintessenz Verlags GmbH, 2017.

2. 谭震. 口腔种植关键技术实战图解. 北京: 人民卫生出版社, 2014.

3. Wang HL, Boyapati L. "PASS" principles for predictable bone regeneration. Implant Dent, 2006, 15(1): 8-17.

4. Rakhmatia YD, Ayukawa Y, Furuhashi A, et al. Current barrier membranes: Titanium mesh and other membranes for guided bone regeneration in dental applications. Journal of Prosthodontic Research, 2013, 57(1): 3-14.

5. Schopper CH, Goriwoda W, Moser D. Long-term results after guided bone regeneration with resorbable and microporous titanium membranes. J Oral Maxillofac Surg Clin North Am, 2001, 13(3): 449-458.

6. Ronda M, Stacchi C. Management of a coronally advanced lingual flap in regenerative osseous surgery: a case series introducing a novel technique. Int J Periodontics Restorative Dent, 2011, 31: 505-513.

7. Ronda M, Rebaudi A, Torelli L, et al. Expanded vs. dense polytetrafluoroethylenemembranes in vertical ridge augmentation around dental implants: a prospective randomized controlled clinical trial. Clin Oral Implants Res, 2014, 25: 859-866.

四、病例 4　右上颌前牙区延期种植同期行 GBR 及结缔组织移植

主诊医师:Irfan Abas

(一) 患者情况

患者,男,22 岁。

主　　诉: 右上颌前牙缺失 1 年,要求修复。

现 病 史: 患者 1 年前因外伤拔除右上颌侧切牙,未行任何修复治疗,现因影响美观而就诊。

既 往 史: 患者体健,否认全身系统性疾病,否认吸烟史。

检　　查: 12 缺失,前牙浅覆𬌗、浅覆盖。口腔卫生状况尚可(图 4-4-1~ 图 4-4-4)。

辅助检查: CBCT 显示:12 缺失;12 区垂直骨高度尚可,水平骨量不足(图 4-4-5)。

诊　　断: 12 缺失。

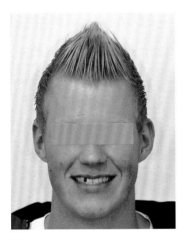

图 4-4-1　术前正面像,患者 12 缺失已 1 年

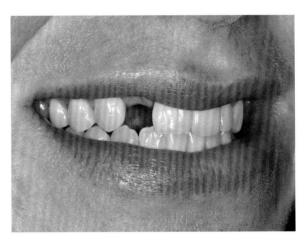

图 4-4-2　术前 45° 微笑像,显示患者为低笑线

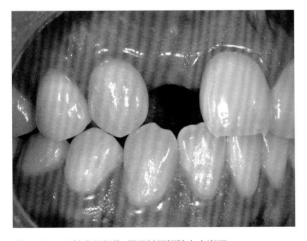

图 4-4-3　12 缺失局部像,显示缺牙间隙大小尚可

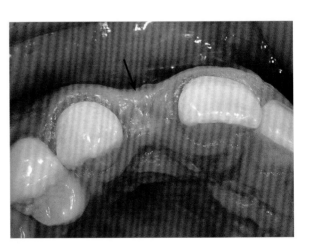

图 4-4-4　12 区唇侧组织缺损明显(𬌗面观)

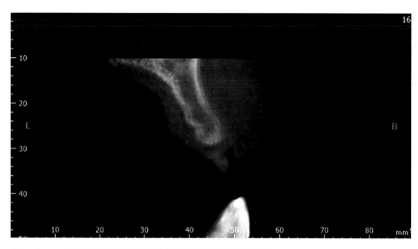

图 4-4-5　术前 CBCT 矢状面显示 12 区唇腭向骨量不足

（二）美学风险评估

　　根据 ERA 表（表 4-4-1），根据美学风险评估（ERA），结合其他临床因素，该病例外科难度等级为高度复杂（complex）。

（三）治疗方案

　　该患者由于长期缺牙导致唇侧大量骨吸收、组织塌陷，术前 CBCT 显示垂直骨量充足，水平骨量缺损，因此术者计划在植入种植体同时行 GBR，并进行软组织移植来辅助创口关闭，以增加唇侧的丰满度。在对该患者前牙区进行 GBR 骨增量时，由于缺损形态不佳，而且术区会受到较大的外力（嘴唇运动），所以主治医师考虑采用钛网辅助维持局部再生空间。同时考虑到患者就诊不方便决定不进行软组织塑形，在二期手术愈合后直接进行最终修复。

表 4-4-1　美学风险评估表[1]

风险因素 esthetic risk factors	风险级别 level of risk		
	低 low	中 medium	高 high
全身状况 medical status	健康,愈合良好 healthy,uneventful healing	—	愈合欠佳 compromised healing
吸烟习惯 smoking habit	非吸烟者 non-smoker	吸烟者(每天≤10根) light smoker(≤10cig/day)	吸烟者(每天>10根) heavy smoker(>10cig/day)
笑线位置 gingival display at full smile	低笑线 low	中笑线 medium	高笑线 high
缺牙间隙的宽度 width of edentulous span	单颗牙缺失(缺牙间隙≥ 7mm^a 或≥6mm^b) 1 tooth(≥7mm^a or≥6mm^b)	单颗牙缺失(缺牙间隙 <7mm^a 或<6mm^b) 1 tooth(<7mm^a or<6mm^b)	2颗及以上牙位缺失 2 teeth or more
缺失牙[和(或)邻牙]形态 shape of tooth crowns	矩形或椭圆形 rectangular	—	三角形 triangular
邻牙修复情况 restorative status of neighboring teeth	未修复 virgin	—	已修复 restored
牙龈生物学类型 gingival phenotype	低平弧形,厚龈生物型 low-scalloped,thick	中等弧形,中厚生物型 medium-scalloped,medium-thick	高陡弧形,薄龈生物型 high-scalloped,thin
种植位点的感染 infection at implant site	无感染 none	慢性感染 chronic	急性感染 acute
软组织形态 soft-tissue anatomy	软组织形态完整 soft-tissue intact	—	软组织缺损 soft-tissue defects
邻牙骨高度 bone level at adjacent teeth	距接触点≤5mm ≤5mm to contact point	距接触点 5.5~6.5mm 5.5~6.5mm to contact point	距接触点≥7mm ≥7mm to contact point
唇(颊)侧骨厚度* facial bone-wall phenotype*	唇(颊)侧骨厚度≥1mm thick-wall phenotype≥1mm thickness	—	唇(颊)侧骨厚度<1mm thin-wall phenotype<1mm thickness
骨组织形态 bone anatomy of alveolar crest	无骨缺损 no bone deficiency	水平骨缺损 horizontal bone deficiency	垂直骨缺损 vertical bone deficiency
患者的期望值 patient's esthetic expectations	较实际的期望值 realistic expectations	—	不切实际的期望值 unrealistic expectations

^{a} 标准径种植体(standard-diameter implant,regular connection)

^{b} 窄径种植体(narrow-diameter implant,narrow connection)

* 如果牙齿存在且有 CT 影像(if three-dimensional imaging is available with the tooth in place)

（四）详细治疗流程

详细治疗流程见图 4-4-6~ 图 4-4-36。

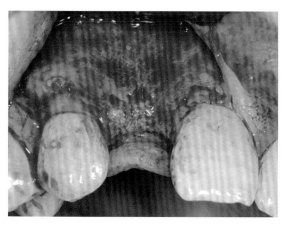

图 4-4-6　作 12 牙槽嵴顶切口,11、13 龈沟切口及 13 远中松弛切口

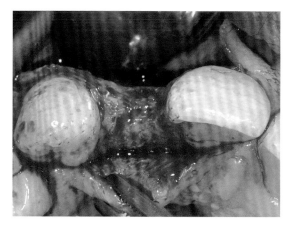

图 4-4-7　12 区唇侧骨缺损明显(殆面观)

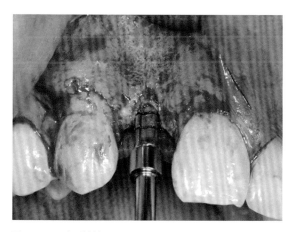

图 4-4-8　成形钻钻至 13mm 深

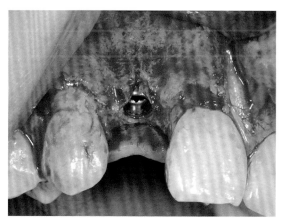

图 4-4-9　于 12 区植入种植体(Megagen AnyRidge 3.5mm×13mm),种植体完全埋入骨内

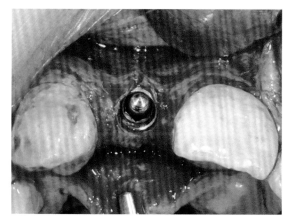

图 4-4-10　唇侧骨壁需要行 GBR(殆面观)

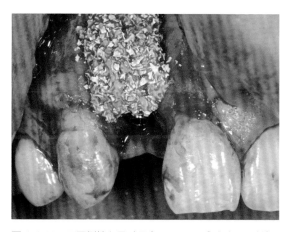

图 4-4-11　于唇侧植入异种骨(Mega-Oss® 小牛骨颗粒)

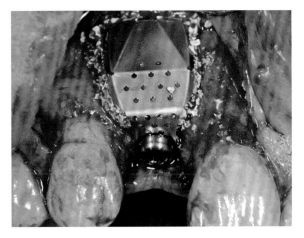

图 4-4-12　安放 i-Gen 钛网及覆盖螺丝

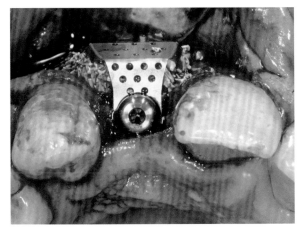

图 4-4-13　i-Gen 钛网在唇侧形成 2mm 以上的骨增量空间
（殆面观）

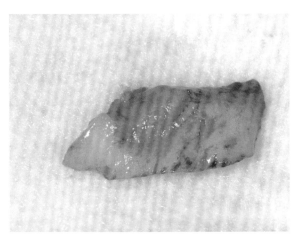

图 4-4-14　于上颌腭侧取上皮下结缔组织移植瓣

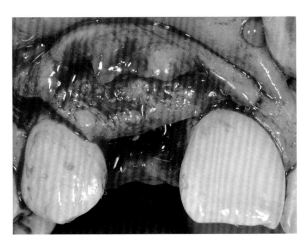

图 4-4-15　将结缔组织瓣放置在 i-Gen 钛网和唇侧翻瓣之间

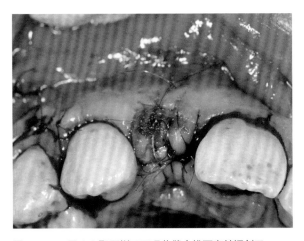

图 4-4-16　用 6-0 聚丙烯不可吸收缝合线严密关闭创口

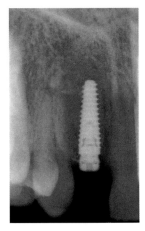

图 4-4-17　术后根尖片显示种植体植入方向良好

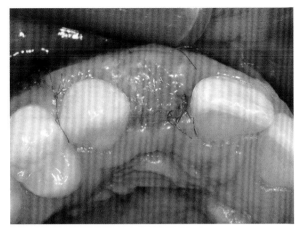

图 4-4-18　术后 2 周,术区软组织愈合良好(殆面观)

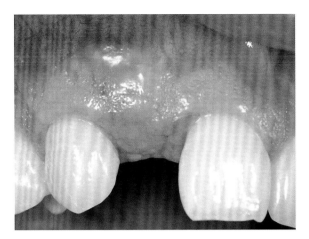

图 4-4-19　术后 3 个月,可见唇侧软组织略透金属色,计划拆除钛网

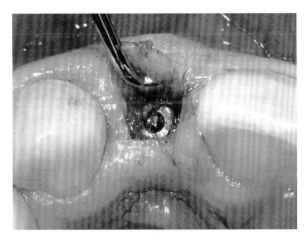

图 4-4-20　二期手术,暴露覆盖螺丝

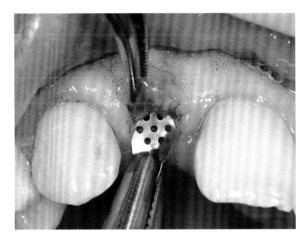

图 4-4-21　夹持并移除 i-Gen 钛网

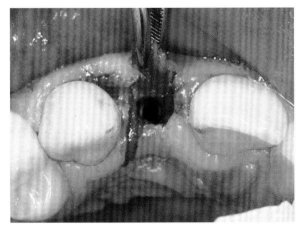

图 4-4-22　为方便取出钛网,可作远中切口

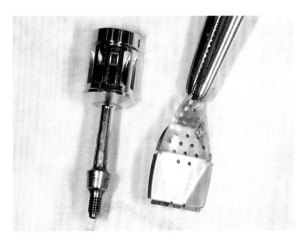

图 4-4-23　移除的钛网和专用螺丝

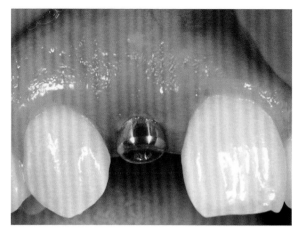

图 4-4-24　安放 4mm×5mm 愈合基台

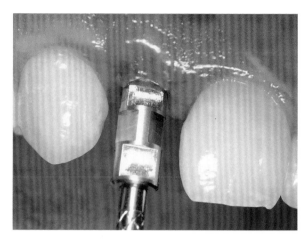

图 4-4-25　安放印模杆

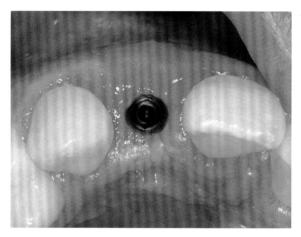

图 4-4-26　最终修复前的软组织情况

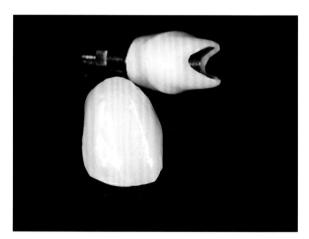

图 4-4-27　Ti-base 氧化锆基台和最终全瓷修复体

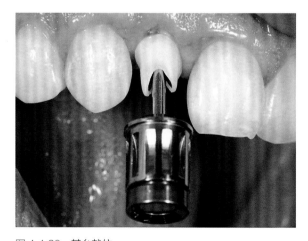

图 4-4-28　基台就位

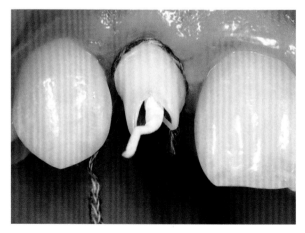

图 4-4-29　在基台周围放置排龈线,以防止粘接剂进入龈沟,并用聚四氟乙烯胶带封闭螺丝孔

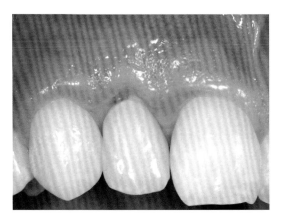

图 4-4-30　修复体粘接后

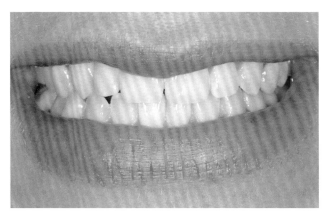

图 4-4-31　完成修复后微笑像

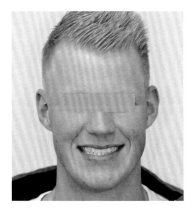

图 4-4-32　完成修复后正面像

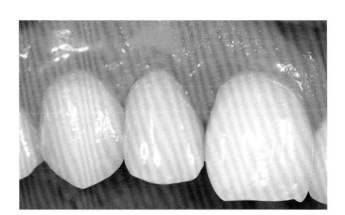

图 4-4-33　术后 6 个月,可见 12 牙龈水平稳定

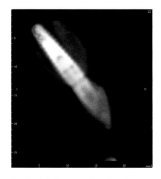

图 4-4-34　术后 12 个月,CBCT 矢状面显示 12 唇舌侧骨厚度由 4mm 变为 8mm

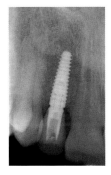

图 4-4-35　术后 18个月,根尖片显示种植体近远中牙槽骨高度较理想

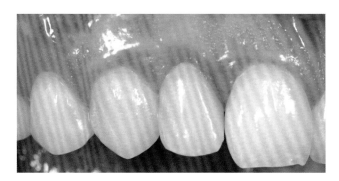

图 4-4-36　术后 24 个月,12 牙龈水平稳定(唇面观)

（五）治疗流程

这是一例美学区单颗牙缺失伴水平骨量不足的病例。对于前牙而言，为了补偿愈合期间及修复后的骨丧失，保证2mm的唇侧骨厚度对于美学效果是十分必要的。这样可以获得足够的软组织支撑，避免潜在的牙龈退缩风险。从该患者的根尖片和口内照片可以看出，12区水平骨量不足，牙槽突唇侧丰满度欠佳。对于水平骨量不足，本病例采用了异种骨结合钛网进行GBR（图4-4-37）。

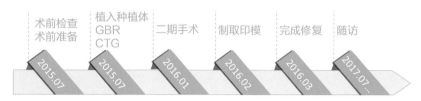

图4-4-37 治疗流程图

（六）病例点评

1. i-Gen 钛网的特点 钛网属于不可吸收性膜的一种，具有优异的机械性能，易于操作和塑形，具有良好的生物相容性，可用于各种类型和大小的骨缺损[2]。其刚性较好，空间支撑作用佳，可防止轮廓崩塌、牙龈压迫和移植骨的移位。应用钛网最常见的并发症是创口裂开造成的钛网暴露，据报道，其发生率为10.5%~80% 不等[3]。主要与手术技巧、临时义齿的压迫，角化龈宽度和厚度、牙龈生物型以及骨增量体积有关。另外，钛网的硬度也是造成其暴露的原因之一。一般来讲，钛网刚性越强、越硬，后期出现创口裂开的可能性就会相应增加。本病例采用的 i-Gen 钛网较薄、机械性能好，易于操作，并且其顶部的平台设计可以在牙槽嵴顶处形成良好的空间支撑，防止植骨材料在牙槽嵴顶（种植体颈部）过薄（图4-4-38）。而且

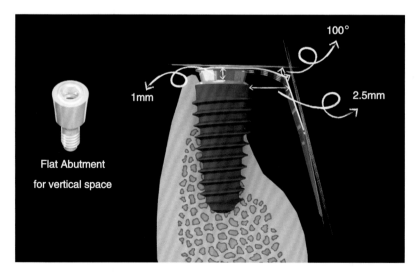

图4-4-38 i-Gen 钛网示意图

由于钛网较薄，在后期取出时只需进行较小的切口，然后用持针器轻轻拉出即可。注意由于钛网较薄，很容易切断其孔隙处的软组织。

2. 牙龈的处理　Chen 等的研究表明，龈乳头的高度主要与牙槽嵴顶到修复体邻接点的距离和角化龈宽度有关[4]。唇侧龈缘水平高低与多种因素有关，包括牙龈生物型、种植体植入角度、唇侧牙槽嵴高度、邻面接触点与牙槽嵴顶的距离、种植体平台深度、与种植体产生骨结合的骨水平。其中牙龈生物型是影响龈缘水平最重要的因素[5]。

为了更好地恢复 12 唇侧牙槽突的丰满度，重建龈乳头，术者在一期手术同期进行了结缔组织移植，将结缔组织插入钛网与种植体唇侧牙龈之间，充分减张后严密缝合创口，愈合后可见 12 唇侧牙槽突弧度与邻牙协调一致。软组织移植可以防止使用钛网时出现的创口裂开，增厚的软组织对于维持局部的骨组织稳定也非常有用。

3. 二期手术的切口设计　值得一提的是，该病例在二期手术时采用了保留龈乳头的切口设计，采用微创取出钛网和固位钉，减少了翻瓣造成的软硬组织损伤。一方面可以看到本病例所采用的 i-Gen 钛网的优势；另一方面表明此类切口设计也可以起到保护牙间乳头、稳定种植义齿相邻的牙龈组织边缘、减少术后牙龈软组织退缩、减少边缘骨吸收的效果[6,7]。通过 GBR 联合结缔组织移植，该病例获得了令人满意的红白美学效果。

参考文献

1. Chappuis V,Martin W. ITI Treatment Guide：Implant Therapy in the Esthetic Zone-Current Treatment Modalities and Materials for Single-tooth Replacements.volume 10. Berlin：Quintessenz Verlags GmbH,2017.

2. Her S,Kang T,Fien MJ. Titanium mesh as an alternative to a membrane for ridge augmentation. J Oral Maxillofac Surg,2012,70（4）：803-810.

3. Levine RA,McAllister BS. Implant Site Development Using Ti-Mesh and Cellular Allograft in the Esthetic Zone for Restorative-Driven Implant Placement：A Case Report. Int J Periodontics Restorative Dent,2016,36（3）：373-381.

4. Chen MC,Liao YF,Chan CP,et al. Factors influencing the presence of interproximal dental papillae between maxillary anterior teeth. J Periodontol,2010,81（2）：318-324.

5. Levine RA,McAllister BS. Implant Site Development Using Ti-Mesh and Cellular Allograft in the Esthetic Zone for Restorative-Driven Implant Placement：A Case Report. Int J Periodontics Restorative Dent,2016,36（3）：373-381.

6. Brägger U,Pasquali L,Kornman KS. Remodelling of interdental alveolar bone after periodontal flap procedures assessed by means of computer-assisted densitometric image analysis（CADIA）. J Clin Periodontol,1988,15（9）：558-564.

7. Pennel BM,King KO,Wilderman MN,et al. Repair of the alveolar process following osseous surgery. J Periodontol,1967,38（5）：426-431.

五、病例5 左上颌前牙区严重骨缺损种植治疗同期行 GBR 及结缔组织移植

主诊医师:Irfan Abas

(一)患者情况

患者,男,36 岁。

主　　诉: 左上颌前牙修复体不美观 1 年,要求修复。

现 病 史: 1 年前,患者左上颌侧切牙因慢性牙髓炎行根管治疗、金属桩核及树脂冠修复。现因金属桩暴露、修复体不美观而就诊。

既 往 史: 患者体健,否认全身系统性疾病,否认吸烟史。否认过敏史。

检　　查: 22 行树脂冠修复,修复体变色,边缘不密合,唇侧牙龈暴露金属桩,牙龈变色,22 叩(−),松(−),未探及深牙周袋。口腔卫生状况尚可(图 4-5-1)。

辅助检查: 根尖片显示:22 已行根管治疗及金属桩核修复,根尖周无明显异常(图 4-5-2)。

诊　　断: 22 为不良修复体。

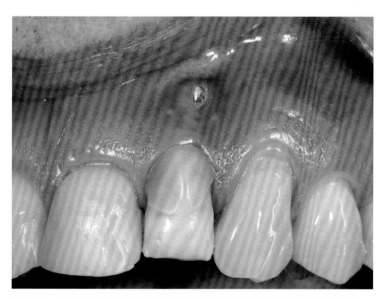 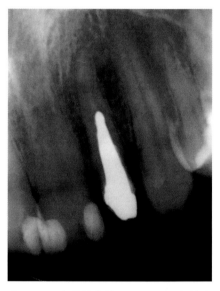

图 4-5-1 患者 22 曾行金属桩冠修复,金属桩暴露于唇侧且伴唇侧软组织着色

图 4-5-2 术前根尖片显示 22 已行根管治疗,根尖区无明显异常

（二）美学风险评估

根据 ERA 表（表 4-5-1），结合其他临床因素，该病例外科难度等级为高度复杂（complex）。

表 4-5-1　美学风险评估表[1]

风险因素 esthetic risk factors	风险级别 level of risk		
	低 low	中 medium	高 high
全身状况 medical status	健康，愈合良好 healthy，uneventful healing	—	愈合欠佳 compromised healing
吸烟习惯 smoking habit	非吸烟者 non-smoker	吸烟者（每天≤10 根） light smoker（≤10cig/day）	吸烟者（每天 >10 根） heavy smoker（>10cig/day）
笑线位置 gingival display at full smile	低笑线 low	中笑线 medium	高笑线 high
缺牙间隙的宽度 width of edentulous span	单颗牙缺失（缺牙间隙≥7mm[a] 或≥6mm[b]） 1 tooth（≥7mm[a] or≥6mm[b]）	单颗牙缺失（缺牙间隙 <7mm[a] or<6mm[b]） 1 tooth（<7mm[a] or<6mm[b]）	2 颗及以上牙位缺失 2 teeth or more
缺失牙［和（或）邻牙］形态 shape of tooth crowns	矩形或椭圆形 rectangular	—	三角形 triangular
邻牙修复情况 restorative status of neighboring teeth	未修复 virgin	—	已修复 restored
牙龈生物学类型 gingival phenotype	低平弧形，厚龈生物型 low-scalloped，thick	中等弧形，中厚生物型 medium-scalloped，medium-thick	高陡弧形，薄龈生物型 high-scalloped，thin
种植位点的感染 infection at implant site	无感染 none	慢性感染 chronic	急性感染 acute
软组织形态 soft-tissue anatomy	软组织形态完整 soft-tissue intact	—	软组织缺损 soft-tissue defects
邻牙骨高度 bone level at adjacent teeth	距接触点≤5mm ≤5mm to contact point	距接触点 5.5~6.5mm 5.5~6.5mm to contact point	距接触点≥7mm ≥7mm to contact point
唇（颊）侧骨厚度 * facial bone-wall phenotype*	唇（颊）侧骨厚度≥1mm thick-wall phenotype≥1mm thickness	—	唇（颊）侧骨厚度 <1mm thin-wall phenotype<1mm thickness
骨组织形态 bone anatomy of alveolar crest	无骨缺损 no bone deficiency	水平骨缺损 horizontal bone deficiency	垂直骨缺损 vertical bone deficiency
患者的期望值 patient's esthetic expectations	较实际的期望值 realistic expectations	—	不切实际的期望值 unrealistic expectations

[a] 标准径种植体（standard-diameter implant，regular connection）

[b] 窄径种植体（narrow-diameter implant，narrow connection）

* 如果牙齿存在且有 CT 影像（if three-dimensional imaging is available with the tooth in place）

(三) 治疗方案

患者左上颌侧切牙因金属桩侧穿导致软组织瘘管并着色,严重影响美观而就诊。长期的慢性感染造成 22 区唇侧骨板吸收,因此该患者存在软硬组织的缺损,需要进行软硬组织增量。虽然 22 根尖周并无明显异常,但软组织的穿通仍然造成 22 牙周组织的慢性感染,而且局部软组织的缺损会加大局部植骨手术的风险。因此主治医师决定采用早期种植,通过 4~8 周的软组织愈合来降低种植手术感染的风险。计划在植入种植体同期进行 GBR 和软组织移植,来增加骨量和组织的丰满度。

(四) 详细治疗过程

详细治疗过程见图 4-5-3~ 图 4-5-43。

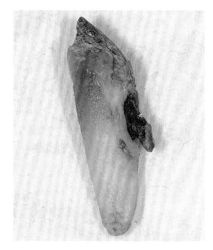

图 4-5-3　微创拔除 22,可见牙根侧穿,金属桩突出

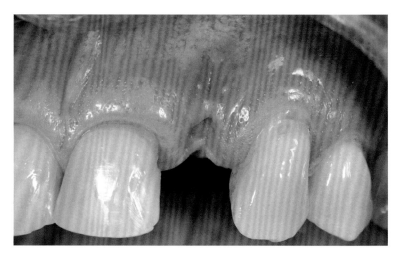

图 4-5-4　22 拔除后 6 周,拔牙窝及牙龈侧穿部分已愈合,牙龈着色仍然存在(唇面观)

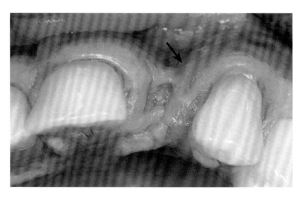

图 4-5-5　22 拔除后 6 周,唇侧组织凹陷(骀面观)(箭头所示)

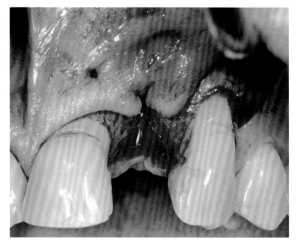

图 4-5-6　于 22 区作龈沟切口及 23 远中松弛切口

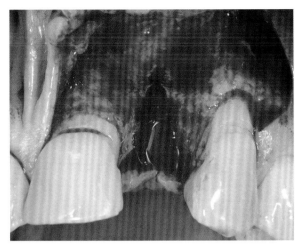

图 4-5-7 翻瓣后可见唇侧骨缺损

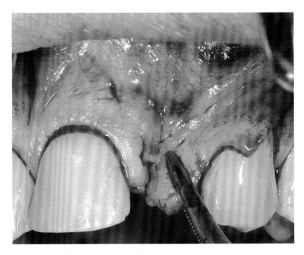

图 4-5-8 松解软组织瓣并检查瓣的动度和张力

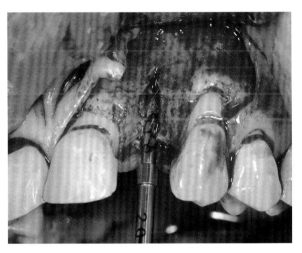

图 4-5-9 使用 2.0mm 直径扩孔钻进行定点备孔

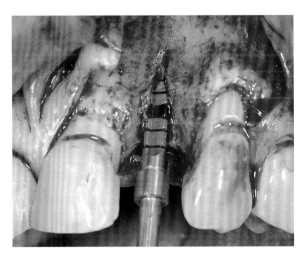

图 4-5-10 使用 2.8mm 直径扩孔钻进行备孔

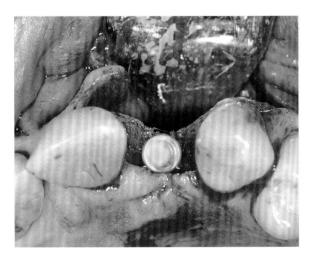

图 4-5-11 检查种植骨孔的位置和方向

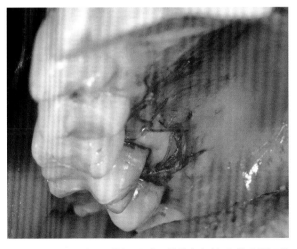

图 4-5-12 于上颌腭侧获取上皮下结缔组织瓣后,缝合关闭供区创口

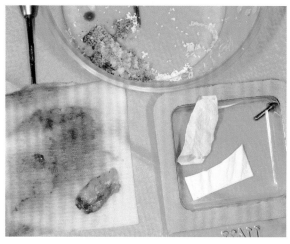

图 4-5-13　同时准备骨粉及胶原膜

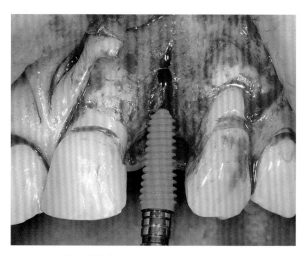

图 4-5-14　植入种植体（Megagen Anyridge 4.0mm×13mm）

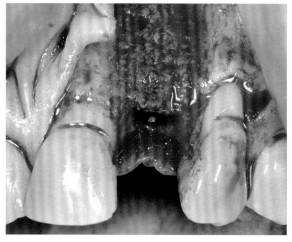

图 4-5-15　将备孔过程中收集的自体骨屑放置在暴露的种植体表面

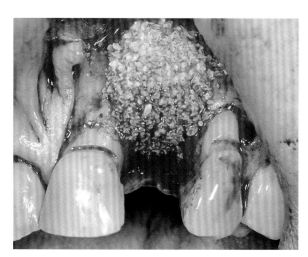

图 4-5-16　于自体骨之上覆盖异种骨粉

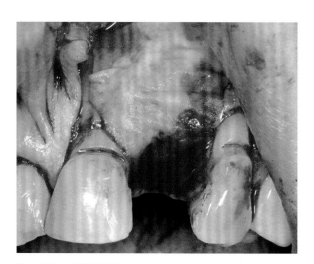

图 4-5-17　覆盖胶原膜

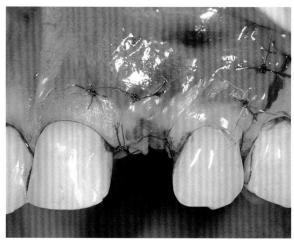

图 4-5-18　植入并固定结缔组织瓣，在增加组织丰满度的同时可辅助关闭创口，使用 5-0 聚丙烯缝线严密缝合创口

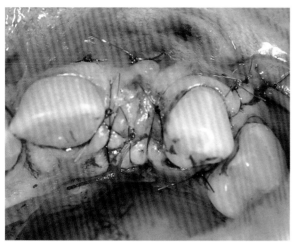

图 4-5-19 缝合创口后,22 区唇侧丰满度良好(𬌗面观)

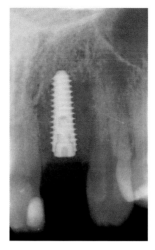

图 4-5-20 术后根尖片显示种植体植入方向良好

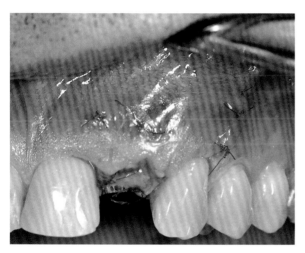

图 4-5-21 术后 2 周,软组织愈合良好(唇面观)

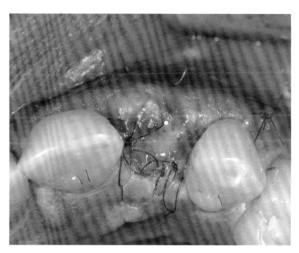

图 4-5-22 术后 2 周,22 区唇侧丰满度良好(𬌗面观)

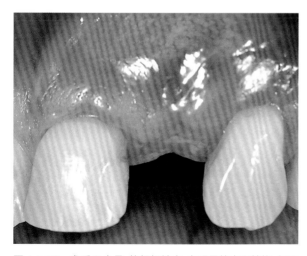

图 4-5-23 术后 3 个月,软组织健康,有明显的点彩结构,但牙龈着色仍然存在(唇面观)

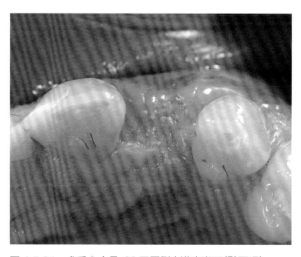

图 4-5-24 术后 3 个月,22 区唇侧丰满度尚可(𬌗面观)

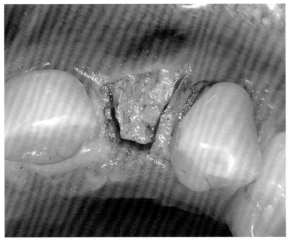

图 4-5-25　术后 5 个月行二期手术,作保护龈乳头的切口

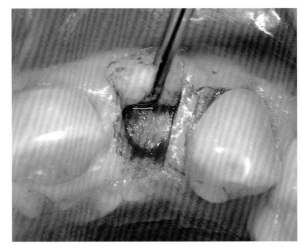

图 4-5-26　小翻瓣后可见覆盖螺丝被骨覆盖

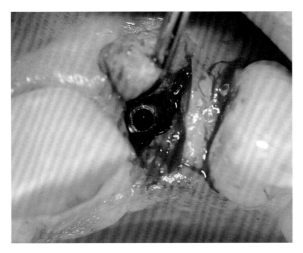

图 4-5-27　暴露覆盖螺丝

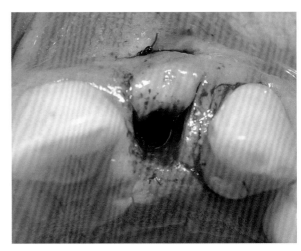

图 4-5-28　将软组织瓣去上皮,然后卷入唇侧并固定

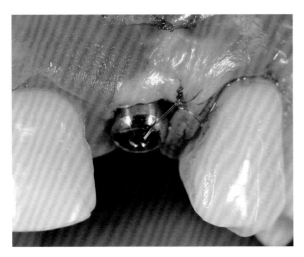

图 4-5-29　安放愈合帽(4mm×5mm)(唇面观)

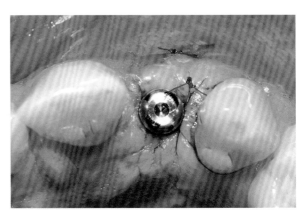

图 4-5-30　安放愈合帽(𬌗面观)

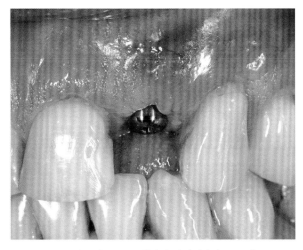

图 4-5-31 二期手术后 4 周,软组织愈合良好(唇面观)

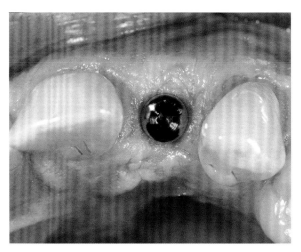

图 4-5-32 二期手术后 4 周,22 区唇侧丰满度良好(殆面观)

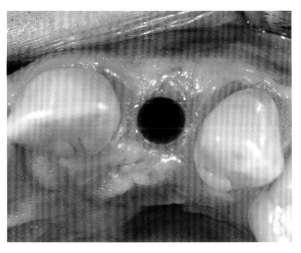

图 4-5-33 拆除愈合帽,可见 22 区健康的穿龈袖口

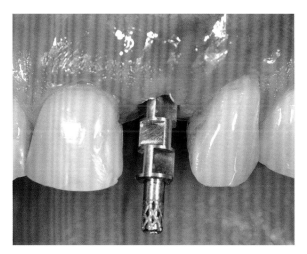

图 4-5-34 安放印模杆

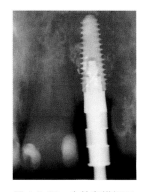

图 4-5-35 安放印模杆后,
拍摄根尖片检查就位情况

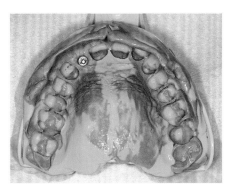

图 4-5-36 制取硅橡胶印模

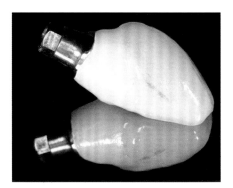

图 4-5-37 制作最终修复体

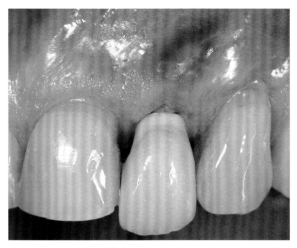

图 4-5-38　术后 7 个月,修复体就位

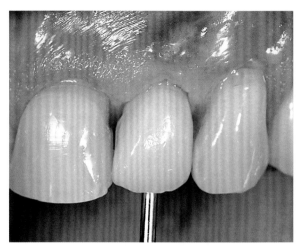

图 4-5-39　行 35N·cm 扭矩,此时黏膜因修复体就位压迫而发白

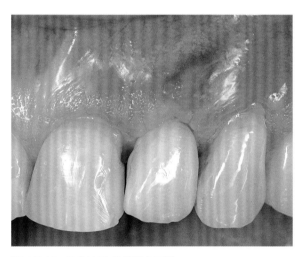

图 4-5-40　5 分钟后,黏膜颜色正常

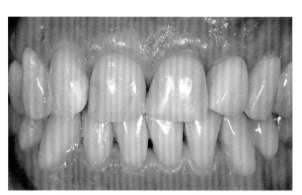

图 4-5-41　完成修复后口内正面像

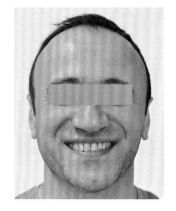

图 4-5-42　完成修复后正面微笑像,22 修复体形态及颜色与同颌同名牙相协调,虽然 22 区唇侧仍有牙龈着色,但因患者为中笑线,微笑时并未暴露着色牙龈,不影响最终美学效果

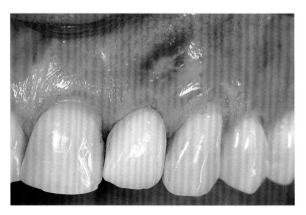

图 4-5-43　修复后 8 个月随访,牙龈水平高度稳定

（五）治疗流程（图 4-5-44）

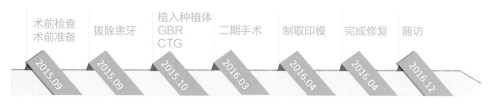

图 4-5-44　治疗流程图

分类	定义	时间	优点	缺点
即刻种植（Ⅰ型种植）	拔牙同期植入种植体	拔牙后即刻	• 减少手术步骤 • 减少手术时间 • 最大限度维持现有骨量	• 增加植入种植体的复杂性 • 薄龈生物型的术后风险较大 • 技术敏感性高 • 可能需要结合其他手术步骤 • 存在角化龈不足的风险
早期种植（Ⅱ型种植）	拔牙位点已完成软组织愈合	拔牙后 4~8 周	• 增加软组织的量和角化龈的宽度 • 牙根相关的病理性改变消失	• 增加植入种植体的复杂性 • 延长治疗时间 • 牙槽骨有不同程度的骨吸收 • 技术敏感性高 • 可能需要结合其他手术步骤
常规种植（Ⅲ型种植）	拔牙位点已完成软组织愈合，同时有明显的骨愈合	拔牙后 12~16 周	• 牙槽窝内的骨形成有利于种植体的植入 • 完善的软组织愈合有利于软组织瓣的处理和关闭	• 延长治疗时间 • 可能需要结合其他手术步骤 • 牙槽骨有不同程度的骨吸收
延期种植（Ⅳ型种植）	拔牙位点已完全愈合	拔牙后 ≥6 个月	• 已完成种植位点的临床愈合 • 完善的软组织愈合有利于软组织瓣的处理和关闭	• 延长治疗时间 • 可能需要结合其他手术步骤 • 常存在严重的牙槽骨吸收

表 4-5-2　种植体植入时机比较[2]

（六）病例点评

1. 种植体植入时机分类及选择　在 2008 年第四届 ITI 共识报告中，Hammerle 等提出按照牙槽窝组织学愈合过程中不同阶段的临床状态对种植时机进行分类，分为即刻种植（Ⅰ型种植）、软组织愈合的早期种植（early implant placement）（Ⅱ型种植）、部分骨愈合的早期种植（Ⅲ型种植或常规种植）和延期种植（Ⅳ型种植）（表 4-5-2）[3]。其中，Ⅱ型种植已完成软组织愈合，角化龈的量及宽度均得到一定的恢复，此时进行种植手术同期行 GBR 治疗等操作更有利于软组织的处理和创口的无张力关闭。chappuis 等在 1 项单颗牙拔除术后 CBCT 的研究中发现，薄型唇侧骨壁的患者术后 8 周的软组织厚度是拔牙术前的 7 倍，而厚型唇侧骨壁的患者术后 8 周的软组织厚度基本没有变化[1]。因此，局部软组织的愈合和变化有助于后续治疗的进行。采用Ⅱ型种植治疗方案，还可以避免拔牙后牙槽骨吸收改建造成的牙槽嵴宽度减少，有助于植入种植体后获得良好的初期稳定性。当伴有一定的局部感染时,拔除患牙并愈合 4~8 周后炎症可有明显改善,此时选择进行Ⅱ型种植治疗方案,可显著降低种植体植入后的感染风险。但在磨牙区行Ⅱ型种植仍难以获得良好的初期稳定性,多需要进行常规种植,所以Ⅱ型种植多适用于前牙及前磨牙美学区的种植位点[4]。Buser 等对 20 名患者进行 3 年早期种植(Ⅱ型种植)的临床研究结果显示,针对早期种植的中短期临床效果较满意,颊侧软组织形态稳定,但其长期临床效果仍需大量临床实践进行验证[5]。与即刻种植相比,早期种植在适当延长治疗时间的前提下,极大地降低了种植术后的感染风险和美学风险。最新的ITI 共识性报告中显示,即刻种植术后 1~3 年内发生 1mm 以上软组织退缩的概率在 9%~41%(平均 26%),而共识性报告通过分析 1 项 RCT 试验和几例临床报道数据发现早期种植(Ⅱ型、Ⅲ型种植)术后基本不发生软组织退缩[6],提示早期种植在术后软组织稳定性方面的优势。Chen 等在 1 项前牙区即刻种植和早期种植(Ⅱ型、Ⅲ型种植)美学效果的系统评价中指出,即刻种植术后 1~3 年唇侧牙龈退缩(>1mm)的风险高于早期种植(Ⅱ型、Ⅲ型种植),提示采用即刻种植需对适应证严格把握(如牙龈生物型、拔牙窝骨壁的完整性和唇颊侧骨板厚度等),而早期种植(Ⅱ型、Ⅲ型种植)的适应证更广泛,适用于多数病例[7]。

2. 本病例选择早期种植的原因　本病例介绍的是一左上颌侧切牙位点行早期种植的病例。患处因多年不良修复体的存在造成了软组织的瘘管及着色,局部存在炎症的同时,也严重影响美观。分析该病例进行即刻种植的风险包括:严重的骨吸收、局部炎症、唇面和殆面的软组织缺损。局部炎症和软组织的缺损会更进一步增加骨增量手术的风险,因此本病例采用Ⅱ型种植即早期种植。拔除患牙 6 周后可见软组织良好的愈合,此时进行早期种植,大大降低了手术后的感染风险,但同时可见唇侧牙槽骨因原有刺激造成的严重吸收。术者在植入种植体同期进行 GBR 术和 CTG 移植,无张力严密关闭软组织创口,以获得良好的软硬组织形态及丰满度。在二期手术中,术者采用不伤及龈乳头的梯形切口,在完成暴露种植体及安放愈合基台的工作后,将梯形瓣去上皮、翻转进入唇侧,以增加唇侧软组织的丰满度,为后期满意的美学修复效果创造了理想条件。

3. 临时冠塑形的非必要性　通常在术后,医师会选择使用临时冠对牙龈进行诱导和塑形,临时冠可以尽快恢复患者前牙的美学诉求,同时可以为最终修复体的形态及颜色设计提供依据。有学者研究认为,即刻临时修复可以维持修复间隙、缩短手术至最终修复的时间并消除二期手术的操作步骤[8],但是否可以选择即刻临时修复,需要考虑种植体的初期稳定性、牙槽骨的类型以及患者的全身情况、时间安排等[9]。也有学者通过文献回顾提出,虽然多数医师推荐使用临时冠对种植体周围软组织进行塑形,但其是否能够明显改善临床最终修复结果,以及对远期美学效果有无显著影响尚缺少临床证据支持[10]。第 5 次国际种植学会共识性会议报告对种植治疗中修复步骤对美学效果的影响进行了如下描述:现有文献暂未能证实以下操作可以显著影响种植治疗的美学效果,包括:使用数字化导板;使用种植支持的临时冠修复;种植支持的临时冠修复;修复体的固位方式(粘接固位或螺丝固位)等[11]。在该病例中,术者并未采用临时冠对种植体周围软组织进行塑形,而是直接采用永久修复体一步到位,仍取得了令人满意的最终修复效果,这提示在前牙美学治疗方案设计中,可以采用临时冠修复进行组织塑形,但并非必要步骤。

参考文献

1. Chappuis V, Martin W. ITI Treatment Guide: Implant Therapy in the Esthetic Zone-Current Treatment Modalities and Materials for Single-tooth Replacements.volume 10. Berlin: Quintessenz Verlags GmbH, 2017.

2. Chen S, Buser D, Wismeijer D. ITI Treatment Guide: Implant Placement in Post-Extraction Sites—Treatment Options.Volume 3. Berlin: Quintessence Publishing, 2008.

3. Hãmmerle CH, Chen ST, Wilson TG. Consensus statements and recommended clinical procedures regarding the placement of implants in extraction sockets. Int J Oral Maxillofac Implants, 2004, 19: 26-28.

4. Ignacio S, Maria G, David H, et al. Surgical protocols for early implant placement in post-extraction sockets: a systematic review. Clinical Oral Implants Research, 2012, 23 (5): 67-79.

5. Buser D, Wittneben J, Bornstein MM, et al. Stability of contour augmentation and esthetic outcomes of implant-supported single crowns in the esthetic zone: 3-year results of a prospective study with early implant placement postextraction. J Periodontolo, 2011, 82 (3): 342-329.

6. Morton D, Chen ST, Martin WC, et al. Consensus statements and recommended clinical procedures regarding optimizing esthetic outcomes in implant dentistry. Int J Oral Maxillofac Implants, 2014, 29: 216-220.

7. Chen ST, Buser D. Esthetic outcomes following immediate and early implant placement in the anterior maxilla—a systematic review.International Journal of Oral & Maxillofacial Implants, 2014, 29 (1): 186-215.

8. Castellon P, Casadaban M, Block MS. Techniques to facilitate provision alization of implant restorations. J Oral Maxillofac Surg, 2005, 63: 72-79.

9. Santosa RE. Provisional restoration options in implant dentistry.Aust Dent J, 2007, 52: 234-242.

10. Lewis MB, Klineberg I. Prosthodontic considerations designed to optimize outcomes for single-tooth implants. A review of the literature. Australian Dental Journal, 2011, 56 (2): 181-192.

六、病例 6　不翻瓣即刻种植并利用游离龈瓣关闭手术创口

主诊医师:谭震

(一) 患者情况

患者,女,41 岁。

主　　诉: 右上颌前牙修复体脱落 3 天,要求修复。

现 病 史: 1 年前,患者右上颌中切牙因外伤行根管治疗及桩核冠修复。3 天前修复体脱落,现因影响美观而就诊。

既 往 史: 患者体健,否认高血压等全身系统性疾病,否认吸烟史。

检　　查: 11 残根,部分断面位于龈下,根管内可见桩道预备形,11 叩(−),松(−),未探及深牙周袋。唇侧骨嵴在牙龈下 3mm,邻面骨嵴在牙龈下 4mm。口腔卫生状况尚可(图 4-6-1~图 4-6-3)。

辅助检查: CBCT 显示 11 根管内残余高密度充填物影,根尖周无明显异常(图 4-6-4)。

诊　　断: 11 残根。

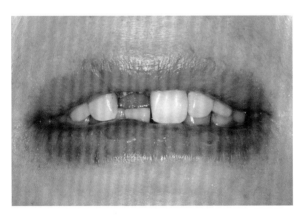

图 4-6-1　术前口外观,患者因 11 原桩核冠修复体折断就诊

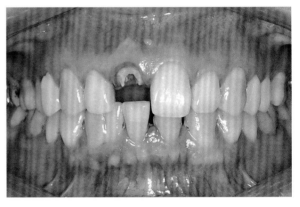

图 4-6-2　口内见 11 残根

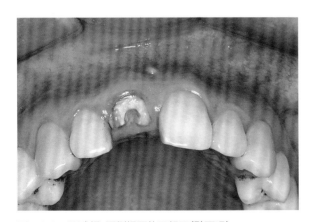

图 4-6-3　11 残根,腭侧根面位于龈下(𬌗面观)

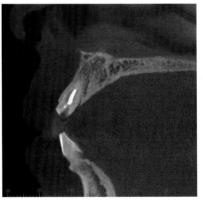

图 4-6-4　术前 CBCT 矢状面显示唇侧骨壁完整,根管内残留部分充填材料,根尖区无明显异常

（二）美学风险评估

根据 ERA 表（表 4-6-1），结合其他临床因素，该病例外科难度等级为高度复杂（complex）。

表 4-6-1　美学风险评估表[1]

风险因素 esthetic risk factors	风险级别 level of risk		
	低 low	中 medium	高 high
全身状况 medical status	健康，愈合良好 healthy，uneventful healing	—	愈合欠佳 compromised healing
吸烟习惯 smoking habit	非吸烟者 non-smoker	吸烟者（每天≤10 根） light smoker（≤10cig/day）	吸烟者（每天 >10 根） heavy smoker（>10cig/day）
笑线位置 gingival display at full smile	低笑线 low	中笑线 medium	高笑线 high
缺牙间隙的宽度 width of edentulous span	单颗牙缺失（缺牙间隙≥7mm[a] 或≥6mm[b]） 1 tooth（≥7mm[a] or≥6mm[b]）	单颗牙缺失（缺牙间隙 <7mm[a] or<6mm[b]） 1 tooth（<7mm[a] or<6mm[b]）	2 颗及以上牙位缺失 2 teeth or more
缺失牙［和（或）邻牙］形态 shape of tooth crowns	矩形或椭圆形 rectangular	—	三角形 triangular
邻牙修复情况 restorative status of neighboring teeth	未修复 virgin	—	已修复 restored
牙龈生物学类型 gingival phenotype	低平弧形，厚龈生物型 low-scalloped，thick	中等弧形，中厚生物型 medium-scalloped，medium-thick	高陡弧形，薄龈生物型 high-scalloped，thin
种植位点的感染 infection at implant site	无感染 none	慢性感染 chronic	急性感染 acute
软组织形态 soft-tissue anatomy	软组织形态完整 soft-tissue intact	—	软组织缺损 soft-tissue defects
邻牙骨高度 bone level at adjacent teeth	距接触点≤5mm ≤5mm to contact point	距接触点 5.5~6.5mm 5.5~6.5mm to contact point	距接触点≥7mm ≥7mm to contact point
唇（颊）侧骨厚度 * facial bone-wall phenotype*	唇（颊）侧骨厚度≥1mm thick-wall phenotype≥1mm thickness	—	唇（颊）侧骨厚度 <1mm thin-wall phenotype<1mm thickness
骨组织形态 bone anatomy of alveolar crest	无骨缺损 no bone deficiency	水平骨缺损 horizontal bone deficiency	垂直骨缺损 vertical bone deficiency
患者的期望值 patient's esthetic expectations	较实际的期望值 realistic expectations	—	不切实际的期望值 unrealistic expectations

[a] 标准径种植体（standard-diameter implant，regular connection）

[b] 窄径种植体（narrow-diameter implant，narrow connection）

* 如果牙齿存在且有 CT 影像（if three-dimensional imaging is available with the tooth in place）

（三）治疗方案

患者右上颌前牙残根，根尖无炎症表现，唇侧牙槽骨嵴和邻面牙槽骨嵴的位置较为理想，CBCT显示唇侧骨板完整，牙周组织健康，基本满足即刻种植的要求。为了尽可能保存唇侧骨板的血供、保存骨量，术者计划采用不翻瓣即刻种植，对局部缺损位置采用骨替代材料进行充填，同时设计利用游离软组织瓣来关闭创口。后期治疗按照常规修复程序进行。

（四）详细治疗过程

详细治疗过程见图4-6-5~图4-6-34。

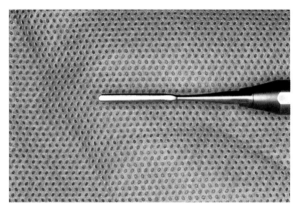

图4-6-5　术者计划用图中的牙周膜刀微创拔除11残根

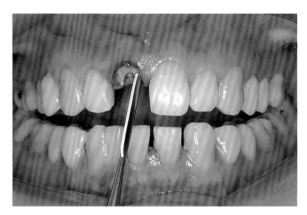

图4-6-6　利用牙周膜刀切断11牙周膜

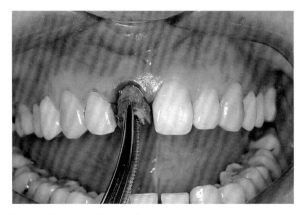

图4-6-7　微创拔除11残根

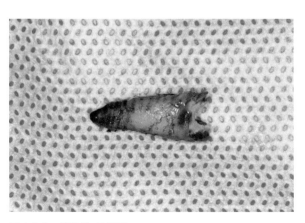

图4-6-8　拔除的11牙根

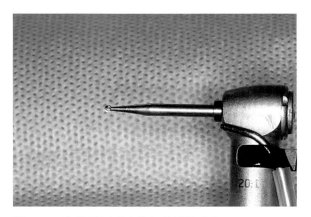

图4-6-9　先利用图中的定位小球钻进行定位

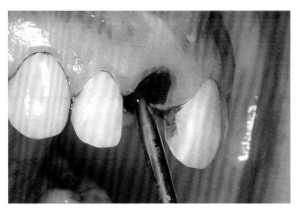

图4-6-10　利用小球钻在11区腭侧骨板上进行定位,为了防止钻针在骨壁上打滑,钻针可垂直于腭侧骨板,适当加压

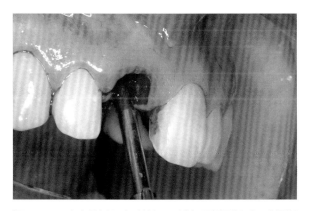

图4-6-11　在定位过程中,钻针一旦进入腭侧骨板后即应逐渐调整钻针的轴向

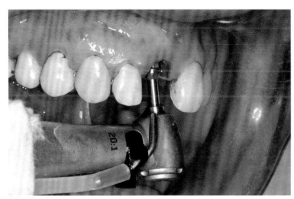

图4-6-12　钻针方向较为理想,依照此角度逐级预备骨孔

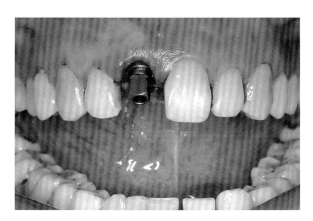

图4-6-13　植入种植体(Ankylos 3.5mm×11.5mm)

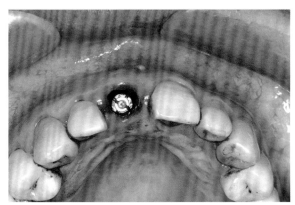

图4-6-14　植入种植体后,种植体位于安全区,种植体唇侧与唇侧骨板间有足够的跳跃间隙(𬌗面观)

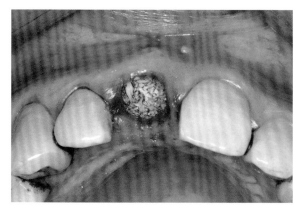

图 4-6-15　于种植体冠方及唇侧间隙植入骨替代材料

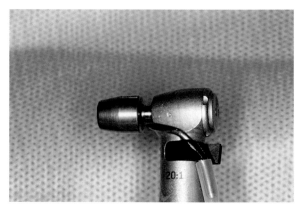

图 4-6-16　术者设计采用角化游离龈瓣来辅助无张力封闭创口,用图中的环形切刀以获取龈瓣

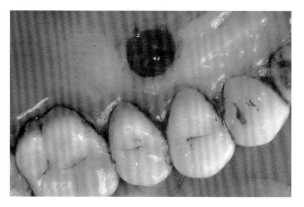

图 4-6-17　用环形切刀于上颌后牙腭部获取角化游离龈瓣

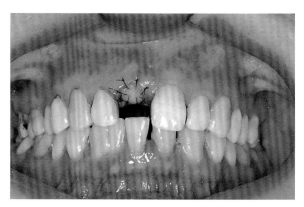

图 4-6-18　游离龈瓣就位缝合,封闭创口

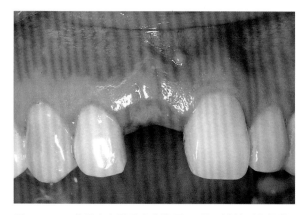

图 4-6-19　术后 2 个月后愈合情况,可见牙槽嵴形态得以维持

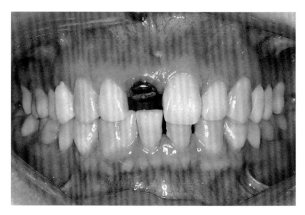

图 4-6-20　术后 4.5 个月行二期手术,戴入愈合基台

270　美学区种植实战图谱
Color Atlas of Implant Therapy in Aesthetic Zone

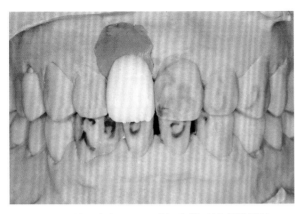

图 4-6-21　二期手术术后 1.5 周制取印模，制作美学蜡型

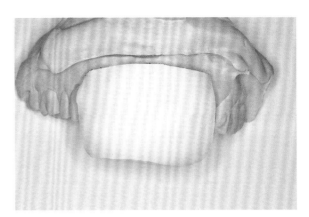

图 4-6-22　制作硅橡胶导板

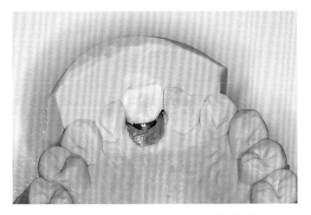

图 4-6-23　将硅橡胶导板一分为二，图为唇侧部分导板

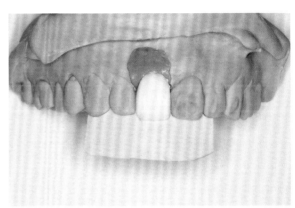

图 4-6-24　腭侧部分导板

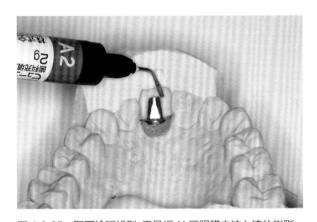

图 4-6-25　取下诊断蜡型，于导板 11 区阴膜内注入流体树脂

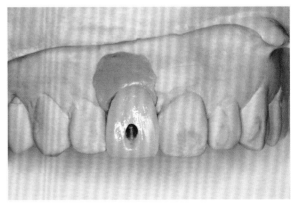

图 4-6-26　完成 11 临时冠的制作

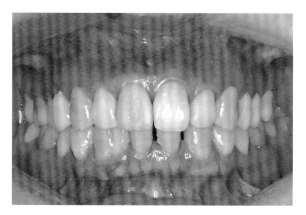

图 4-6-27　二期术后 2 周,戴入 11 临时冠行牙龈塑形

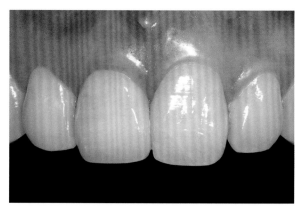

图 4-6-28　待牙龈稳定至理想水平后,制取印模和制作最终修复体,图示戴入最终修复体后唇面观

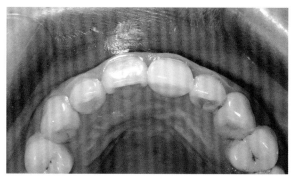

图 4-6-29　戴入最终修复体后,11 区唇侧组织丰满度良好(殆面观)

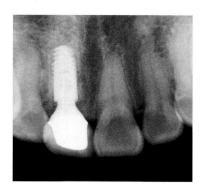

图 4-6-30　完成修复后根尖片显示修复体完全就位

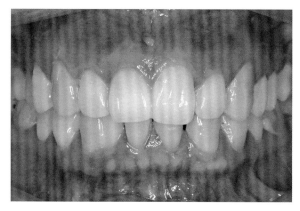

图 4-6-31　完成修复后 5 年随访,口内像可见 11 修复体形态、颜色与 21 相协调

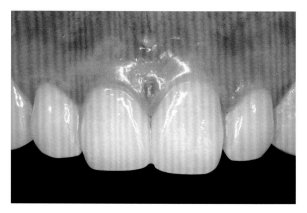

图 4-6-32　完成修复后 5 年随访,局部像可见 11 牙龈水平稳定

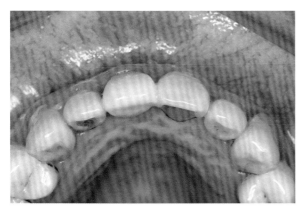
图 4-6-33　完成修复后 5 年随访,殆面像可见 11 区唇侧丰满度良好

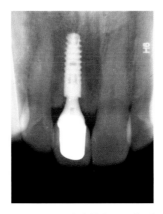
图 4-6-34　完成修复后 5 年随访,根尖片显示种植体周围骨量稳定

(五) 治疗流程

该例患者因右上颌前牙桩冠修复体折断就诊,术者通过微创拔牙后行不翻瓣即刻种植,并通过游离龈瓣移植技术封闭即刻种植创口,终获得良好的美学修复效果(图 4-6-35)。

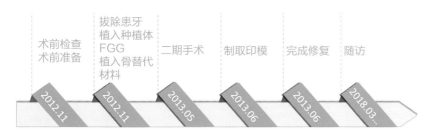

术前检查 术前准备	拔除患牙 植入种植体 FGG 植入骨替代 材料	二期手术	制取印模	完成修复	随访
2012.11	2012.11	2013.05	2013.06	2013.06	2018.03...

图 4-6-35　治疗流程图

(六) 病例点评

1. 微创拔牙后行不翻瓣即刻种植　缺牙后前 6 个月的牙槽骨吸收可导致约 60% 的骨高度丧失和 40% 的骨宽度丧失[2],这对美学区种植而言是极大的挑战。对于美学区的牙槽骨而言,唇颊侧骨板完整的重要性要远大于腭侧,但由于唇颊侧骨板几乎完全由束状骨组成,导致拔牙后唇颊侧骨的吸收远远大于腭侧[3]。因此,如何保存和维持唇颊侧骨的结构和形态是美学区种植修复获得满意效果的重要挑战。近年来,越来越多的学者报道微创拔牙后行不翻瓣即刻种植对软组织的保存和对美学效果的改善[4-6]。即刻种植的优势已被大量文献数据报道,其可在短时间内恢复患者的美观,减少就诊次数,提高患者的就诊满意度,结合运用不翻瓣技术可以减少手术瘢痕,降低患者的术后不适感,同时保留唇颊侧骨膜下的血供,减少术后骨吸收。但即刻种植对术者的临床经验要求较高,尤其在不翻瓣的条件下,其手术视野不清晰,进一步加大了操作难度。

微创拔牙是即刻种植的第一步,主要目的就是在尽量不损伤、不压迫拔牙窝周围骨的前提下,拔除患牙,尽量保存软硬组织的完整性。本病例中,术者选择使用牙周膜刀分离患牙周围的牙周膜纤维,由于前牙多为单根牙,轻微的旋转即可使患牙松动。使用牙周膜刀拔除患牙时应注意:①勿损伤唇颊侧软组织,将牙周膜刀向根尖方向深入,尽可能切断牙周膜纤维;②可选用微创拔牙钳或血管钳夹患牙或牙根,使用轻微旋转力转动患牙,切勿使用颊舌向力,即使唇颊侧骨板在颊舌向力的作用下未产生折裂,颊舌向摇动力的压迫也可能会使骨板变形并加速骨板的吸收[4,6];③拔除患牙后,应用刮匙或探针检查唇颊侧骨壁的完整性[4]。除了使用牙周膜刀,也可利用种植扩孔钻直接在牙内进行扩孔,之后将牙根分段拔除[7],也有学者利用 Benex 拔牙器进行微创拔牙,亦可保存完整的拔牙窝形态[8]。

2. 即刻种植备孔过程中方向的调整　为了获得可预测的美学效果,植入种植体应位于准确的 3D 轴向位置,同时种植体颈部唇颊侧表面与唇颊侧骨板间应预留 2mm 以上的"跳跃间隙"[9]。一般来讲,拔牙后进行备孔,则拔牙窝就是即刻种植重要的参考位点,要先用小球钻或者棱形先锋钻在牙槽窝腭侧骨板定点,开始备孔时钻针要朝向腭侧,然后再逐渐向理想轴向变换,这样可以防止钻针打滑,使种植体利用拔牙窝腭侧及根尖区的骨获得初期稳定性。在本病例中可以看到,术者在牙槽窝偏腭侧区植入种植体,能清晰地看到种植体颈部唇侧的"跳跃间隙",术者选择在该间隙内植入低替代率的骨粉材料以代偿唇颊侧骨的吸收。

3. 游离龈瓣封闭创口　在关闭创口时,术者利用环形切刀于腭侧牙龈区获得游离角化龈瓣,利用该游离龈瓣辅助关闭创口。注意缝合前要去除受植区龈缘角化上皮。该方法不仅可以无张力关闭创口,而且可以增加角化龈的量。

参考文献

1. Chappuis V,Martin W. ITI Treatment Guide:Implant Therapy in the Esthetic Zone-Current Treatment Modalities and Materials for Single-tooth Replacements.volume 10. Berlin:Quintessenz Verlags GmbH,2017.

2. Iasella JM,Greenwell H,Miller RL,et al. Ridge preservation with freeze-dried bone allograft anda collagen membrane compared to extraction alone for implant site development:A clinical histologic study in humans. J Periodontol,2003,74:990-999.

3. Araújo MG, Lindhe J. Dimensional ridge alterations following tooth extraction. An experimental study in the dog. J Clin Periodontol, 2005, 32(2):212-218.

4. Becker W. Immediate implant placement:diagnosis,treatment planning and treatment steps/or successful outcomes.J Calif Dent Assoc,2005,33:303-310.

5. Kan JY,Rungcharassaeng K. Interimplant papilla preservationin the esthetic zone:a report of six consecutive cases. Int JPeriodontics Restorative Dent,2003,23:249-259.

6. Fu PS,Wu YM,Tsai CF,et al. Immediate implant placement following minimally invasive extraction:A case report with a 6-year follow-up. Kaohsiung Journal of Medical Sciences,2011,27(8):353-356.

7. 谭震. 口腔种植关键技术实战图解. 北京:人民卫生出版社,2014.

8. Saund D,Dietrich T.Minimally-invasive tooth extraction:doorknobs and strings revisited! Dent Update,2013,40(4):325-326.

9. Morton D,Chen ST,Martin WC,et al. Consensus Statements and Recommended Clinical Procedures Regarding Optimizing Esthetic Outcomes in Implant Dentistry. International Journal of Oral & Maxillofacial implants,2014,29:216-220.

七、病例7　左上颌阻生畸形中切牙拔除后Onlay植骨再分期进行种植体植入

主治医师:谭震

（一）患者情况

患者,男,31岁。

主　　诉：左上颌乳前牙脱落,要求修复。

现 病 史：患者左上颌侧切牙先天缺失,左上颌乳前牙滞留,恒牙未萌,3个月前乳前牙自行脱落,现因影响美观而就诊。

既 往 史：患者体健,否认全身系统性疾病,每日吸烟量低于10支。

检　　查：21、22缺失,23扭转,23近中龈乳头缺如,23与24间存在缝隙。口腔卫生状况尚可(图4-7-1~图4-7-3)。

辅助检查：CBCT显示:21阻生,21为畸形牙,22缺失。可预测拔除21后缺牙区骨缺损较大(图4-7-4,图4-7-5)。

诊　　断：上颌牙列缺损;21阻生且为畸形牙。

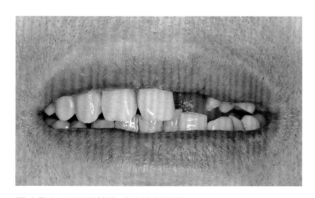

图4-7-1　正面微笑像,患者为低笑线

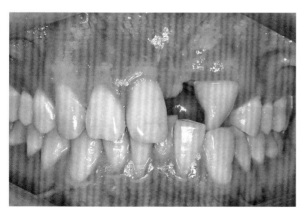

图4-7-2　术前软组织垂直向有缺损(唇面观)

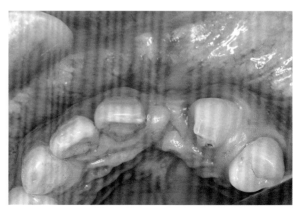

图4-7-3　术前缺牙区唇侧软组织塌陷(殆面观)

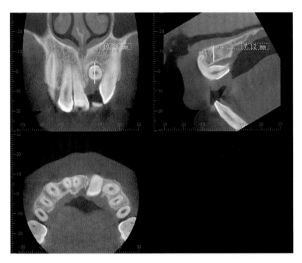

图4-7-4　拔牙前CBCT冠状面(左上)、矢状面(右上)及横断面(左下),可见21阻生,且为畸形牙,22先天缺失

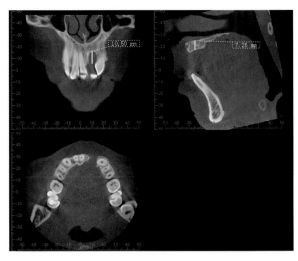

图4-7-5　拔牙后2个月,患者CBCT冠状面(左上)、矢状面(右上)及横断面(左下)显示21牙槽骨严重缺损,计划行Onlay块状骨植骨及GBR后延期植入种植体

(二) 美学风险评估

根据ERA表(表4-7-1),结合其他临床因素,该病例外科难度等级为高度复杂(complex)。

(三) 治疗方案

患者21阻生且为畸形牙,乳牙滞留,22先天缺失,23扭转且与24间有间隙。请正畸医师会诊后认为即便是排齐23,修复间隙介于一到两颗牙之间,无论如何处理均不可能明显改善美观。患者也不同意进行正畸治疗,与患者沟通后决定先拔除21埋伏牙。愈合2个月后,患者口内仅存21一个单位的修复空间。通过CBCT对21畸形牙拔除前和拔除后局部牙槽嵴的形态和空间位置进行分析,可以看到局部存在严重的垂直方向的骨组织缺损。该病例在修复时首先需要进行大范围骨组织缺损的修复,当然这同时会涉及软组织的增量。因此,恢复术区软硬组织量是术者优先考虑的问题。对于局部大面积骨缺损,Onlay植骨仍然是首选,术者计划同期进行软组织移植,尽可能恢复术区的组织丰满度,为后期植入种植体创造条件,必要时,可能需要二次植骨及软组织移植。

表 4-7-1　美学风险评估表[1]

风险因素 esthetic risk factors	风险级别 level of risk		
	低 low	中 medium	高 high
全身状况 medical status	健康,愈合良好 healthy, uneventful healing	—	愈合欠佳 compromised healing
吸烟习惯 smoking habit	非吸烟者 non-smoker	吸烟者(每天≤10 根) light smoker (≤10cig/day)	吸烟者(每天 >10 根) heavy smoker (>10cig/day)
笑线位置 gingival display at full smile	低笑线 low	中笑线 medium	高笑线 high
缺牙间隙的宽度 width of edentulous span	单颗牙缺失(缺牙间隙≥ 7mm[a] 或≥6mm[b]) 1 tooth(≥7mm[a] or≥6mm[b])	单颗牙缺失(缺牙间隙 <7mm[a] or <6mm[b]) 1 tooth(<7mm[a] or <6mm[b])	2 颗及以上牙位缺失 2 teeth or more
缺失牙[和(或)邻牙]形态 shape of tooth crowns	矩形或椭圆形 rectangular	—	三角形 triangular
邻牙修复情况 restorative status of neighboring teeth	未修复 virgin	—	已修复 restored
牙龈生物学类型 gingival phenotype	低平弧形,厚龈生物型 low-scalloped, thick	中等弧形,中厚生物型 medium-scalloped, medium-thick	高陡弧形,薄龈生物型 high-scalloped, thin
种植位点的感染 infection at implant site	无感染 none	慢性感染 chronic	急性感染 acute
软组织形态 soft-tissue anatomy	软组织形态完整 soft-tissue intact	—	软组织缺损 soft-tissue defects
邻牙骨高度 bone level at adjacent teeth	距接触点≤5mm ≤5mm to contact point	距接触点 5.5~6.5mm 5.5~6.5mm to contact point	距接触点≥7mm ≥7mm to contact point
唇(颊)侧骨厚度 * facial bone-wall phenotype*	唇(颊)侧骨厚度≥1mm thick-wall phenotype≥ 1mm thickness	—	唇(颊)侧骨厚度 <1mm thin-wall phenotype<1mm thickness
骨组织形态 bone anatomy of alveolar crest	无骨缺损 no bone deficiency	水平骨缺损 horizontal bone deficiency	垂直骨缺损 vertical bone deficiency
患者的期望值 patient's esthetic expectations	较实际的期望值 realistic expectations	—	不切实际的期望值 unrealistic expectations

[a] 标准径种植体(standard-diameter implant, regular connection)

[b] 窄径种植体(narrow-diameter implant, narrow connection)

* 如果牙齿存在且有 CT 影像(if three-dimensional imaging is available with the tooth in place)

（四）详细治疗过程

详细治疗过程见图 4-7-6~ 图 4-7-50。

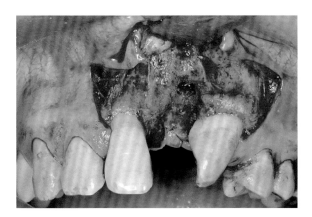

图 4-7-6　翻瓣,可见 21 牙槽骨严重缺损

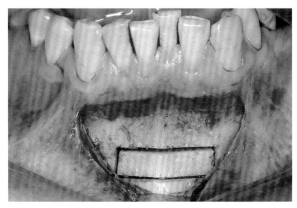

图 4-7-7　经颏部取块状骨

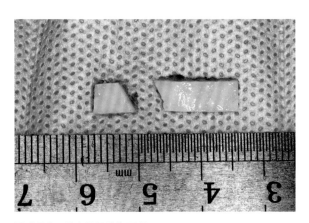

图 4-7-8　将自体骨截为两段

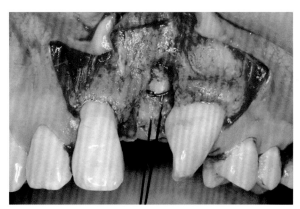

图 4-7-9　将小块的自体骨固定在腭侧

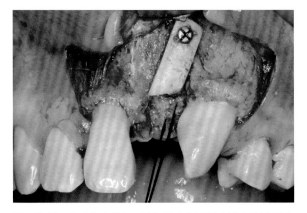

图 4-7-10　将大块自体骨用钛钉固定在唇侧,并恢复部分垂直向骨高度

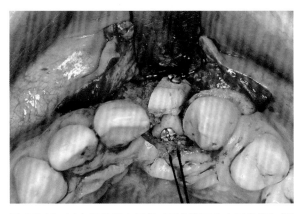

图 4-7-11　固定好的两个骨块,牙槽嵴厚度也显著增加(殆面观)

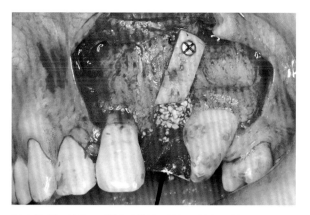

图 4-7-12　将胶原膜从腭侧插入,缺损区填入骨粉

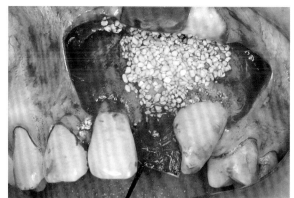

图 4-7-13　在自体骨块表面继续覆盖骨粉,进行骨增量

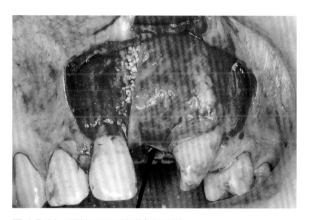

图 4-7-14　覆盖双层屏障膜(胶原膜)

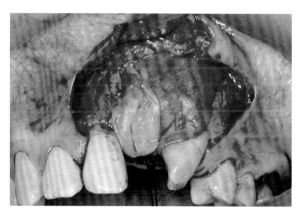

图 4-7-15　覆盖 CGF

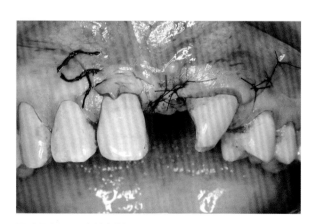

图 4-7-16　严密缝合创口

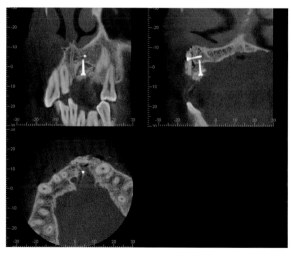

图 4-7-17　骨增量术后,CBCT 冠状面(左上)、矢状面(右上)及横断面(左下)显示植入位点骨厚度及高度均有明显增加

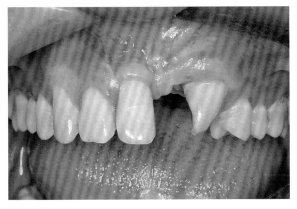

图 4-7-18　愈合 6 个月后,缺牙区软组织缺损有一定程度的恢复,但软组织高度仍稍显不足,计划植入种植体(口内唇面观)

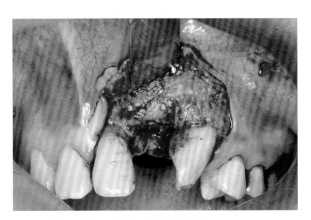

图 4-7-19　翻瓣,可见 21 区成骨效果良好

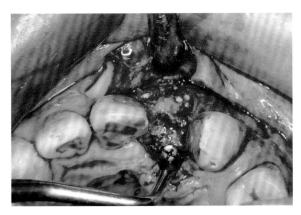

图 4-7-20　21 区唇侧丰满度有很大改善(骀面观)

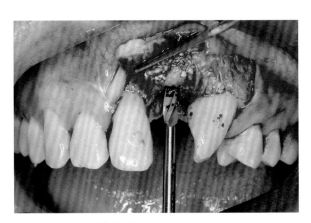

图 4-7-21　预备种植体窝洞

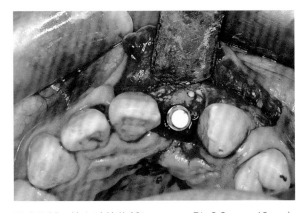

图 4-7-22　植入种植体(Straumann BL 3.3mm×10mm),唇侧骨量充足(骀面观)

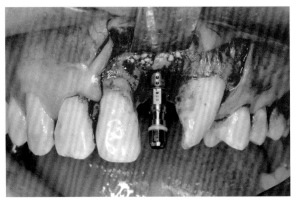

图 4-7-23　植入种植体(唇面观)

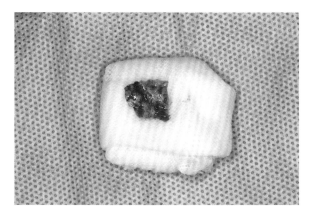

图 4-7-24 取腭侧上皮下结缔组织瓣

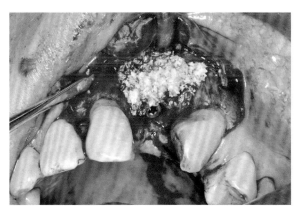

图 4-7-25 覆盖骨粉

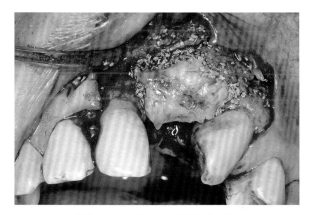

图 4-7-26 种植区唇侧覆盖上皮下结缔组织瓣

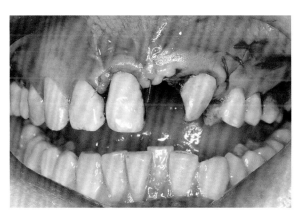

图 4-7-27 严密缝合创口（唇面观）

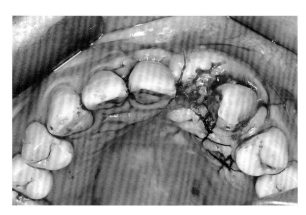

图 4-7-28 严密缝合创口（𬌗面观）

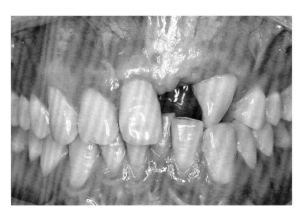

图 4-7-29 愈合 3 个月后，垂直向软组织量增加（唇面观）

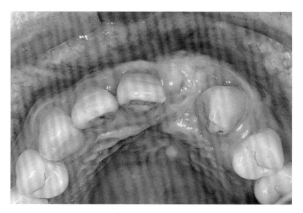

图 4-7-30　21 区唇侧丰满度佳（殆面观）

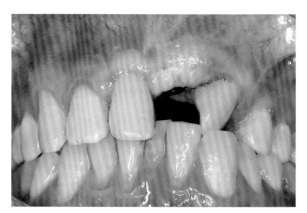

图 4-7-31　种植术后 3 个月行二期手术,更换愈合帽（唇面观）

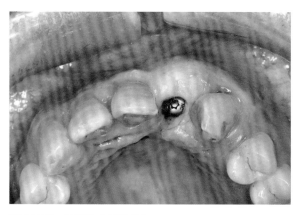

图 4-7-32　二期手术（殆面观）

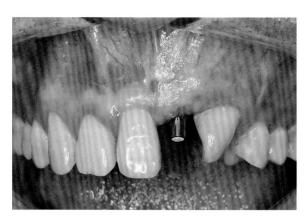

图 4-7-33　于 21 区戴入临时基台（唇面观）

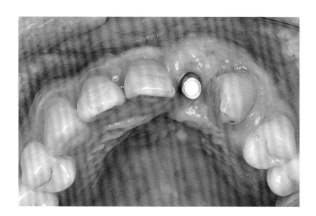

图 4-7-34　戴入临时基台（殆面观）

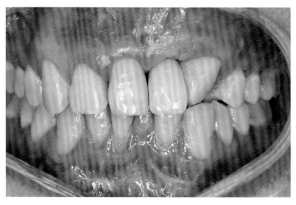

图 4-7-35　种植术后 4 个月,戴入 21 临时冠

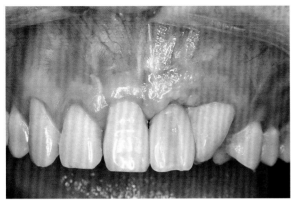

图 4-7-36　临时冠塑形 2 个月后,在 21 临时冠唇面磨凹槽,
进行个性化取模

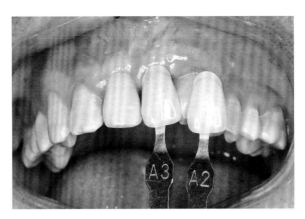

图 4-7-37　比色

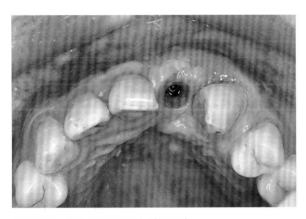

图 4-7-38　修复前 21 区牙龈袖口形态

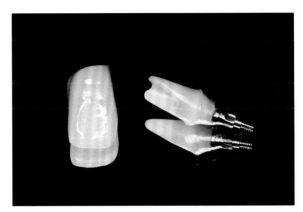

图 4-7-39　制作完成 21 个性化全瓷基台和全瓷冠

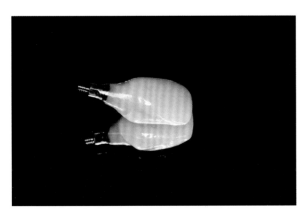

图 4-7-40　21 全瓷基台和全瓷冠边缘密合、适合度良好

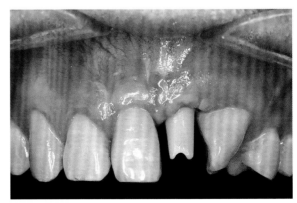

图 4-7-41　21 Ti-base 瓷基台就位

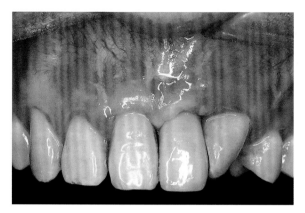

图 4-7-42　21 最终修复体就位,可见牙龈由于压迫发白

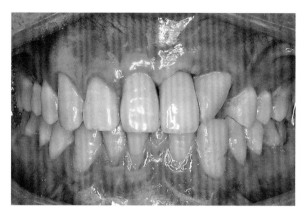

图 4-7-43　21 最终修复体就位,正面咬合像

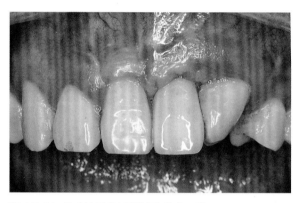

图 4-7-44　5 分钟后 21 黏膜颜色恢复正常

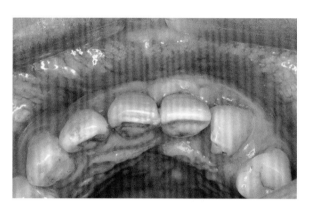

图 4-7-45　21 最终修复,唇侧丰满度佳(殆面观)

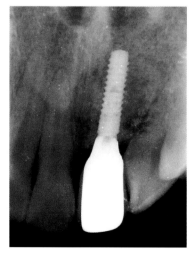

图 4-7-46　21 修复后根尖片显示修复体完全就位

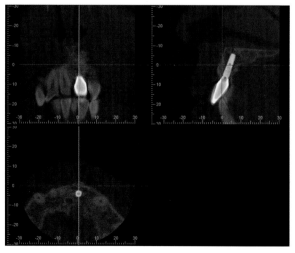

图 4-7-47　修复后 2 个月,CBCT 冠状面(左上)、矢状面(右上)及横断面(左下)显示 21 区唇侧和垂直骨量理想

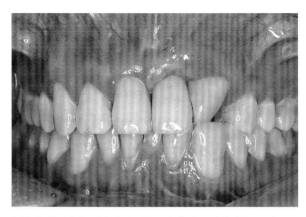

图 4-7-48　修复后 9 个月, 21 区龈缘水平稳定(唇面观)

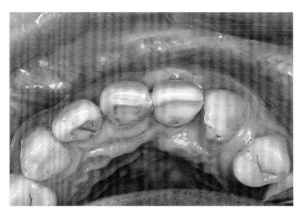

图 4-7-49　21 修复后 9 个月, 唇侧丰满度有所减小, 与邻牙基本协调(骀面观)

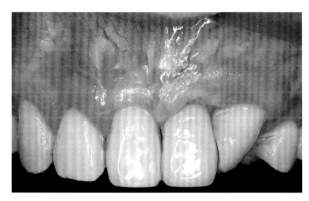

图 4-7-50　修复后 15 个月, 除 21 区龈缘位置略有退缩外, 其余正常(唇面观)

（五）治疗流程

　　这是一例美学区水平和垂直牙槽骨严重缺损的单颗牙种植修复病例, 手术较为复杂, 难度高。术前计划阶段请正畸科会诊认为调整邻牙长轴并不能明显改善美观, 遂放弃正畸治疗。术者选择采用 Onlay 植骨联合 GBR 后延期种植并进行软硬组织增量, 取得了良好的美学效果(图 4-7-51)。

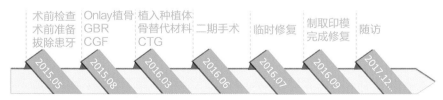

术前检查 术前准备 拔除患牙	Onlay植骨 GBR CGF	植入种植体 骨替代材料 CTG	二期手术	临时修复	制取印模 完成修复	随访
2015.05	2015.08	2016.03	2016.06	2016.07	2016.09	2017.12…

图 4-7-51　治疗流程图

（六）病例点评

1. Onlay 植骨结合 GBR 进行骨组织增量　术前照片和根尖片可以看到，由于 21 畸形且阻生，将其拔除后，21 牙槽骨三维方向严重缺损，软组织严重塌陷，种植体植入难以获得初期稳定性，同期进行 GBR 风险较大，因此选择骨增量后延期植入种植体。在骨增量方式的选择上，选择了从颏部取骨，进行块状自体骨移植。块状自体骨移植最早由 Branemark 在 1975 年提出[2]，由于自体骨生物相容性好，可获取的骨量大，且具有骨生成、骨传导、骨诱导等其他植骨材料无可比拟的优势，因此目前仍然是修复大范围骨缺损的金标准。游离自体骨块的供区来源包括口内（颏部、下颌升支、上颌结节及颧骨等）和口外（髂骨、胫骨、肋骨、颅顶骨等）。口内来源的骨容易获取，且并发症的发生率低、愈合时间短，与其他位置来源的自体骨相比吸收率更低、骨质密度较高，因此与口外来源的骨相比，应用更为普遍[3]。尽管下颌支可获取的骨量更大，且皮质骨密度更高，但是颏部取骨手术视野好，可获取的骨量较大，且损伤神经的风险低，是供区的良好选择[4]。自体骨移植最大的缺点为吸收率高。一项队列研究表明，Onlay 植骨第 1 年的骨吸收率较大，可达 19.41%，5 年的吸收率为 23.28%，10 年的吸收率为 27.51%[5]。这一点在本病例和术者的临床工作中均较为常见。目前普遍采用 Onlay 植骨联合 GBR 进行过增量，可以补偿或减少自体骨吸收导致的形态变化，这对于种植体周骨和软组织的长期稳定性是十分必要的。

2. 上皮下结缔组织移植　通过一期的骨增量手术，患者的水平和垂直骨量得到了极大的增加，为了进一步增加种植体周骨量的稳定，维护长期软组织的稳定，种植术中同期再于唇侧植入骨粉并行上皮下结缔组织移植以增加唇侧软硬组织量。经过两次软硬组织增量，最终修复时唇侧丰满度得到了过量的恢复，修复后 15 个月，可以看到唇侧骨量有所吸收，龈缘略有轻微退缩，唇侧丰满度有所减小，但美学效果仍旧非常理想。可以说，软硬组织的"过度矫正"原则也是临床组织增量过程中必须遵循的一个原则，这让我们对长期稳定的美学效果更有信心。

参考文献

1. Chappuis V, Martin W. ITI Treatment Guide: Implant Therapy in the Esthetic Zone-Current Treatment Modalities and Materials for Single-tooth Replacements. volume 10. Berlin: Quintessenz Verlags GmbH, 2017.

2. Brånemark PI, Lindström J, Hallén O, et al. Reconstruction of the defective mandible. Scand J PlastReconstr Surg, 1974, 9(2): 116-128.

3. Gurler G, Delilbasi C, Garip H, et al. Comparison of alveolar ridge splitting and autogenous onlay bone grafting to enable implant placement in patients with atrophic jaw bones. Saudi Med J, 2017, 38(12): 1207-1212.

4. Clavero J, Lundgren S. Ramus or chin grafts for maxillary sinus inlay and local onlay augmentation: comparison of donor site morbidity and complications. Clin Implant Dent Relat Res, 2003, 5(3): 154-160.

5. Schmitt C, Karasholi T, Lutz R, et al. Long-term changes in graft height after maxillary sinus augmentation, onlay bone grafting, and combination of both techniques: a long-term retrospective cohort study. lin Oral Implants Res, 2014, 25(2): 38-46.

八、病例 8　钛网 -Onlay 结合 GBR 骨增量后行软组织增量解决前牙区跨中线复杂缺损

主治医师：Davide Farronato

(一) 患者情况

患者,女,59 岁。

主　　诉：上颌前牙固定修复体不美观。

现 病 史：5 年前,患者开始出现牙齿松动,后陆续拔除松动牙。2 年前行上颌复合固定桥修复,现因修复体不美观而就诊。

既 往 史：患者体健,否认全身系统性疾病,否认吸烟史。

检　　查：上颌 17—25 烤瓷固定桥修复体,下颌 37、46 缺失。上颌修复体边缘与牙龈不密合,桥体下残存食物残渣。拆除修复体后可见,16、13—21、23、26、27 缺失,17、15、14、22、24、25 为基牙预备体,牙龈退缩,22Ⅱ° 松动,叩(±),17、15、14、24、25 松(−),叩(−)。口腔卫生状况一般(图 4-8-1)。

辅助检查：全口牙位曲面体层片显示上颌 17—25 烤瓷固定桥修复体,17、15、14、22、24、25 牙槽骨吸收至根中 1/3,14、24 已行根管治疗,17、15、14、24、25 根尖区无明显异常(图 4-8-2)。

诊　　断：上颌牙列缺损;上颌不良修复体;下颌牙列缺损;22 慢性牙周炎。

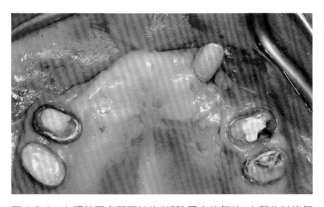 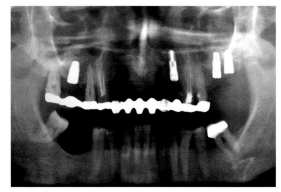

图 4-8-1　上颌前牙多颗牙缺失(拆除固定修复体,未戴临时修复体)(口内殆面观)

图 4-8-2　全口牙位曲面体层片显示口内多颗牙缺失(患者已拆除固定修复体,戴上临时修复体,已行 16、23、26、27 种植体植入)

（二）美学风险评估

根据 ERA 表（表 4-8-1），结合其他临床因素，该病例外科难度等级为高度复杂（complex）。

表 4-8-1 美学风险评估表[1]

风险因素 esthetic risk factors	风险级别 level of risk		
	低 low	中 medium	高 high
全身状况 medical status	健康，愈合良好 healthy，uneventful healing	—	愈合欠佳 compromised healing
吸烟习惯 smoking habit	非吸烟者 non-smoker	吸烟者（每天≤10 根） light smoker（≤10cig/day）	吸烟者（每天 >10 根） heavy smoker（>10cig/day）
笑线位置 gingival display at full smile	低笑线 low	中笑线 medium	高笑线 high
缺牙间隙的宽度 width of edentulous span	单颗牙缺失（缺牙间隙 ≥7mm[a] 或≥ 6mm[b]） 1 tooth（≥7mm[a] or≥6mm[b]）	单颗牙缺失（缺牙间隙 <7mm[a] or < 6mm[b]） 1 tooth（<7mm[a] or < 6mm[b]）	2 颗及以上牙位缺失 2 teeth or more
缺失牙［和（或）邻牙］形态 shape of tooth crowns	矩形或椭圆形 rectangular	—	三角形 triangular
邻牙修复情况 restorative status of neighboring teeth	未修复 virgin	—	已修复 restored
牙龈生物学类型 gingival phenotype	低平弧形，厚龈生物型 low-scalloped，thick	中等弧形，中厚生物型 medium-scalloped， medium-thick	高陡弧形，薄龈生物型 high-scalloped，thin
种植位点的感染 infection at implant site	无感染 none	慢性感染 chronic	急性感染 acute
软组织形态 soft-tissue anatomy	软组织形态完整 soft-tissue intact	—	软组织缺损 soft-tissue defects
邻牙骨高度 bone level at adjacent teeth	距接触点≤5mm ≤5mm to contact point	距接触点 5.5~6.5mm 5.5~6.5mm to contact point	距接触点≥7mm ≥7mm to contact point
唇（颊）侧骨厚度 * facial bone-wall phenotype*	唇（颊）侧骨厚度≥1mm thick-wall phenotype≥1mm thickness	—	唇（颊）侧骨厚度 <1mm thin-wall phenotype < 1mm thickness
骨组织形态 bone anatomy of alveolar crest	无骨缺损 no bone deficiency	水平骨缺损 horizontal bone deficiency	垂直骨缺损 vertical bone deficiency
患者的期望值 patient's esthetic expectations	较实际的期望值 realistic expectations	—	不切实际的期望值 unrealistic expectations

[a] 标准径种植体（standard-diameter implant，regular connection）
[b] 窄径种植体（narrow-diameter implant，narrow connection）
* 如果牙齿存在且有 CT 影像（if three-dimensional imaging is available with the tooth in place）

(三) 治疗方案

该患者为多颗上颌前牙缺失,恢复前牙美学、尤其是龈乳头的难度较高,同时长期缺牙使得前牙牙槽骨大量丧失,术者首先考虑进行上颌前牙区的组织增量以恢复组织丰满度,然后再考虑进行上颌前牙的种植体的植入,必要时需要进行二次骨增量及软组织增量。同时,为了验证双膜技术的有效性,术者计划在不同区域分别采用双膜和单膜技术,通过术后同一时期骨改建的程度来比较双膜技术与单膜的效果差异。在缺牙期间,采用临时固定桥修复体恢复上颌前牙美观。由于在22位点不考虑种植,因此在前期骨增量阶段不考虑拔除22,可以帮助固定临时修复体。当然,对于此类严重骨缺损的病例,后期多要进行软组织的处理,拔除的时机可以选择在软组织处理时再进行,后期一起修复。

(四) 详细治疗过程

详细治疗过程见图 4-8-3~ 图 4-8-44。

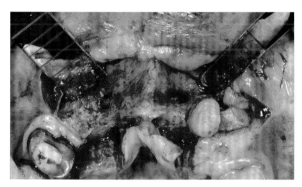

图 4-8-3　翻瓣后,可见前牙唇侧骨缺损呈凹陷状,22Ⅱ°松动,但为了术后临时冠的固位,暂时不拔除 22

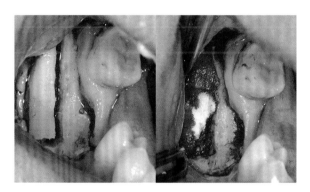

图 4-8-4　从右侧下颌骨外斜线取骨,供区创口关闭

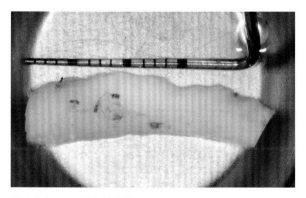

图 4-8-5　取下的条状自体骨

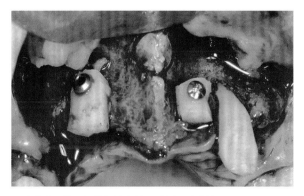

图 4-8-6　截取部分条状自体骨,植入唇侧缺损区

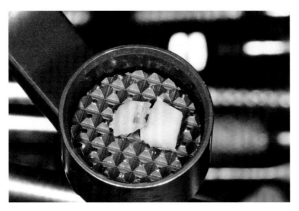

图 4-8-7　将剩余的自体骨块用碎骨器加工成颗粒状骨

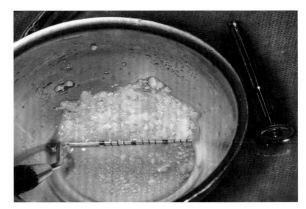

图 4-8-8　将磨碎的自体骨与异种骨粉混合

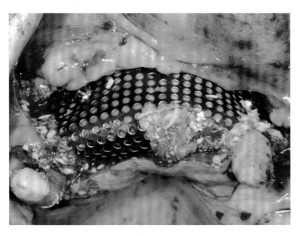

图 4-8-9　植入缺损区,覆盖可吸收膜后,再用钛网固定

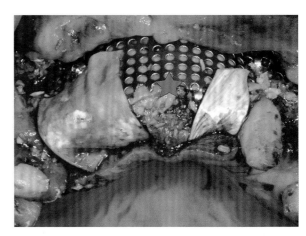

图 4-8-10　使用双膜技术,在钛网的表面再覆盖一层可吸收膜,蓝色星号区域只使用单层膜,作为对照

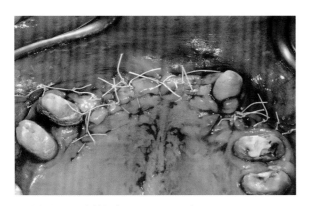

图 4-8-11　严密关闭术区

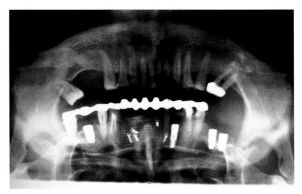

图 4-8-12　术后全口牙位曲面体层片(术后临时冠粘接就位)

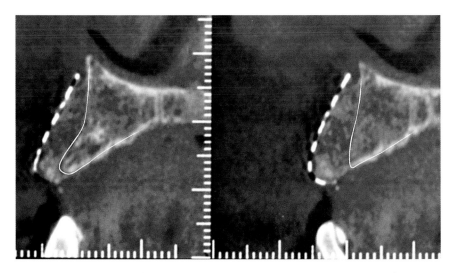

图 4-8-13　术后当天（左图）和术后 4 个月（右图），CBCT 矢状面显示牙槽骨改建（白色实线）和钛网骨粉（白色虚线）之间的关系

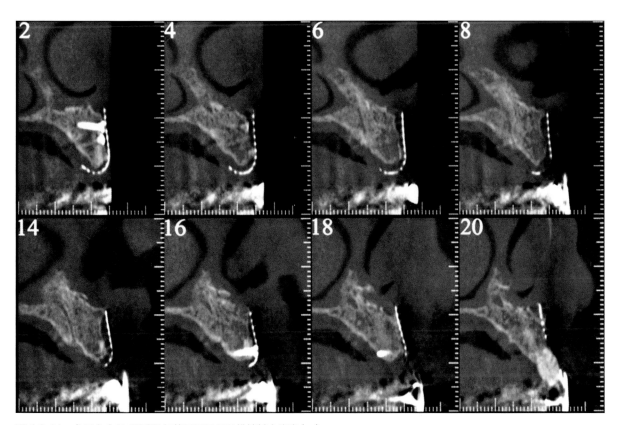

图 4-8-14　术后 6 个月 CBCT 矢状面显示骨量维持基本稳定（一）

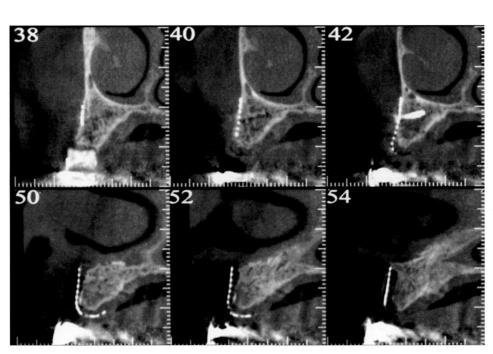

图 4-8-15　术后 6 个月 CBCT 矢状面显示骨量维持基本稳定(二)

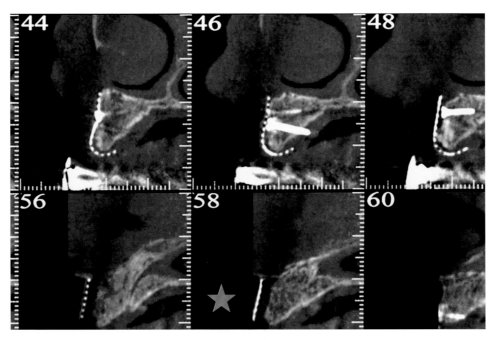

图 4-8-16　术后 6 个月 CBCT 矢状面,蓝色星号代表仅使用单层膜的区域,较之,双层膜区域有更多的骨改建

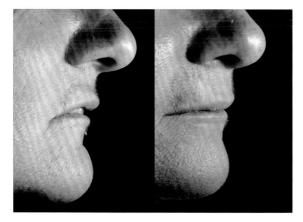

图 4-8-17　术后 8 个月,增加的骨量使鼻唇角有所改善

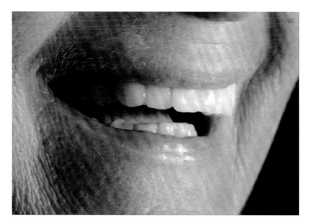

图 4-8-18　治疗期间使用临时冠,维持患者美观和发音

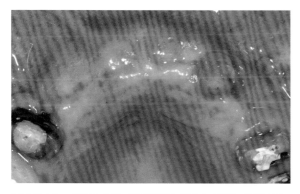

图 4-8-19　术后 8 个月,前牙唇侧丰满度有所增加(殆面观)

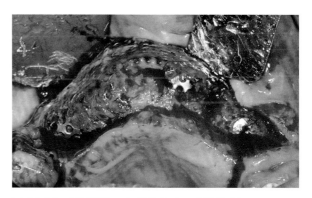

图 4-8-20　暴露受植区时,22Ⅲ°松动,同期拔除 22

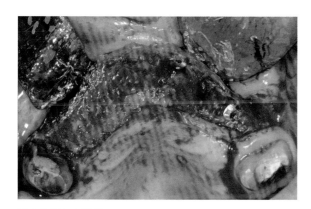

图 4-8-21　拆除钛网

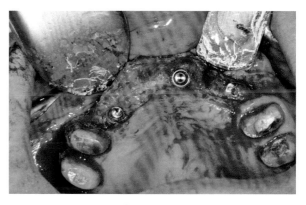

图 4-8-22　于 13、21 位点植入种植体

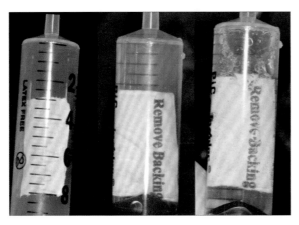

图 4-8-23　将异体脱细胞真皮基质水化

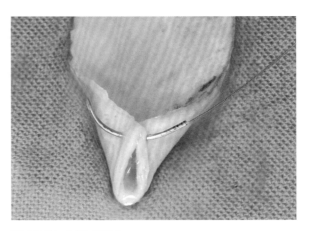

图 4-8-24　折叠成双层

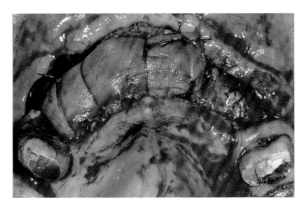

图 4-8-25　植入术区

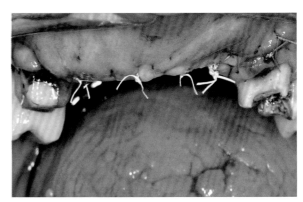

图 4-8-26　严密缝合

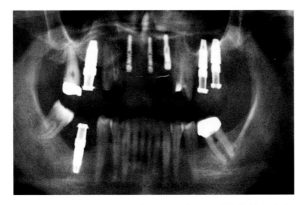

图 4-8-27　术后全口牙位曲面体层片显示种植体植入方向良好

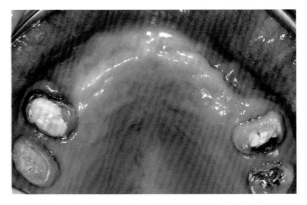

图 4-8-28　术后 1.2 年,前牙唇侧丰满度良好,但 22 拔牙处唇侧丰满度欠佳(殆面观)

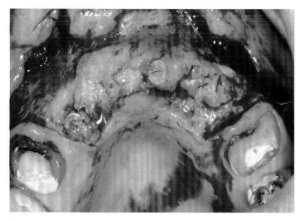

图 4-8-29　暴露覆盖螺丝

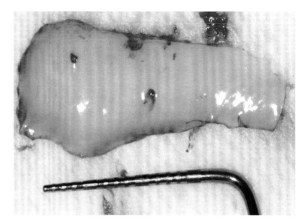

图 4-8-30　取上颌腭侧游离角化龈瓣

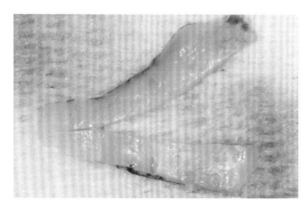

图 4-8-31　从一侧中线切开

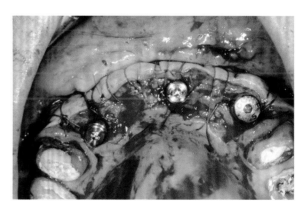

图 4-8-32　植入术区唇侧

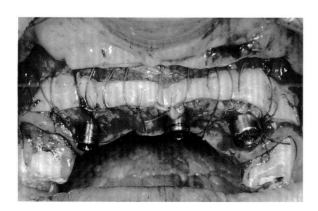

图 4-8-33　缝合固定

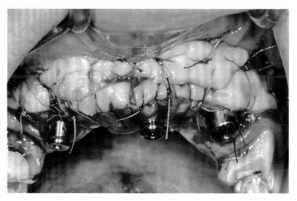

图 4-8-34　再将唇侧瓣缝合固定，与游离龈瓣相延续

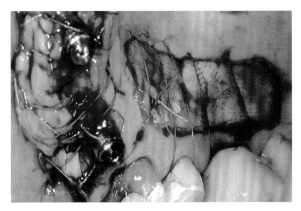

图 4-8-35　关闭龈瓣供区

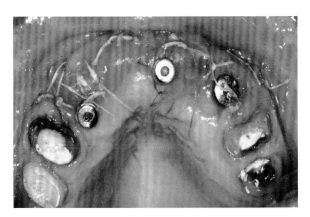

图 4-8-36　拆线时的情况

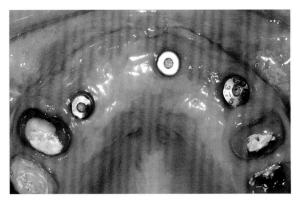

图 4-8-37　术后 1.3 年，唇颊侧角化黏膜稳定

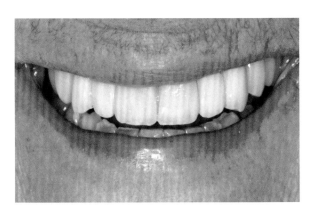

图 4-8-38　术后 1.3 年，戴螺丝固位的临时冠

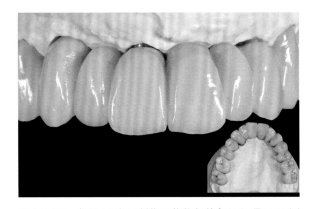

图 4-8-39　术后 24 个月制作最终修复体（Mario Zangarini
技师制作）

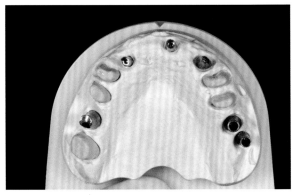

图 4-8-40　最终基台

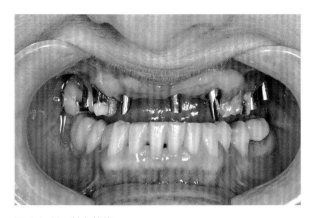

图 4-8-41　基台就位

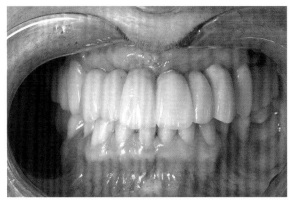

图 4-8-42　修复体就位

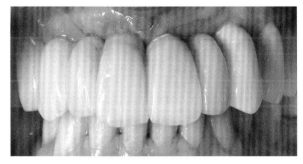

图 4-8-43　修复后 3 年随访,患者口腔卫生尚可,软组织健康

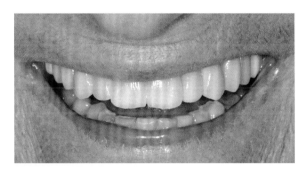

图 4-8-44　修复后 3 年随访

(五) 治疗流程

　　这是一例上颌美学区连续多单位牙缺失,术中采用自体骨块结合钛网支撑空间行骨增量手术后延期种植修复的病例,种植手术同期、后期分别行两次软组织移植,从而获得了较好的美学效果。美学区域多单位牙连续缺失后的种植修复属于高难度病例,此类病例常伴随重度的骨量不足,需要软硬组织的增量以提供良好的种植位点,且多单位牙缺失会增加种植体之间龈乳头恢复的难度(图 4-8-45)。

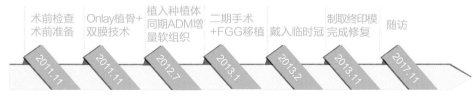

术前检查 术前准备	Onlay植骨+ 双膜技术	植入种植体 同期ADM增 量软组织	二期手术 +FGG移植	载入临时冠	制取终印模 完成修复	随访
2011.11	2011.11	2012.7	2013.1	2013.2	2013.11	2017.11

图 4-8-45　治疗流程图

（六）病例点评

1. Onlay 植骨及双膜技术的优势　本病例中,患者需要进行水平向及垂直向的骨增量手术。引导骨再生、骨劈开、骨挤压等技术是常用的骨增量方法,但对于此类牙槽骨重度缺损的患者,Onlay 植骨可提供三维的骨增量效果,同时将多余的骨块磨碎后与骨替代材料填充骨块与受区间的空隙则能获得更满意的骨增量效果,术者还采用钛网维持骨碎屑、异种骨粉及自体骨块的三维空间,并结合双层胶原膜技术达到较为满意的骨增量效果,为种植体提供了良好的植入空间。对于任何骨增量方法而言,术后的骨吸收是不可避免的,为了减少 Onlay 植骨术后的骨吸收,术中通常结合骨替代材料和胶原屏障膜来提高术后的可预期性[2],该病例中术者采用了单层胶原膜(图 4-8-10 蓝色星号所示)和双层胶原膜技术进行对比,发现单层胶原膜区域的骨改建及骨吸收较多,提示双层胶原膜技术的优越性。Kozlovsky 等研究指出[3],双层胶原膜技术可以延长膜的存在时间,在相同降解周期内,单位时间内使用双层胶原膜后的膜厚度、膜内胶原含量均比使用单层胶原膜显著提高,延长了胶原膜屏障功能的作用时间。研究同时指出,虽然双层膜的存在时间长,但并不影响术区的血管化,因为无论使用单层胶原膜还是双层胶原膜,其胶原降解效率是一致的,术区血管生成的速度与胶原降解效率相关,因此双层膜技术不但延长了膜的屏障功能作用时间,同时仍然保证了术区有效的血管化。

2. ADM 的应用　术者在骨增量手术后进行延期种植,同期采用异体脱细胞真皮基质(acellular dermal matrix,ADM)增加颊侧软组织厚度,有时还可以有效增加角化龈的量,还可避免开辟软组织供区创口。Wei 等研究证实,ADM 的术后收缩率较自体游离龈瓣要大,因此,在术中多需植入较大面积的 ADM 或使用双层厚的 ADM[4](图 4-8-24),以获得满意的软组织增量效果。但在二期手术时尽管局部软组织厚度明显改善,但多次手术以及较大范围的骨增量均导致了局部角化牙龈不足,术者又利用腭侧获取的角化龈再次行唇颊侧角化龈移植,以便在种植体颊舌侧均有足够量的角化龈,治疗结果较为满意。就目前来讲,尽管 ADM 可以在不需要开辟软组织供区的条件下增量角化龈,但采用 FGG 进行角化龈增量依然是最理想、最可靠的方法。

3. 多颗牙缺失龈乳头的恢复　根据 Tarnow 的研究,天然牙龈乳头高度约为 5mm,而种植体间龈乳头平均高度约为 3.5mm,如果种植体间骨高度与冠接触点间的距离过大会导致龈乳头不完全[5]。此外,术前软硬组织的保存、术中切口的设计、术中软硬组织保存以及修复体形态的设计等,都会影响龈乳头的形态和维持,因此,如何恢复良好的龈乳头形态是美学区多颗牙缺失后种植修复治疗的难点之一。本病例中制作完成的修复体增加了邻接面的殆龈向距离,这样就缩短了邻接点与牙槽嵴的距离,提升了局部的美观效果。

参考文献

1. Chappuis V,Martin W. ITI Treatment Guide:Implant Therapy in the Esthetic Zone-Current Treatment Modalities and Materials for Single-tooth Replacements.volume 10. Berlin:Quintessenz Verlags GmbH,2017.

2. von Arx T,Buser D. Horizontal ridge augmentation using autogenous block grafts and the guided bone regeneration technique with collagen membranes:a clinical study with 42 patients. Clin Oral Implants Res, 2006,17(4):359-366.

3. Kozlovsky A,Aboodi G,Moses O,et al. Bio-degradation of a resorbable collagen membrane(Bio-Gide)applied in a double-layer technique in rats.Clin Oral Implants Res,2009,20(10):1116-1123.

4. Wei PC,Laurell L,Geivelis M,et al.Acellular dermal matrix allografts to achieve increased attached gingiva. Part 1. A clinical study. J Periodontol,2000,71(8):1297-1305.

5. Tarnow DP,Magner AW,Fletcher P. The effect of the distance from the contact point to the crest of bone on thepresence or absence of the interproximal dental papilla.J Periodontol,1992,63(12):995-996.

九、病例 9 　上颌前牙连续缺失的即刻种植延期修复

主治医师：谭震

（一）患者情况

患者，男，27 岁。

主　　诉：上颌前牙因外伤致牙冠脱落 2 个月。

现 病 史：多年前，患者左上颌切牙和侧切牙因外伤折断后，曾行根管治疗及桩冠修复。2 个月前发生轻
　　　　　微撞击后中切牙的桩冠修复体脱落，现因影响美观就诊。患者希望尽快恢复美观。

既 往 史：患者体健，无吸烟史，否认"高血压、糖尿病"等病史，无其他系统性疾病。否认药物和食物过敏史。

检　　查：21 冠根折，舌侧断面位于龈下。21 叩（+），松（-），BOP（-）。22 为树脂桩冠修复，修复体变色。
　　　　　22 叩（-），松（-），BOP（-）。21、22 龈缘与 11、12 龈缘基本协调，21、22 未探及深牙周袋。前牙
　　　　　深覆𬌗Ⅰ°，覆盖基本正常。口腔卫生状况良好（图 4-9-1~ 图 4-9-3）。

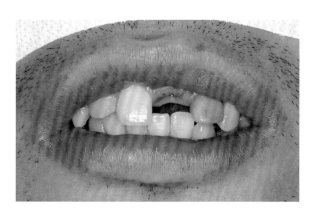

图 4-9-1　患者为高笑线，21 冠根折，22 牙冠变色，严重影响
美观

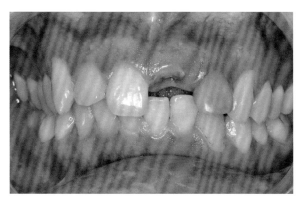

图 4-9-2　21、22 牙龈组织与 11、12 牙龈组织基本一致

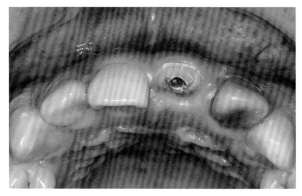

图 4-9-3　11 略微内倾，21 牙根、22 牙冠略唇倾（𬌗面观）

辅助检查：CBCT 显示 21、22 曾行根管治疗，根尖有较大暗影，唇侧骨板疑有穿通。22 根尖区小范围暗影
（图 4-9-4，图 4-9-5）。

诊　　断：21 冠根折；21 慢性根尖周炎；22 慢性根尖周炎。

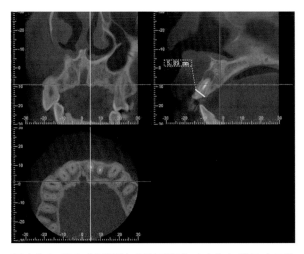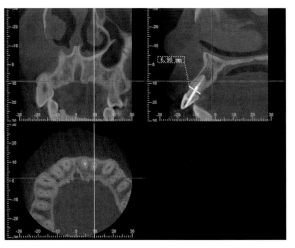

图 4-9-4　患者 CBCT（左上为冠状面，右上为矢状面，左下为横断面）显示 21 根尖端约 4mm 暗影，唇侧骨板较薄，根尖位置疑似穿孔。牙槽嵴顶的厚度约为 6mm

图 4-9-5　患者 CBCT（左上为冠状面，右上为矢状面，左下为横断面）显示 22 根尖小范围阴影，牙槽嵴厚度约 6.9mm

（二）美学风险评估

根据 ERA 表（表 4-9-1），结合其他临床因素，该病例外科难度等级为高度复杂（complex）。

（三）治疗方案

该患者 21 牙根断面部分位于龈下，且根尖较大范围暗影，很显然无法保留，需要拔除。22 虽然已进行了根管治疗，但存在以下几个问题：①根尖暗影；②简易桩冠修复，无法在此基础上重新修复或者重新修复的风险很大。与患者协商后决定拔除 22。该患者既存在许多利于进行即刻种植的特点，也有许多会增加即刻种植风险的因素，但考虑到患者就诊时间的限制（患者异地工作），与患者商量后进行即刻种植。针对患者可能的风险因素如骨组织缺损，主治医师决定采用翻瓣 GBR 解决。对于即刻种植的创口关闭问题，主治医师决定进行双层膜覆盖，促进局部软组织愈合，防止创口裂开。对于患者连续 2 颗牙缺失，提示医师在植入种植体时要精确控制种植体的间距和三维位置关系。

表 4-9-1　美学风险评估表[1]

风险因素 esthetic risk factors	风险级别 level of risk		
	低 low	中 medium	高 high
全身状况 medical status	健康, 愈合良好 healthy, uneventful healing	—	愈合欠佳 compromised healing
吸烟习惯 smoking habit	非吸烟者 non-smoker	吸烟者(每天≤10根) light smoker(≤10cig/day)	吸烟者(每天>10根) heavy smoker(>10 cig/day)
笑线位置 gingival display at full smile	低笑线 low	中笑线 medium	高笑线 high
缺牙间隙的宽度 width of edentulous span	单颗牙缺失(缺牙间隙≥ 7mm[a] 或≥6mm[b]) 1 tooth(≥7mm[a] or≥6mm[b])	单颗牙缺失(缺牙间隙 <7mm[a] 或 <6mm[b]) 1 tooth(<7mm[a] or <6mm[b])	2 颗及以上牙位缺失 2 teeth or more
缺失牙[和(或)邻牙]形态 shape of tooth crowns	矩形或椭圆形 rectangular	—	三角形 triangular
邻牙修复情况 restorative status of neighboring teeth	未修复 virgin	—	已修复 restored
牙龈生物学类型 gingival phenotype	低平弧形, 厚龈生物型 low-scalloped, thick	中等弧形, 中厚生物型 medium-scalloped, medium-thick	高陡弧形, 薄龈生物型 high-scalloped, thin
种植位点的感染 infection at implant site	无感染 none	慢性感染 chronic	急性感染 acute
软组织形态 soft-tissue anatomy	软组织形态完整 soft-tissue intact	—	软组织缺损 soft-tissue defects
邻牙骨高度 bone level at adjacent teeth	距接触点≤5mm ≤5mm to contact point	距接触点 5.5~6.5mm 5.5~6.5mm to contact point	距接触点≥7mm ≥7mm to contact point
唇(颊)侧骨厚度 * facial bone-wall phenotype*	唇(颊)侧骨厚度≥1mm thick-wall phenotype ≥1mm thickness	—	唇(颊)侧骨厚度<1mm thin-wall phenotype <1mm thickness
骨组织形态 bone anatomy of alveolar crest	无骨缺损 no bone deficiency	水平骨缺损 horizontal bone deficiency	垂直骨缺损 vertical bone deficiency
患者的期望值 patient's esthetic expectations	较实际的期望值 realistic expectations	—	不切实际的期望值 unrealistic expectations

[a] 标准径种植体(standard-diameter implant, regular connection)
[b] 窄径种植体(narrow-diameter implant, narrow connection)
* 如果牙齿存在且有 CT 影像(if three-dimensional imaging is available with the tooth in place)

（四）详细治疗过程

详细治疗过程见图 4-9-6~ 图 4-9-58。

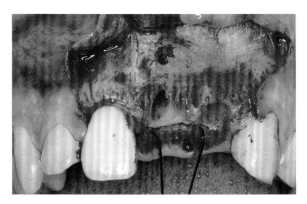

图 4-9-6　手术切口采用梯形瓣，不仅可以更好地暴露创口，还可以增加软组织瓣的动度，有助于创口关闭（难度分析：患者要进行骨增量，而且即刻种植存在的牙槽窝都增加了创口初期关闭的难度；同时，翻瓣后可见 21 唇侧牙槽嵴有吸收，根尖区有穿孔）

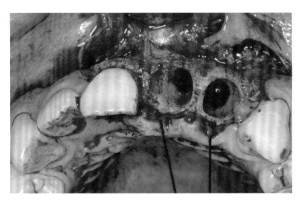

图 4-9-7　21 唇侧牙槽骨板较薄，21、22 根尖区有骨破坏（𬌗面观）

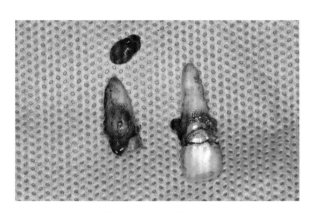

图 4-9-8　术中即刻拔除 21（左）、22（右）及刮下的肉芽组织

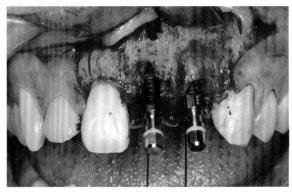

图 4-9-9　21、22 区种植体（Straumann BL 3.3mm×10mm）植入后，种植体与邻牙间距 >1.5mm，种植体间距 >3mm，种植体彼此平行，两枚种植体冠根向深度理想（正面观）

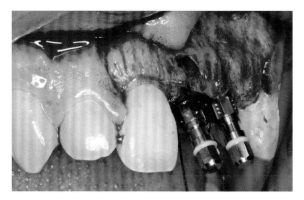

图 4-9-10 种植体的排列和角度(侧面观)

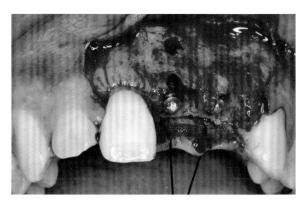

图 4-9-11 去除携带体后旋入覆盖螺丝,可见种植体唇侧骨板有明显的缺损

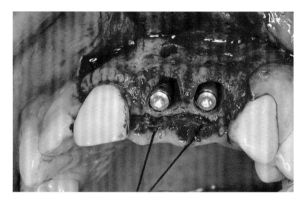

图 4-9-12 种植体唇舌向的位置,21、22 区种植体唇侧表面与牙槽嵴的唇侧骨板间均有超过 2mm 的跳跃间隙(殆面观)

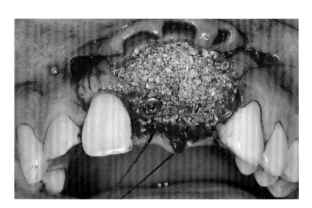

图 4-9-13 在根尖牙槽骨穿孔区、牙槽窝跳跃间隙和缺牙区唇侧骨板表面放置骨替代材料,注意要过量放置

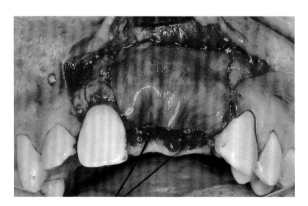

图 4-9-14 骨替代材料表面覆盖胶原屏障膜

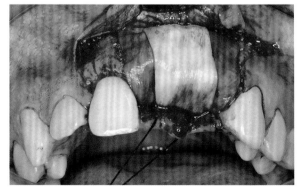

图 4-9-15 大屏障膜上再重叠覆盖一张小屏障膜,小膜的位置最好在两个牙槽窝的位置

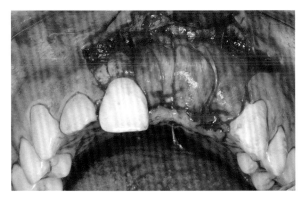

图 4-9-16　采用可吸收缝线缝合固定屏障膜,缝针从腭侧进术区然后穿过唇侧的黏骨膜瓣的骨膜部分,再从腭侧出针,在腭侧缝合打结

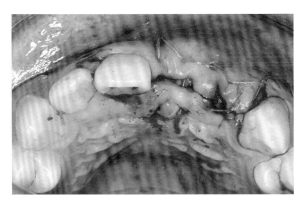

图 4-9-17　软组织瓣松解,严密缝合创口,殆方仅少许膜暴露。软组织瓣的松解可以在这一步完成,也可以提前到翻瓣后进行,注意控制松解的深度,大多只需要把骨膜切断即可

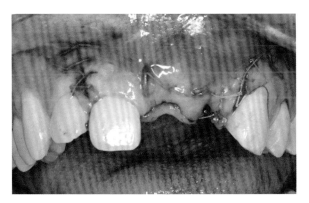

图 4-9-18　术后创区软组织瓣完全复位(正面观)

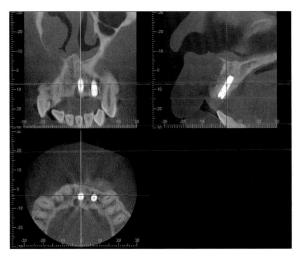

图 4-9-19　术后21位点CBCT显示三个剖面:左上为冠状面,右上为矢状面,左下为横断面;矢状面可见种植体唇侧有足量的骨结构或者骨再生空间

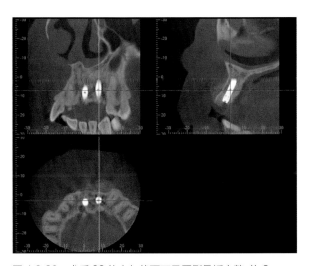

图 4-9-20　术后22位点矢状面可见唇侧骨板完整,约2mm

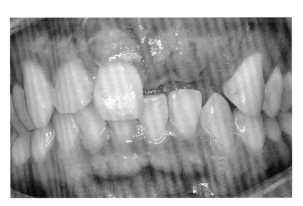

图 4-9-21　术后1个月可见创区愈合良好,未见异常

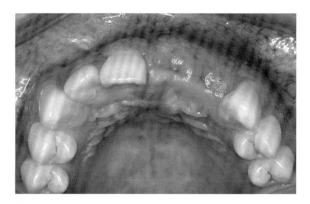

图 4-9-22　术后 1 个月可见局部丰满度良好

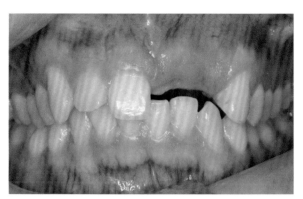

图 4-9-23　术后 4 个月局部软组织颜色逐渐正常

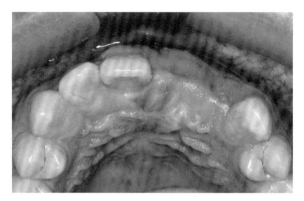

图 4-9-24　术后 4 个月,局部有一定的组织改建和吸收,但丰满度仍较理想(殆面观)

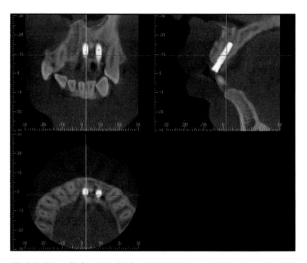

图 4-9-25　愈合后 21 位点 CBCT 显示三个剖面:左上为冠状面,右上为矢状面,左下为横断面;矢状面可见种植体唇侧的骨质已更加致密

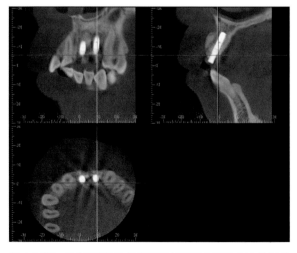

图 4-9-26　愈合后 22 位点 CBCT 显示三个剖面:左上为冠状面,右上为矢状面,左下为横断面;矢状面可见种植体唇侧的骨质增厚,植骨材料在原来的唇侧骨板表面形成了致密的结构

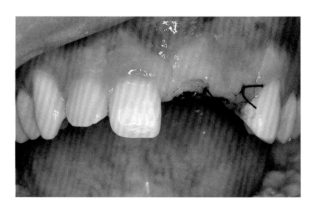

图 4-9-27　二期手术后(唇面观)

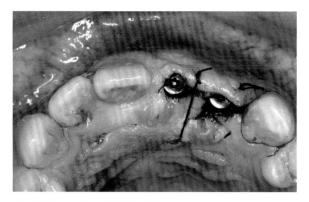

图 4-9-28　二期手术后(殆面观)

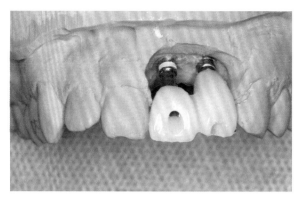

图 4-9-29　取模,进行 21、22 临时修复体的制作

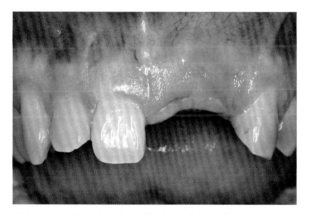

图 4-9-30　Ⅱ期手术愈合后,软组织覆盖愈合帽(正面观)

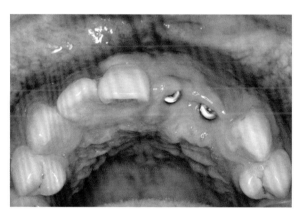

图 4-9-31　Ⅱ期手术愈合后,颊侧软组织覆盖愈合帽(殆面观)

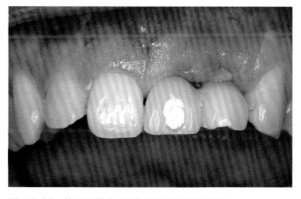

图 4-9-32　临时冠就位,龈乳头位置处预留空间

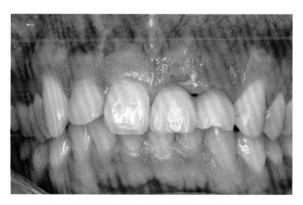

图 4-9-33　牙颈部添加树脂,第一次塑形,可见龈乳头位置仍有少量缺损

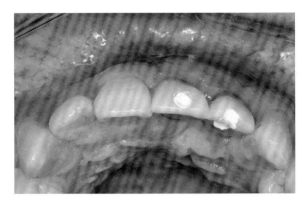

图 4-9-34　缺牙区唇侧牙槽嵴形态尚可(殆面观)

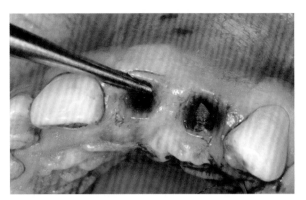

图 4-9-35　对于局部的缺损,主诊医师采用软组织移植进行修复,图中采用微创器械在龈乳头位置骨膜上分离软组织

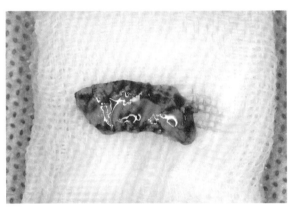

图 4-9-36　从腭侧获取上皮下结缔组织

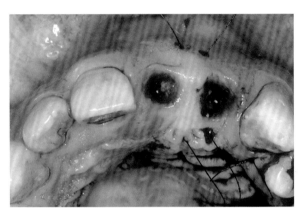

图 4-9-37　将获取的软组织植于龈乳头下方,用缝线进行固定

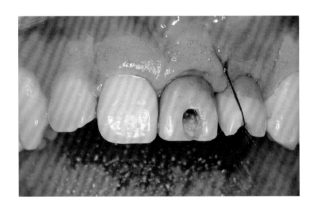

图 4-9-38　采用缝线将龈乳头向冠方牵拉,恢复龈乳头缺损

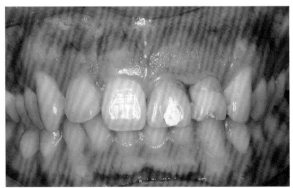

图 4-9-39　软组织移植2周后,继续通过在临时冠颈部添减树脂来进行软组织塑形。塑形基本完成,可见龈缘位置理想,龈乳头高度恢复

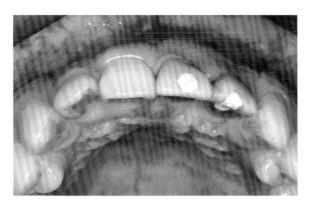

图 4-9-40　塑形完成后(殆面观)

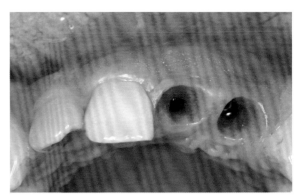

图 4-9-41　临时冠取下后可见健康的穿龈结构

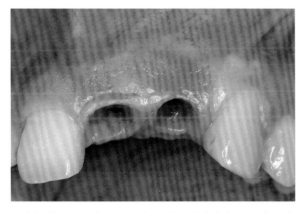

图 4-9-42　21 区与 22 区之间的龈乳头高度尚可,龈缘弧度理想

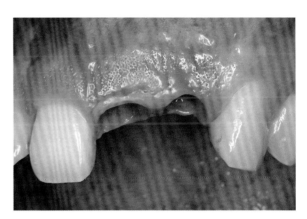

图 4-9-43　缺牙区唇侧软组织可见有丰富的点彩结构,预示软组织健康稳定

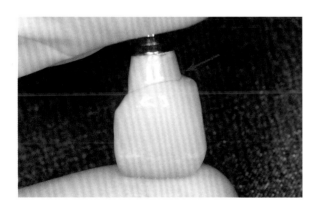

图 4-9-44　制作完成的全瓷基台和全瓷冠,边缘台阶明显(红色箭头所示)

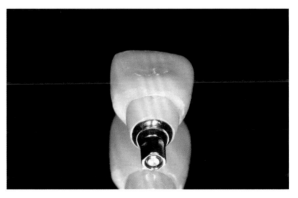

图 4-9-45　调整冠边缘形态,使其平缓、圆滑

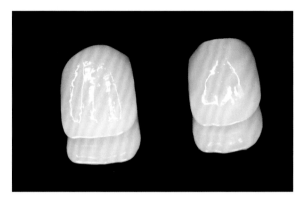

图 4-9-46 牙冠重新上釉后

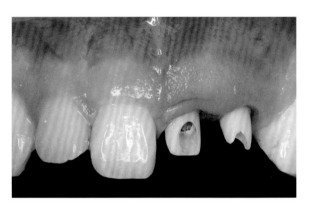

图 4-9-47 置入全瓷基台

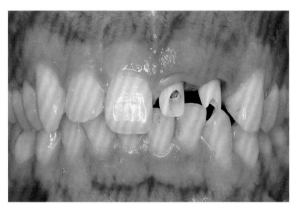

图 4-9-48 咬合状态下，基台就位（正面观）

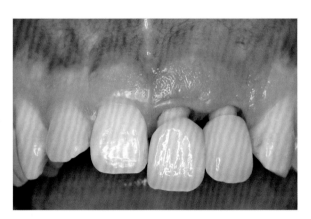

图 4-9-49 戴入全瓷冠

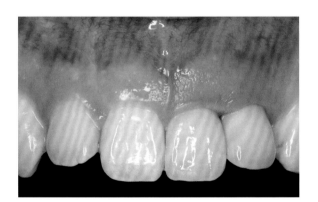

图 4-9-50 全瓷冠就位后局部软组织形态理想，外形得以支撑

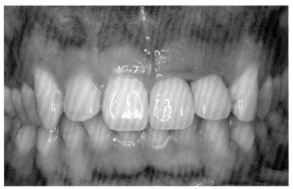

图 4-9-51 咬合状态下（正面观）

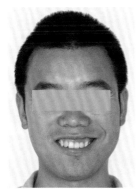
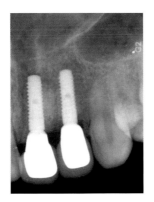

图 4-9-52 患者微笑状态
下,可暴露所有修复体和超
过 5mm 的牙龈软组织

图 4-9-53 戴牙后根尖片显
示骨组织高度理想,无残留的
粘接剂

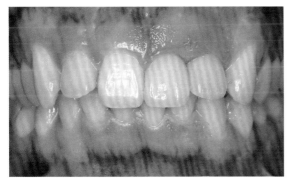
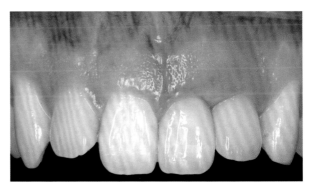

图 4-9-54 戴牙后 9 个月,可见软组织色泽、形态理想

图 4-9-55 患者缺牙区软组织纹理、点彩与 A 区对称牙高度一致

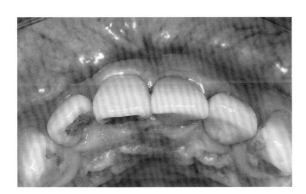
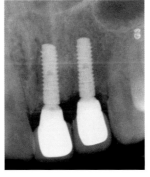
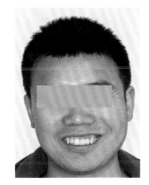

图 4-9-56 21、22 缺牙区与 11、12 的牙槽嵴外形对称(殆
面观)

图 4-9-57 9 个月后随访,根
尖片显示牙槽骨高度稳定

图 4-9-58 患者微笑充满自
信,局部组织与周围结构协调

（五）治疗流程

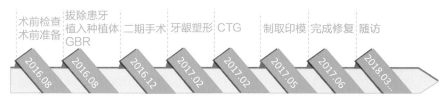

图 4-9-59 治疗流程图

这是一例连续多颗牙即刻种植的病例。多颗牙连续缺失属于美学高风险因素，最大的挑战是龈乳头的重建。要重建龈乳头、避免黑三角的出现，达到比较理想的美学效果，应从软硬组织两方面着手。骨组织的支撑是软组织存在的基础，本病例通过 GBR 获得了足量的骨组织，为软组织塑形提供了较大空间，但后期软组织塑形时仍然发现局部龈乳头有少许缺损，又经过软组织移植增加了龈乳头高度，最终获得了理想的美学效果（图 4-9-59）。

（六）病例点评

1. 种植时机的选择　虽然 ITI 共识确定了即刻种植的适应证[2]，但谨慎选择适应证才能获得可预期的美学效果。随着骨增量技术的改进，医师操作水平的提高，适应证和禁忌证也并非绝对。本病例术前 21、22 根尖均有慢性炎症，拔牙后 21 和 22 的牙槽间隔存在穿通，并且唇侧骨壁较薄，这些都不符合理想的即刻种植适应证。美学区即刻种植最大的难点即拔牙后牙槽骨的吸收改建导致唇侧和垂直骨量的缺失或不足，进一步导致唇侧软组织轮廓丰满度的不理想。对于条件不理想的牙槽嵴，如果能够获得可靠的骨增量效果，那么即刻种植仍然是可行的。如何获得较为理想的唇侧骨量呢？在前面也已经提到过，这主要包括 3 个方面：种植体的偏腭侧植入，牙槽窝内充填低替代率的植骨材料（如脱蛋白的小牛骨，deproteinized bovine bone mineral，DBBM）以及尽量采用不翻瓣设计[3]。对于本病例而言，唇侧骨壁薄，随着牙齿拔除后束状骨的吸收和牙槽骨的改建，唇侧牙槽嵴将会更薄甚至消失，若仅进行牙槽窝内植骨，唇侧丰满度仍会不足。除此之外，由于患牙根尖存在慢性炎症，且牙槽间隔穿通，不翻瓣无法彻底清除炎症。因此采取翻瓣的方式，来进行较大范围的 GBR，以补偿唇侧骨壁的吸收，恢复唇侧丰满度。从 CBCT 可以看到，修复后种植体唇侧骨壁大于 2mm，这对于软组织的长期稳定是十分重要的。

2. 引导骨再生（GBR）的操作要点

（1）成骨空间的维持：将植骨材料填充于生物膜与骨缺损区之间，以维持成骨空间。前牙区易受压导致骨粉塌陷或移动，因此常需要遵循"过度矫正"原理，即植入的骨粉量应略大于局部缺损，并用屏障膜尽可能包裹骨粉，提高植骨材料的稳定性。

（2）创口的无张力关闭：本病例是即刻种植同期行 GBR，因此创口裂开是可能出现的严重的术后并发症。术者在手术前就要明确这一点,再加上前述过矫正植骨,因此,创口的初期关闭是该手术的重点和难点。手术中采用双侧垂直切口也是基于这一考虑,手术中软组织瓣应充分减张,充分减张的软组织瓣可以在创口处重叠 3~5mm[4]。此外,术者使用双层胶原屏障膜能较好地解决软组织关闭不全,并促进局部组织的愈合。

3. 龈乳头的重建　本病例通过引导骨再生获得了理想的水平垂直骨量,但此时直接进行修复,无法获得良好的龈缘和龈乳头形态,因此,需要用临时冠进行逐步塑形,一般每隔 2~4 周调整一次临时冠的龈缘形态,直到获得理想的龈缘水平和形态。临时冠塑形最为理想的时间周期一般为 6 个月。本病例在塑形过程中发现牙龈高度依然不是非常理想,遂进行了上皮下结缔组织移植以恢复局部的龈乳头,然后继续调整塑形牙龈形态,最终修复后龈缘水平、龈乳头形态都得到了理想的恢复。本病例采用的结缔组织移植是目前常用的龈乳头重建的方法之一,其他方面也有如透明质酸等材料被应用于龈乳头重建的,当然,从循证医学来讲,龈乳头的重建依然是口腔牙周美容手术的难点,目前还没有充分的证据能说明到底何种技术、何种材料更为优越,何种技术疗效更为持久。

参考文献

1. Chappuis V, Martin W. ITI Treatment Guide: Implant Therapy in the Esthetic Zone-Current Treatment Modalities and Materials for Single-tooth Replacements. volume 10. Berlin: Quintessenz Verlags GmbH, 2017.

2. Morton D, Chen ST, Martin WC, et al. Consensus statements and recommended clinical procedures regarding optimizing esthetic outcomes in implant dentistry. Int J Oral Maxillofac Implants, 2014, 29: 216-220.

3. Buser D, Chappuis V, Belser UC, et al. Implant placement post extraction in esthetic single tooth sites: when immediate, when early, when late? Periodontology 2000, 2017, 73(1): 84-102.

4. Greenstein G, Greenstein B, Cavallaro J, et al. Flap advancement: practical techniques to attain tension-free primary closure. J Periodontol, 2009, 80(1): 4-15.

第五章
牙根屏障技术

Chapter 5
Dental implant treatment with socket shield technique

一、病例 1 采用牙根屏障技术行右上颌中切牙即刻种植即刻修复

主诊医师：Mitsias E. Miltiadis

（一）患者情况

患者，女，66 岁。

主　　诉：右上颌前牙修复体不美观就诊。

现 病 史：1 年前，患者右上颌前牙曾因外伤导致折断后行根管治疗及临时桩冠修复。现因修复体不美观就诊，患者希望能够尽快恢复美观。

既 往 史：患者体健，否认全身系统疾病病史，否认吸烟史。

检　　查：11 临时冠修复体，修复体材料变色。11 探（−），叩（−），松（−），BOP（−）。取下临时修复体后，发现剩余牙体组织部分位于龈下，龈下最深处约 2mm。前牙浅覆𬌗、浅覆盖。口腔卫生状况尚可（图 5-1-1，图 5-1-2）。

辅助检查：CBCT 显示 11 牙根较短，已行根管治疗，根充完善，根尖无明显异常。唇侧骨壁完整，腭侧骨量充足。

诊　　断：11 牙体缺损。

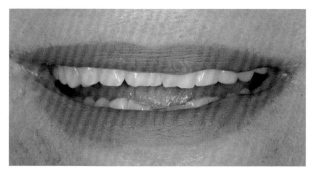

图 5-1-1　初次就诊时，自然微笑像，显示患者为低笑线

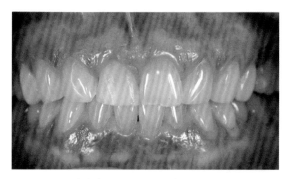

图 5-1-2　口内咬合正面观，11 临时桩冠修复体，修复体材料变色，美学效果较差

（二）美学风险评估

根据 ERA 表（表 5-1-1），结合其他临床因素，该病例外科难度等级为高度复杂（complex）。

表 5-1-1　美学风险评估表[1]

风险因素 Esthetic risk factors	风险级别 level of risk		
	低 low	中 medium	高 high
全身状况 medical status	健康，愈合良好 healthy，uneventful healing	—	愈合欠佳 compromised healing
吸烟习惯 smoking habit	非吸烟者 non-smoker	吸烟者（每天≤10根） light smoker（≤10cig/day）	吸烟者（每天>10根） heavy smoker（>10cig/day）
笑线位置 gingival display at full smile	low 低笑线	medium 中笑线	high 高笑线
缺牙间隙的宽度 width of edentulous span	单颗牙缺失（缺牙间隙≥7mm^a 或≥6mm^b） 1 tooth（≥7mm^a or≥6mm^b）	单颗牙缺失（缺牙间隙 <7mm^a or<6mm^b） 1 tooth（<7mm^a or<6mm^b）	2颗及以上牙位缺失 2 teeth or more
缺失牙［和（或）邻牙］形态 shape of tooth crowns	矩形或椭圆形 rectangular	—	三角形 triangular
邻牙修复情况 restorative status of neighboring teeth	未修复 virgin	—	已修复 restored
牙龈生物学类型 gingival phenotype	低平弧形，厚龈生物型 low-scalloped，thick	中等弧形，中厚生物型 medium-scalloped， medium-thick	高陡弧形，薄龈生物型 high-scalloped，thin
种植位点的感染 infection at implant site	无感染 none	慢性感染 chronic	急性感染 acute
软组织形态 soft-tissue anatomy	软组织形态完整 soft-tissue intact	—	软组织缺损 soft-tissue defects
邻牙骨高度 bone level at adjacent teeth	距接触点≤5mm ≤5mm to contact point	距接触点5.5~6.5mm 5.5~6.5mm to contact point	距接触点≥7mm ≥7mm to contact point
唇（颊）侧骨厚度* facial bone-wall phenotype*	唇（颊）侧骨厚度≥1mm thick-wall phenotype≥1mm thickness	—	唇（颊）侧骨厚度<1mm thin-wall phenotype<1mm thickness
骨组织形态 bone anatomy of alveolar crest	无骨缺损 no bone deficiency	水平骨缺损 horizontal bone deficiency	垂直骨缺损 vertical bone deficiency
患者的期望值 patient's esthetic expectations	较实际的期望值 realistic expectations	—	不切实际的期望值 unrealistic expectations

a 标准径种植体（standard-diameter implant，regular connection）

b 窄径种植体（narrow-diameter implant，narrow connection）

* 如果牙齿存在且有 CT 影像（if three-dimensional imaging is available with the tooth in place）

（三）治疗方案

该患者 1 年前因外伤导致 11 折裂后，计划行根管治疗及桩核冠修复，但由于患者时间原因，在行根管治疗后仅完成了临时修复，一直未完成最终修复。现 11 临时修复体变色，患者因影响美观而就诊。11 虽然已进行了完善的根管治疗，但剩余牙根短，剩余牙体组织部分位于龈下，若直接行桩核冠修复，则无法获得良好的桩核固位力，其长期美学效果及预后不佳。因此，术者与患者沟通后，决定进行种植修复治疗。因为 11 根尖区无明显异常，唇侧骨板完整，故术者考虑进行牙根屏障技术，以尽可能地保留唇侧骨量来获得丰满的组织轮廓及自然的根形。由于患者希望能够尽快恢复上颌前牙美观，术者计划手术当天行临时修复。

（四）详细治疗过程

详细治疗过程见图 5-1-3~ 图 5-1-10。

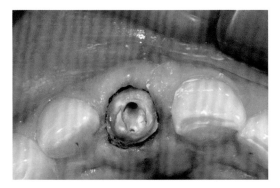

图 5-1-3　去除 11 修复体后，可见剩余牙体组织部分位于龈下，周围软组织健康

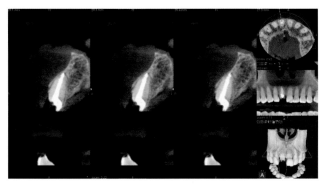

图 5-1-4　术前 CBCT 矢状面显示 11 牙根较短，已行根管治疗，根充完善，根尖无明显异常。唇侧骨壁较薄，腭侧骨量充足

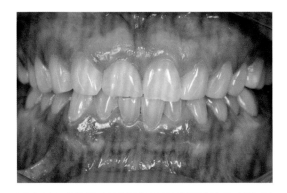

图 5-1-5　根据治疗计划采用 11 牙根屏障技术，保留 11 部分唇侧根片，于根片腭侧植入种植体，术后制作临时冠

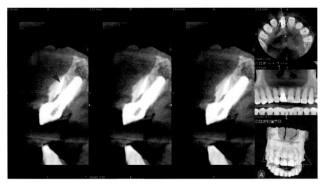

图 5-1-6　术后 CBCT 显示保留的 11 部分牙根组织（箭头所示），于腭侧植入种植体

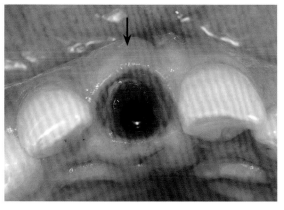

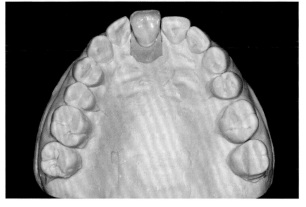

图 5-1-7　术后 6 周,11 区牙龈袖口健康,唇侧组织丰满(殆面观)(箭头所示)

图 5-1-8　计划制作 11 最终修复体

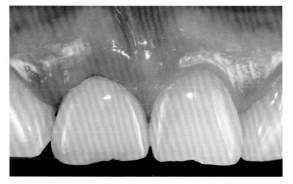

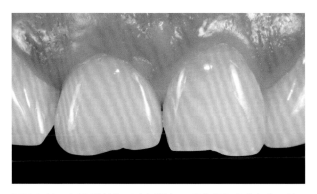

图 5-1-9　11 区戴入永久修复体,唇面观龈缘位置理想,牙齿颜色、轮廓与邻牙基本一致

图 5-1-10　11 最终修复后 1 年随访,可见软组织改建完成,形态、色泽与邻牙协调

(五) 治疗流程

本病例介绍牙根屏障技术(socket shield technique,也称根盾术)在前牙区即刻种植中的应用。该技术可以保护前牙区唇侧骨板,避免其出现吸收。牙根屏障技术也称为 root membrane 技术,这两项技术本质是一样的,故 Mitsias E. Miltiadis 将这些技术统称为 PDL-mediated ridge preservation[2]。该病例旨在探讨 socket shield 技术在保存唇侧骨板和维持软组织形态上的优势及操作时的注意事项。患者在戴入最终修复和戴牙后 1 年的随访结果显示该病例效果令人满意(图 5-1-11)。

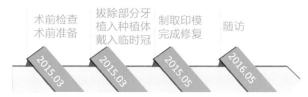

图 5-1-11　治疗流程图

（六）病例点评

1. 牙根屏障技术的优势及适应证　在上颌前牙区，拔牙后牙槽骨吸收十分明显，尤其是唇侧骨板的吸收，常造成唇侧软组织塌陷。微创拔牙方式或进行位点保存，可以尽量保存牙槽骨的量并减少拔牙术后牙槽骨的吸收，满足后牙等非美学区种植体植入的三维骨空间，但目前尚无任何一种位点保存技术能够绝对保存牙槽骨的完整度和维持软组织的稳定性。对于美学区种植而言，唇侧牙槽骨的完整性和厚度是降低美学风险和维持术后稳定性的关键，因此对于上前牙缺失的病例，则需要更完善的方法来解决拔牙术后牙槽骨吸收的问题。缺牙导致的牙周膜（periodontal ligament，PDL）丧失，继而减少了对唇侧骨板的血供是唇侧骨板吸收的主要原因，socket shield 技术保留了患牙唇侧部分根片组织并在根片腭侧植入种植体，该技术通过保留部分根片组织来保留相应部分的牙周膜，继而保存唇侧牙周膜和黏骨膜的血供，最大程度的防止唇侧骨板的吸收，同时动物实验也证实了种植体与根片、牙槽骨之间的直接结合，唇侧根片的存在也可以防止破骨性的骨改建。与常规的即刻种植相比，该技术可在牙根方向的指引下进行窝洞的预备，更有利于完成以修复为导向的种植体植入。位于前牙区无法保留的患牙或残根，无急性根尖炎症，无严重牙周疾病（附着丧失小于 3mm），且需要采用即刻种植的病例可选用此技术[2]。

2. 牙根屏障技术的注意事项　在手术及后期修复过程中需要注意：①进行保留唇侧根片组织操作时，手法应轻柔，唇侧根片组织可以保留至牙槽嵴上 0.5~1mm，以便更好地支持唇侧软组织的形态，如果患牙有牙冠部分，可先用金刚砂车针磨除牙冠部分，注意保存唇侧牙根部分的高度。利用柱状金刚砂车针彻底将牙根分为唇腭侧两部分，注意保证唇侧根片的厚度。②与常规即刻种植的窝洞预备类似，钻针应集中在拔牙窝的腭侧骨，同时注意要保存唇侧根片组织的薄层的牙本质，或根片厚度在 1mm 以上，用以保持根片的完整性，防止根片折裂或松动，最终偏向腭侧植入种植体（图 5-1-12）。关于牙根高度和厚度的问题，康健、谭震等[3]研究证实根片的高度不管与牙槽嵴齐平还是高出牙槽嵴 1mm，其牙槽骨的吸收程度差别不大。而根片的厚度与牙槽嵴的稳定性关系更为密切。当根片的厚度在 0.5~1.5mm 时，根片越厚则牙槽骨的吸收量越小，即 ITB 就越小（图 5-1-13）。③与常规即刻种植后行即刻临时修复类似，临时修复体不应与对颌牙有任何咬合接触，在临时修复体对软组织进行塑形的复诊过程中，应注意检查软组织的外形，并结合唇侧的扪诊，检查根片组织有无炎症或松动。④术后随访时，应注意唇侧软组织的稳定性，并通过 X 线检查根片组织的完整性及有无吸收[2,4,5]。

3. 牙根屏障技术的临床效果　许多学者报道了该技术在保存唇侧骨板和后期美学稳定性方面的优势。Siormpas 等[5]通过 5 年临床试验证实，运用该技术进行即刻种植后种植体的 5 年存活率为 100%，且术后牙槽嵴顶骨吸收量较少，但研究中同时出现 1 例由于术前根尖炎症的遗留而导致根片组织吸收的情况，提示该技术对适应证的把握较为严格。同时，Gharpure，Bäumer 等学者通过系统性评价指出，该技术中短期效果较为满意，但其长期稳定性还有待大样本的长期临床实践研究来进行验证[6,7]。

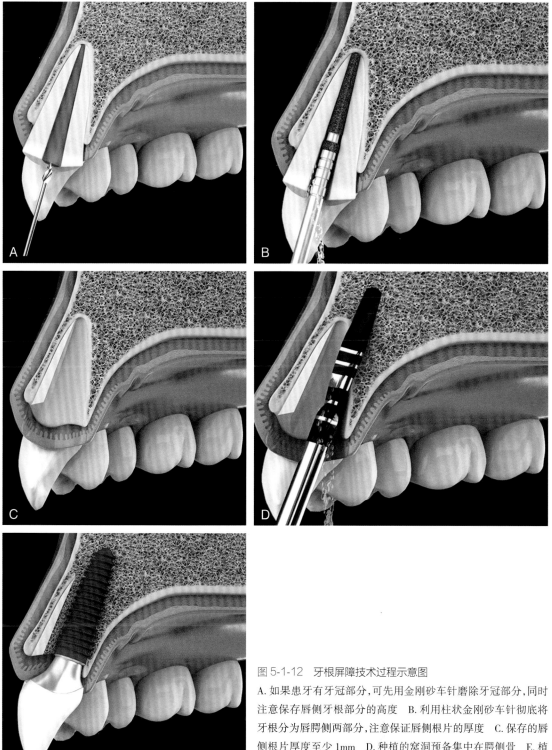

图 5-1-12　牙根屏障技术过程示意图
A. 如果患牙有牙冠部分,可先用金刚砂车针磨除牙冠部分,同时注意保存唇侧牙根部分的高度　B. 利用柱状金刚砂车针彻底将牙根分为唇腭侧两部分,注意保证唇侧根片的厚度　C. 保存的唇侧根片厚度至少 1mm　D. 种植的窝洞预备集中在腭侧骨　E. 植入种植体的位置

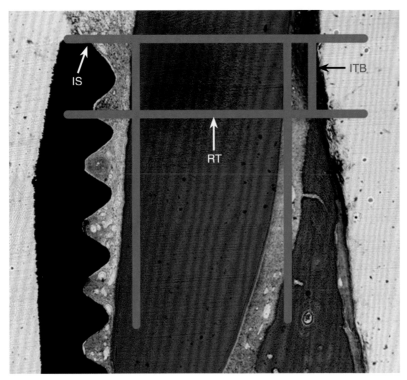

图 5-1-13　根片厚度与 ITB 的关系

IS 代表种植体肩台；ITB 代表种植体肩台与唇侧牙槽嵴顶的距离；RT 代表牙根片的厚度（放大倍数，400×）

参考文献

1. Chappuis V, Martin W. ITI Treatment Guide: Implant Therapy in the Esthetic Zone-Current Treatment Modalities and Materials for Single-tooth Replacements. volume 10. Berlin: Quintessenz Verlags GmbH, 2017.

2. Mitsias ME, Siormpas KD, Kontsiotou-Siormpa E, et al. A Step-by-Step Description of PDL-Mediated Ridge Preservation for ImmediateImplant Rehabilitation in the Esthetic Region. Int J Periodontics Restorative Dent, 2015, 35(6): 835-841.

3. Tan Z, Kang J, Liu W, et al. The effect of the heights and thicknesses of the remaining root segments on buccal bone resorption in the socket-shield technique: An experimental study in dogs. Clin Implant Dent Relat Res, 2018, 8: 271-433.

4. BäumerD, Zuhr O, Rebele S, et al. Thesocket-shield technique: First histological, clinical, and volumetrical observations after separation of the buccal tooth segment—a pilot study. Clin Implant Dent Relat Res, 2015, 17: 71-82.

5. Siormpas KD, Mitsias ME, Kontsiotou-Siormpa E, et al. Immediate implant placement in the esthetic zone utilizing the "root-membrane" technique: clinical results up to 5 years postloading. Int J Oral Maxillofac Implants, 2014, 29(6): 1397-405.

6. Gharpure AS, Bhatavadekar NB J. Current Evidence on the Socket-Shield Technique: A Systematic Review. Oral Implantol, 2017, 43(5): 395-403.

7. Bäumer D, Zuhr O, Rebele S, et al. Socket Shield Technique for immediate implant placement-clinical, radiographic and volumetric data after 5 years. Clin Oral Implants Res, 2017, 28(11): 1450-1458.

二、病例2　采用牙根屏障技术即刻恢复左上颌侧切牙美观

主诊医师：谭震

（一）患者情况

患者，女，36岁。

主　　诉：左上颌前牙外伤4天。

现 病 史：患者4天前因外伤导致左上颌前牙松动，未行任何处理，现有明显的持续疼痛、松动及咬合不适。患者希望能够尽快恢复上颌前牙的功能及美观。

既 往 史：患者体健，否认全身系统疾病病史，否认吸烟史。

检　　查：22Ⅲ°松动，叩（+），BOP（−）。21、23探（−），叩（−），松（−）。前牙浅覆𬌗、浅覆盖。口腔卫生状况一般（图5-2-1~图5-2-3）。

辅助检查：CBCT显示22在根颈1/3处存在明显的折裂纹，唇侧骨板完整，根尖无明显异常（图5-2-4）。

诊　　断：22根折。

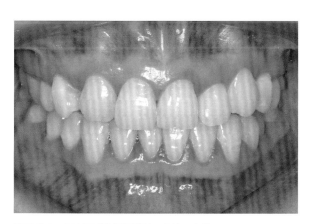

图5-2-1　患者因22根折就诊，术前口内像

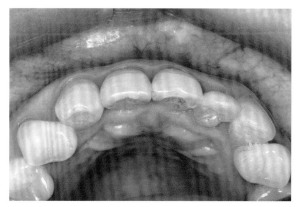

图5-2-2　术前口内𬌗面像

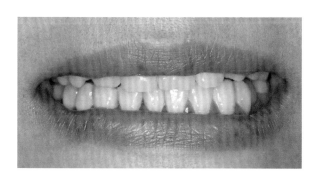

图5-2-3　术前微笑像，显示患者为低笑线

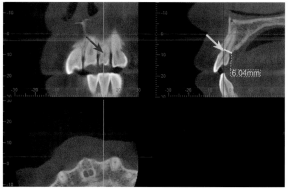

图5-2-4　术前CBCT检查冠状面（红色箭头所示）、矢状面（黄色箭头所示）均可见22牙根存在明显折裂纹，唇侧骨板完整，根尖无明显异常

（二）美学风险评估

根据 ERA 表（表 5-2-1），结合其他临床因素，该病例美学风险等级为高度复杂（complex）。

表 5-2-1　美学风险评估表[1]

风险因素 Esthetic risk factors	风险级别 level of risk		
	低 low	中 medium	高 high
全身状况 medical status	健康，愈合良好 healthy，uneventful healing	—	愈合欠佳 compromised healing
吸烟习惯 smoking habit	非吸烟者 non-smoker	吸烟者（每天≤10根） light smoker（≤10cig/day）	吸烟者（每天>10根） heavy smoker（>10cig/day）
笑线位置 gingival display at full smile	低笑线 low	中笑线 medium	高笑线 high
缺牙间隙的宽度 width of edentulous span	单颗牙缺失（缺牙间隙 ≥7mm[a] 或≥ 6mm[b]） 1tooth（≥7mm[a] 或≥6mm[b]）	单颗牙缺失（缺牙间隙 <7mm[a] or < 6mm[b]） 1tooth（<7mm[a] or < 6mm[b]）	2颗及以上牙位缺失 2 teeth or more
缺失牙（和或邻牙）形态 shape of tooth crowns	矩形或椭圆形 rectangular	—	三角形 triangular
邻牙修复情况 restorative status of neighboring teeth	未修复 virgin	—	已修复 restored
牙龈生物学类型 gingival phenotype	低平弧形，厚龈生物型 low-scalloped，thick	中等弧形，中厚生物型 medium-scalloped， medium-thick	高陡弧形，薄龈生物型 high-scalloped，thin
种植位点的感染 infection at implant site	无感染 none	慢性感染 chronic	急性感染 acute
软组织形态 soft-tissue anatomy	软组织形态完整 soft-tissue intact	—	软组织缺损 soft-tissue defects
邻牙骨高度 bone level at adjacent teeth	距接触点≤ 5mm ≤ 5mm to contact point	距接触点 5.5~6.5mm 5.5~6.5mm to contact point	距接触点≥7mm ≥7mm to contact point
唇（颊）侧骨厚度 * facial bone-wall phenotype*	唇（颊）侧骨厚度≥1mm thick-wall phenotype≥ 1mm thickness	—	唇（颊）侧骨厚度 <1mm thin-wall phenotype<1mm thickness
骨组织形态 bone anatomy of alveolar crest	无骨缺损 no bone deficiency	水平骨缺损 horizontal bone deficiency	垂直骨缺损 vertical bone deficiency
患者的期望值 patient's esthetic expectations	较实际的期望值 realistic expectations	—	不切实际的期望值 unrealistic expectations

[a] 标准径种植体（standard-diameter implant，regular connection）

[b] 窄径种植体（narrow-diameter implant，narrow connection）

* 如果牙齿存在且有 CT 影像（if three-dimensional imaging is available with the tooth in place）

（三）治疗方案

患者因外伤导致 22 根折,折裂位于根颈 1/3,拔除折断的牙体组织后,可见断面位于龈下 2mm,不能满足根管治疗后行桩核冠修复对剩余牙体组织的要求。由于患者是 4 天前发生的前牙外伤,暂未发生根尖区感染,且 22 牙周组织健康,因此术者计划采用牙根屏障技术并行即刻临时修复来尽快恢复患者的前牙美观。临时修复可以采用转移种植体位置关系到模型上,然后进行制作,这样可以减少对种植位点的刺激。转移种植体的位置关系可以考虑采用常规取模技术或者导模技术(index of implant position),有学者认为采用后者更佳,但作者在临床发现两种技术各有优缺点,只要注意在操作时尽量避免材料进入种植位点,这两种技术均可采用。

（四）详细治疗过程

详细治疗过程见图 5-2-5~图 5-2-35。

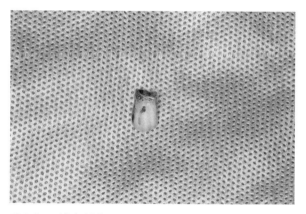

图 5-2-5　拔除 22 折断的牙体组织

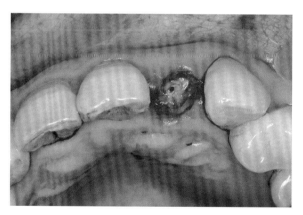

图 5-2-6　显示 22 剩余的牙根断面

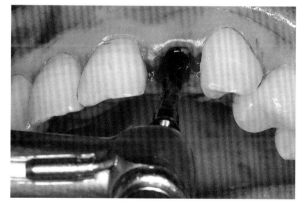

图 5-2-7　进行 22 的骨孔预备

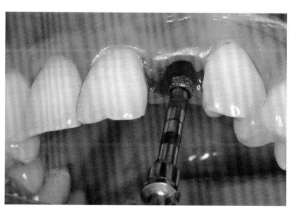

图 5-2-8　利用金刚砂车针修整根片形态

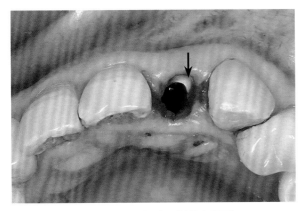

图 5-2-9　预备完成的骨孔及根片形态(箭头所示)

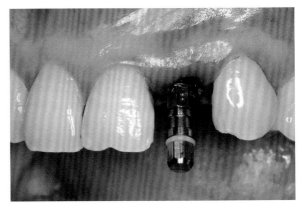

图 5-2-10　于 22 区植入种植体(Straumann BL 3.3mm×14mm)

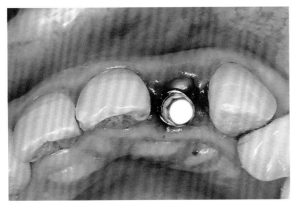

图 5-2-11　22 区植入种植体后殆面观,种植体位于根片腭侧

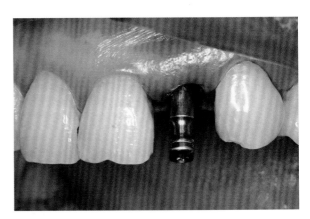

图 5-2-12　22 区安放闭口式印模杆

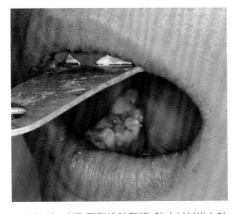

图 5-2-13　制取聚醚橡胶印模,防止材料进入种植位点

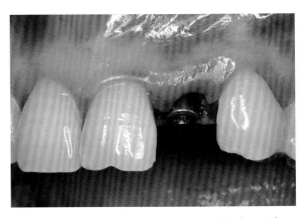

图 5-2-14　局部仔细冲洗,于 22 区安放愈合基台(唇面观)

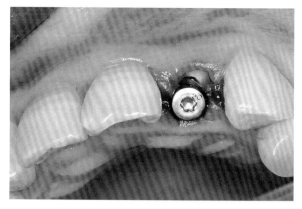

图 5-2-15　安放愈合基台（殆面观）

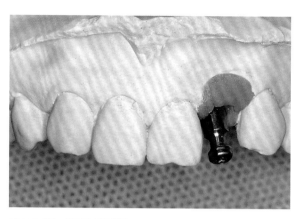

图 5-2-16　灌注石膏模型

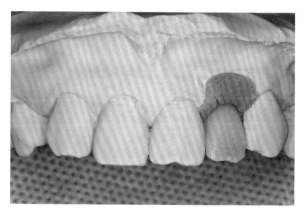

图 5-2-17　制作 22 临时冠

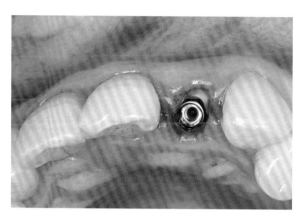

图 5-2-18　取出愈合基台

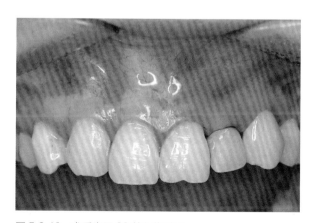

图 5-2-19　术后当天 22 戴入临时冠

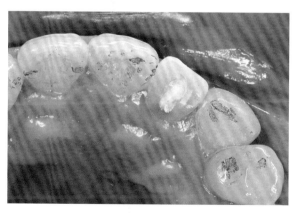

图 5-2-20　封闭 22 临时冠的螺丝孔，并使临时冠与对颌无咬合接触

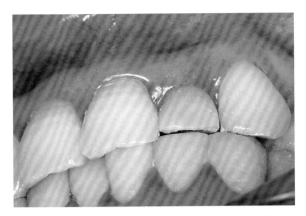

图 5-2-21　在牙尖交错位时 22 临时冠与对颌无咬合接触

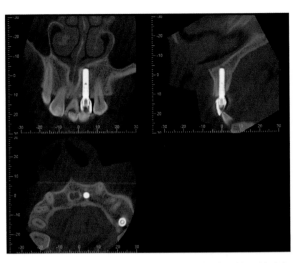

图 5-2-22　术后戴入临时冠,行 CBCT 检查,在冠状面(左上)、矢状面(右上)及横断面(右下)观察到植入种植体的三维轴向满意

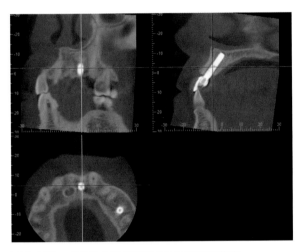

图 5-2-23　术后 3 个月 CBCT 显示唇侧骨板稳定

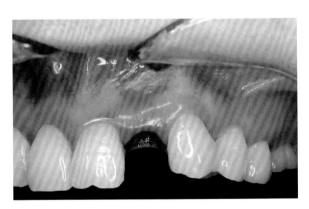

图 5-2-24　术后 6 个月软组织形态,可见 22 区周围软组织健康,龈缘高度合适

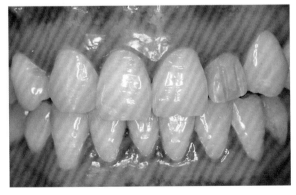

图 5-2-25　术后 6 个月软组织形态,在 22 临时冠唇面磨出凹槽,以利于临时冠在阴模中的就位和稳定,直接制取印模

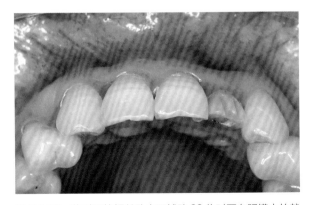

图 5-2-26　临时冠的螺丝孔也可辅助 22 临时冠在阴模中的就位和稳定

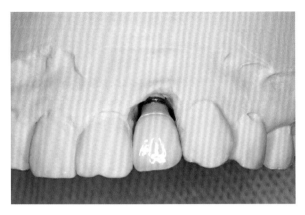

图 5-2-27　制作 22 最终修复体

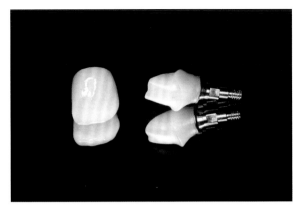

图 5-2-28　制作完成的 22 的个性化氧化锆基台及全瓷冠

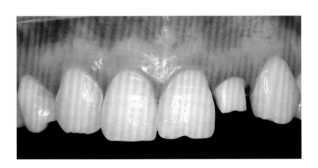

图 5-2-29　试戴 22 的个性化氧化锆基台

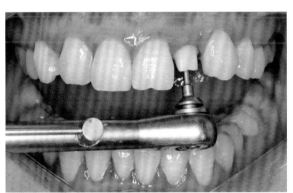

图 5-2-30　加载扭矩至 35N·cm

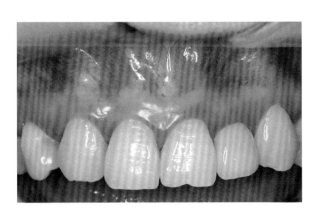

图 5-2-31　戴入 22 最终修复体（唇面观）（孙强技师）

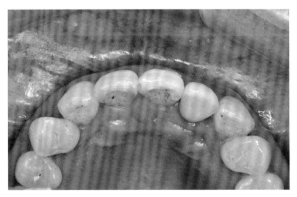

图 5-2-32　戴入 22 最终修复体（殆面观）

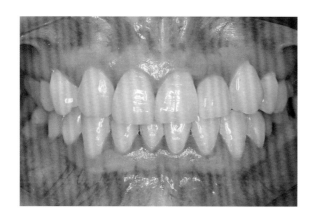

图 5-2-33 22 最终修复后 1 年随访,可见龈缘水平稳定,周围软组织健康

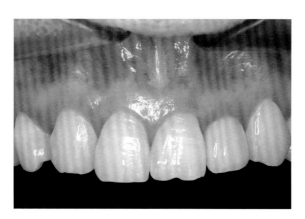

图 5-2-34 22 最终修复后 1 年随访,口内局部像

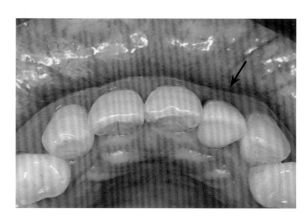

图 5-2-35 22 最终修复后 1 年随访,组织丰满度较术前无明显变化(骀面观)(箭头所示)

(五)治疗流程

这是一例外伤致左上颌前牙复杂根折后利用牙根屏障技术(socket shield technique)行即刻种植的病例(图 5-2-36)。

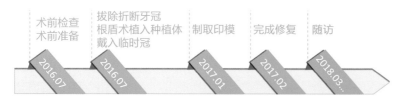

术前检查 术前准备	拔除折断牙冠 根盾术植入种植体 戴入临时冠	制取印模	完成修复	随访
2016.07	2016.07	2017.01	2017.02	2018.03…

图 5-2-36 治疗流程图

(六)病例点评

1. 牙根屏障技术的优势 大量文献证实了拔牙后的牙槽嵴形态变化[2-4],且拔牙窝唇颊侧骨的吸收要远远大于腭侧骨[2]。美学区软硬组织的缺失会影响种植体的位置及最终的美学效果,许多学者选择即

刻种植、植入移植骨材料或者位点保存等方法来降低拔牙后的骨吸收,但没有任何一种方法可以完全阻止缺牙后的牙槽骨吸收。有学者指出无论有无活力的天然牙或牙根都可以有效地防止周围牙槽骨的吸收,甚至可以促进骨的垂直向生长[5],该理念的主要原理是保存了牙周组织附着,即牙周膜、牙骨质及束状骨。2010 年 Hurzeler 等将通过保留部分牙根组织来保存牙周组织的技术命名为 "socket shield" 技术,通过保存唇颊侧部分牙根来降低唇颊侧骨的吸收[6]。由于保存了唇颊侧的牙周附着结构,牙周组织的血供得以维持,故最大限度地降低了唇颊侧骨板的吸收。

2. 种植体长度选择　本病例选择使用 3.3mm×14mm 长度的种植体,种植体末端可植入鼻底骨皮质中,达到双皮质骨固位效果,此法可以增加种植体的稳定性。Miyamoto 等通过共振频率分析和 CT 检测评估骨质骨量和种植体长度对种植体初期稳定性的影响,结果显示,与种植体长度相比,种植体穿过皮质骨的厚度对种植体的初期稳定性的影响更显著[7]。因此,植入位点处骨密质与骨松质的比例对种植体初期稳定性的影响较大,本例中种植体颈部及末端均穿入皮质骨,其良好的初期稳定性也为后期即刻临时修复打下了基础。

3. 利用临时冠精确转移穿龈形态　许多文献报道了术后利用临时冠对牙龈进行诱导和塑形的重要性[8~10],本病例中术者通过术后 6 个月的临时冠塑形使牙龈稳定在理想位置,此时软组织结构中从种植体颈部到牙龈龈缘的部分为穿龈区,而进行取模时精确转移牙龈塑形后的穿龈形态,是技师制作具有理想穿龈轮廓修复体以取得满意修复效果的关键。由于成品印模杆多为规则圆柱形,无法匹配塑形后的穿龈形态,且没有临时冠的支撑,周围软组织会很快塌陷,流动性的弹性印模材料也无法支持穿龈区的软组织[11],因此,通常需要各种直接或间接方法来转移美学区的穿龈形态,其中较常用的是制作个性印模杆技术。个性化印模杆技术是在体外通过制取临时冠穿龈区形态阴模,在成品印模杆的基础上利用低体积收缩率树脂复制穿龈区形态,该方法较为精确及简便,但对操作技术及制作材料的要求较高[12]。本病例采用的是直接利用临时冠进行穿龈形态转移,在临时冠存在的情况下制取印模,然后将临时冠取下后与种植体代型连接,将临时冠直接就位于印模中,其暴露在印模外与植体代型颈部间的部分即反映了穿龈形态,由于该方法直接采用临时修复体来记录穿龈轮廓,所以更加精确、直接和简便。使用该方法的注意事项:①调整暂时冠邻接面,防止临时冠与邻牙连接太紧而未完全就位;②成品印模杆具备凹槽以利于印模杆在印模中准确就位及稳固,而临时冠表面较圆滑,在制取印模前,需在临时冠表面制作凹槽,临时冠的螺丝孔形态也可帮助其在印模中就位[13];③取下临时冠后,至少 1 小时患者口内无法戴入临时冠,该时间段内可放置愈合基台,并在基台与周围软组织内注入印模材料暂时维持软组织形态[13],取下愈合基台时应注意完全清除穿龈区内的印模材料;④完成石膏模型制作后,应将临时冠清洗消毒(如在洗必泰凝胶中浸泡)后,再重新戴入患者口内,以防感染。

参考文献

1. Chappuis V,Martin W. ITI Treatment Guide:Implant Therapy in the Esthetic Zone-Current Treatment Modalities

and Materials for Single-tooth Replacements.volume 10.Berlin：Quintessenz Verlags GmbH，2017.

2. Araújo MG，Sukekava F，Wennström JL，et al. Ridge alterations following implant placement in fresh extraction sockets：an experimentalstudy in the dog. Journal of Clinical Periodontology，2005，32（6）：645-652.

3. Schropp L，Wenzel A，Kostopoulos L，et al. Bone healing and soft tissue contour changes following single-tooth extraction：a clinical and radiographic 12-month prospective study.International journal of periodontics &restorative Dentistry，2003，23：313-323.

4. Fickl S，Zuhr O，Wachtel H，et al. Dimensional changes of the alveolar ridge contour after different socket preservation techniques. Journal of Clinical Periodontology，2008，35：906-913.

5. Andersson L，Emami-Kristiansen Z，Hogstrom J.Single-tooth implant treatment in the anterior region of the maxilla for treatment of tooth loss after trauma：a retrospective clinical and interview study. Dental Traumatology，2003，19：126-131.

6. Hurzeler MB，Zuhr O，Schupbach P，et al. The socket-shield technique：a proof-of-principle report. Journal of Clinical Periodontology，2010，37：855-862.

7. Miyamoto I，Tsuboi Y，Wada E，et al. Influence of cortical bone thickness and implant length on implant stability at the time of surgery--clinical，prospective，biomechanical，and imaging study. Bone，2005，37（6）：776-780.

8. Wittneben JG，Buser D，Belser UC，et al. Peri-implant soft tissue conditioning with provisional restorations in the esthetic zone：the dynamic compression technique. Int J Periodont Rest Dent，2013，33：447-455.

9. Attard N，Barzilay I. A modified impression technique for accurate registration of peri-implant soft tissues. J Can Dent Assoc，2003，69：80-83.

10. Coelho AB，Miranda JE，Pegoraro LF. Single-tooth implants：a procedure tomake a precise，flexible gingival contour on the master cast. J Prosthet Dent，1997，78：109-110.

11. Shor A，Schuler R，Goto Y. Indirect implant-supported fixed provisional restoration in the esthetic zone：fabrication technique and treatment workflow. J Esthet Restor Dent，2008，20：82-95

12. Patras M，Martin W. Simplified custom impression post for implant-supported restorations. Journal of Prosthetic Dentistry，2016，115（5）：556-559.

13. Attard N，Barzilay I. A modified impression technique for accurate registration of peri-implant soft tissues. Journal of the Canadian Dental Association，2003，69（2）：80-83.

三、病例3　采用牙根屏障技术行左上颌中切牙外伤折断后即刻种植

主诊医师：谭震

（一）患者情况

患者，男，35岁。

主　　诉：左上颌前牙及颌面部外伤5天。

现 病 史：5天前，患者因外伤导致左上颌前牙及颌面部外伤，已于急诊处理了软组织挫裂伤，患者自觉左上颌前牙牙冠位移、松动，因出现咬合不适及影响美观而就诊。患者希望能够尽快恢复上颌前牙的功能及美观。

既 往 史：患者体健，否认全身系统疾病病史，否认吸烟史。

检　　查：21牙冠较11舌倾，21Ⅲ°松动，叩（+），BOP（−）。11、23探（−），叩（−），松（−）。前牙浅覆𬌗、浅覆盖。口腔卫生状况一般。下唇挫裂伤已缝合，创口愈合良好（图5-3-1~图5-3-3）。

辅助检查：CBCT显示21于根上1/3处存在明显的折裂纹，唇侧骨板完整，根尖无明显异常（图5-3-4，图5-3-5）。

诊　　断：21根折。

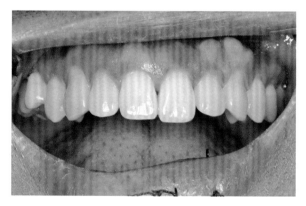

图5-3-1　患者因左上颌前牙外伤就诊，下唇挫裂伤已缝合

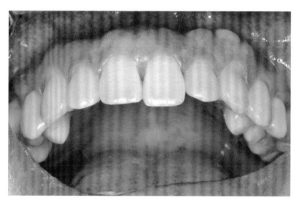

图5-3-2　术前口内像，可见21牙冠因外伤而略舌倾，切端较11伸长

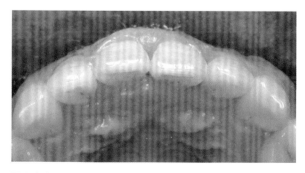

图5-3-3　术前口内像，可见21切缘较11向舌侧位移（𬌗面观）

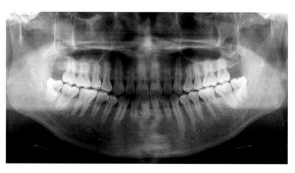

图5-3-4　术前全口牙位曲面体层片显示21颈部有折裂纹

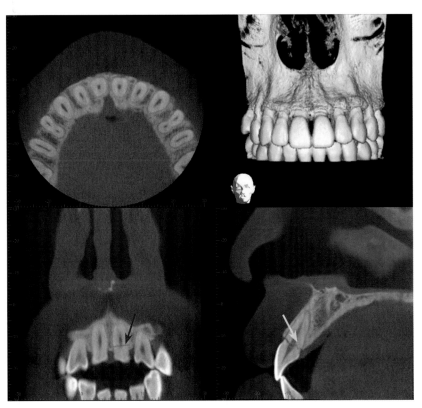

图 5-3-5　术前 CBCT 冠状面（红色箭头所示）及矢状面（黄色箭头所示）显示 21 牙根有
折纹,根尖区无急慢性炎症,唇侧骨板完整

（二）美学风险评估

根据 ERA 表（表 5-3-1）,结合其他临床因素,该病例难度等级为高度复杂（complex）。

（三）治疗方案

患者 3 天前因外伤导致左上颌前牙及颌面部外伤,自觉牙冠移位且有明显的松动,CBCT 证实是 21
根折。由于 21 原本为健康天然牙,且患者仅外伤 3 天,因此 21 根尖区暂未发生感染,术者决定采用牙根
屏障技术进行 21 即刻种植并即刻临时修复。

表 5-3-1 美学风险评估表[1]

风险因素 Esthetic risk factors	风险级别 level of risk		
	低 low	中 medium	高 high
全身状况 medical status	健康，愈合良好 healthy，uneventful healing	—	愈合欠佳 compromised healing
吸烟习惯 smoking habit	非吸烟者 non-smoker	吸烟者（每天≤10根） light smoker（≤10cig/day）	吸烟者（每天>10根） heavy smoker（>10cig/day）
笑线位置 gingival display at full smile	低笑线 low	中笑线 medium	高笑线 high
缺牙间隙的宽度 width of edentulous span	单颗牙缺失（缺牙间隙≥7mm[a] 或≥6mm[b]） 1 tooth（≥7mm[a] or ≥6mm[b]）	单颗牙缺失（缺牙间隙<7mm[a] 或<6mm[b]） 1 tooth（<7mm[a] or <6mm[b]）	2颗及以上牙位缺失 2 teeth or more
缺失牙（和或邻牙）形态 shape of tooth crowns	矩形或椭圆形 rectangular	—	三角形 triangular
邻牙修复情况 restorative status of neighboring teeth	未修复 virgin	—	已修复 restored
牙龈生物学类型 gingival phenotype	低平弧形，厚龈生物型 low-scalloped，thick	中等弧形，中厚生物型 medium-scalloped，medium-thick	高陡弧形，薄龈生物型 high-scalloped，thin
种植位点的感染 infection at implant site	无感染 none	慢性感染 chronic	急性感染 acute
软组织形态 soft-tissue anatomy	软组织形态完整 soft-tissue intact	—	软组织缺损 soft-tissue defects
邻牙骨高度 bone level at adjacent teeth	距接触点≤5mm ≤5mm to contact point	距接触点5.5~6.5mm 5.5~6.5mm to contact point	距接触点≥7mm ≥7mm to contact point
唇（颊）侧骨厚度* facial bone-wall phenotype*	唇（颊）侧骨厚度≥1mm thick-wall phenotype ≥1mm thickness	—	唇（颊）侧骨厚度<1mm thin-wall phenotype<1mm thickness
骨组织形态 bone anatomy of alveolar crest	无骨缺损 no bone deficiency	水平骨缺损 horizontal bone deficiency	垂直骨缺损 vertical bone deficiency
患者的期望值 patient's esthetic expectations	较实际的期望值 realistic expectations	—	不切实际的期望值 unrealistic expectations

[a] 标准径种植体（standard-diameter implant，regular connection）

[b] 窄径种植体（narrow-diameter implant，narrow connection）

* 如果牙齿存在且有 CT 影像（if three-dimensional imaging is available with the tooth in place）

（四）详细治疗过程

详细治疗过程见图 5-3-6~ 图 5-3-37。

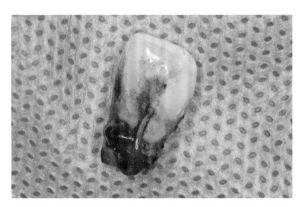

图 5-3-6　拔除 21 折断的牙体组织

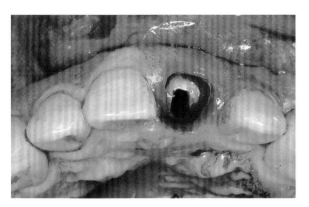

图 5-3-7　在 21 剩余牙根断面略偏腭侧行骨孔预备

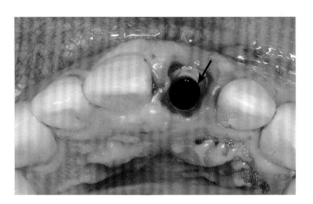

图 5-3-8　预备后的骨孔及唇侧保留的根片形态（箭头所示）

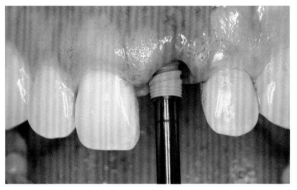

图 5-3-9　于 21 区植入种植体（Nobelactive RP 4.3mm× 13mm）

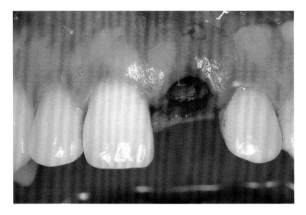

图 5-3-10　显示种植体植入深度

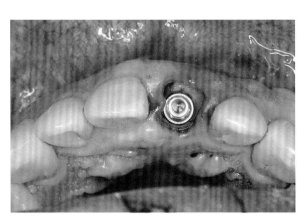

图 5-3-11　植入种植体后，种植体位于根片腭侧（𬌗面观）

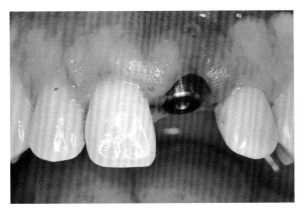

图 5-3-12　戴入愈合基台(唇面观)

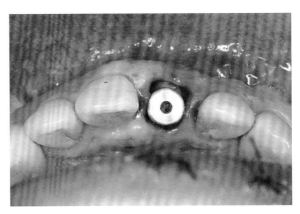

图 5-3-13　戴入愈合基台(𬌗面观)

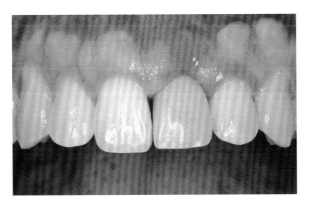

图 5-3-14　制作 21 临时冠,于手术当天戴入

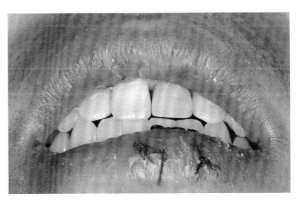

图 5-3-15　对临时冠进行咬合调整,与对𬌗牙无咬合接触

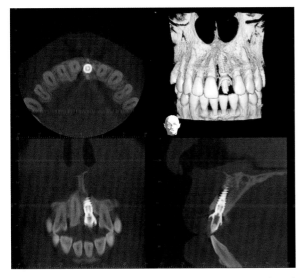

图 5-3-16　术后行 CBCT 检查,横断面(左上)、冠状面(左下)及矢状面(右下)均可见种植体植入位置理想

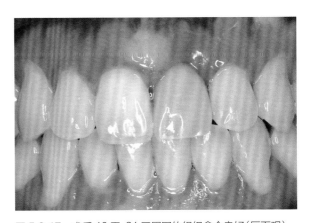

图 5-3-17　术后 10 天,21 区周围软组织愈合良好(唇面观)

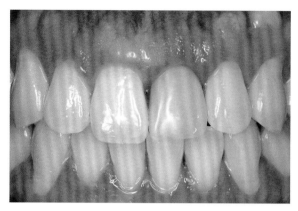

图5-3-18 术后5周,于21临时冠的近中颈缘处添加树脂材料,模拟邻牙龈缘形态

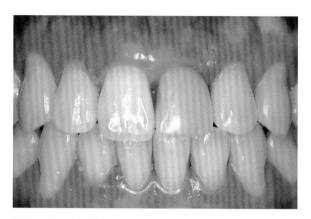

图5-3-19 术后3个月,21区龈缘水平与邻牙一致(唇面观)

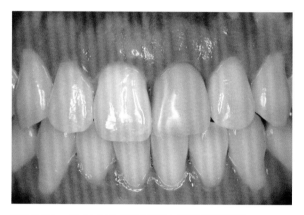

图5-3-20 术后4个月,21区龈缘水平稳定(唇面观)

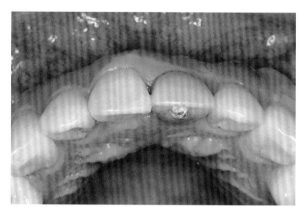

图5-3-21 术后4个月(殆面观)

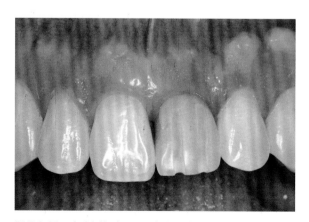

图5-3-22 在21临时冠唇面磨出凹槽,利用临时冠作为印模杆制取印模

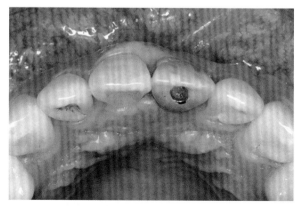

图5-3-23 21临时冠螺丝孔也可辅助临时冠在阴模中的就位和稳定

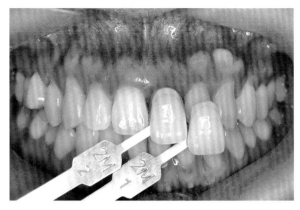

图 5-3-24　比色

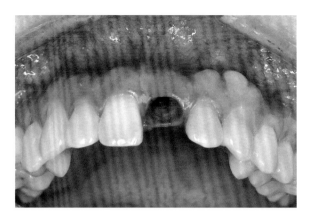

图 5-3-25　术后 6 个月,21 区软组织袖口形态

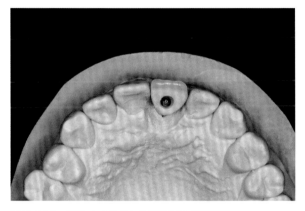

图 5-3-26　制作完成的 21 最终修复体(殆面观)

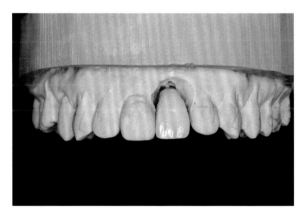

图 5-3-27　制作完成的 21 最终修复体(唇面观)

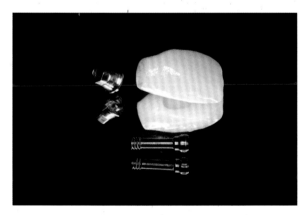

图 5-3-28　利用 ASC 基台纠正螺丝孔穿出 21 修复体的位置

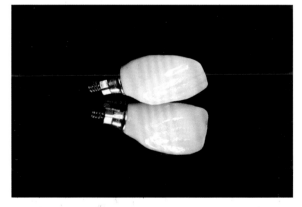

图 5-3-29　21 最终修复体

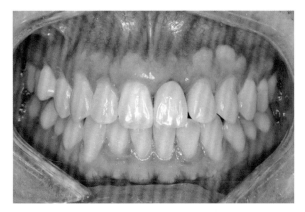

图 5-3-30 戴入 21 最终修复体（唇面观）

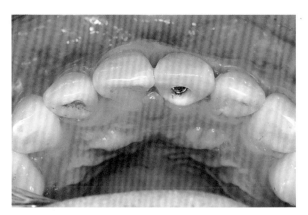

图 5-3-31 戴入 21 最终修复体（𬌗面观）

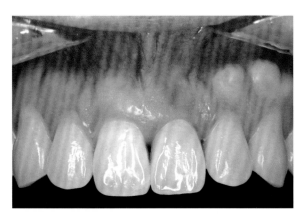

图 5-3-32 21 最终修复后 2 个月随访

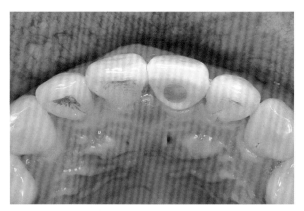

图 5-3-33 21 最终修复后 2 个月（𬌗面观）

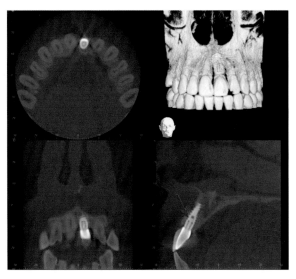

图 5-3-34 完成 21 最终修复后 13 个月随访，CBCT 矢状面显示唇面骨板厚度稳定（箭头所示）

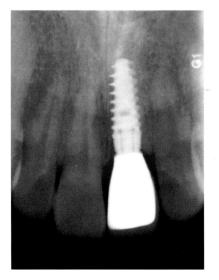

图 5-3-35 完成 21 最终修复后 13 个月随访，根尖片显示种植体周围骨水平稳定，无明显骨吸收

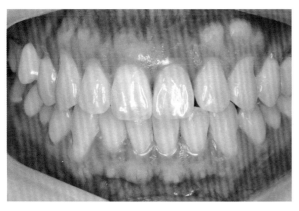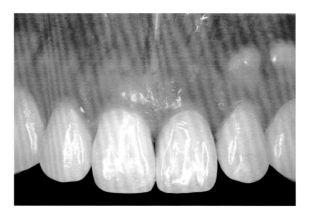

图 5-3-36　完成 21 修复后 13 个月随访,口内像可见龈缘水平稳定

图 5-3-37　完成 21 修复后 13 个月随访,口内局部像可见软组织健康,有明显的点彩结构

（五）治疗流程

这是一例外伤所致左上颌前牙复杂根折行牙根屏障技术治疗的病例(图 5-3-38)。

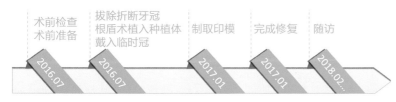

图 5-3-38　治疗流程图

（六）病例点评

1. 牙根屏障技术的发展及临床效果　迄今,暂无方法可以完全防止拔牙后引起的牙槽骨生理性吸收[2]。其最主要原因是拔牙后伴随牙周膜丧失、血供减少而引起[3],此类骨吸收是三维向的,不仅可以导致软组织的根向退缩,同时可以看到唇颊侧组织的形态出现凹陷[4]。早在 20 世纪 90 年代,Buser 等就期望通过保留种植体周围的功能性牙周膜来降低缺牙后的牙槽骨吸收,他为期 12 个月的动物实验研究结果表明,种植体表面与牙骨质直接接触,且牙周膜内的穿通纤维垂直连接两侧的牙骨质和牙槽骨,显示在植入种植体的同时可以保存功能性的牙周附着结构(牙骨质、牙周膜和牙槽骨)[5],而牙周附着结构的保存势必可以减少唇颊侧骨的吸收。随后有一系列的动物实验及临床试验证实了通过保存牙周结构来减少唇颊侧组织改建的效果[6,7]。Siormpas 等通过临床试验显示在美学区采用牙根屏障技术的 5 年成功为 100%,影像学检查分析种植体颈部近远中垂直骨吸收量分别为 0.18±0.09mm 和 0.21±0.09mm,表现出稳定而满意的临床效果[8]。牙根屏障技术的优势还体现在其对不翻瓣技术的应用,不仅保留了唇颊侧骨板来自牙周膜的血供,还保留了骨膜下血管的血供,该血供可以穿过牙周膜直接营养唇颊侧骨板,进一步降低骨的吸收。

本病例中,术者因为外伤导致左上颌前牙的复杂根折,其牙根没有明显的急慢性炎症,唇侧软硬组织完整,符合牙根屏障技术的适应证要求。患者由于术前外伤导致患牙区唇侧骨板变形,从术前殆面观,患处组织丰满度欠佳,但患者为低笑线,可以接受此程度的组织塌陷。由于术中保存了唇侧的牙周附着结构,在随后1年多的随访中,患者的软组织高度及唇侧丰满度水平基本没有变化。拔除折断的牙冠后可以清晰的看到断端,即使不翻瓣也可进行较为精确的骨孔定位,但不翻瓣技术无法直视骨的位置、形态及厚度,需要术者对术前局部解剖结构有充分详细的把握,该技术仍然需要丰富的临床经验,此类病例应属于高度复杂病例。

2. 采用 ASC 基台进行螺丝固位　术后当天,患者戴入临时冠对牙龈进行塑形及稳定。术后的前1~4周,牙龈处于较快的塑形期,可在此期间选择进行1~2次甚至多次的牙龈形态调整,术后的4~12周,牙龈进入稳定期[9],当牙龈稳定在理想水平后,可考虑进行最终印模制取。在最终修复体制作时,术者选择 ASC(angulated screw channel)基台来避免螺丝孔从修复体唇面穿出的问题,该类基台可以解决螺丝孔方向与种植体方向之间 0~25° 的角度偏差。ASC 基台可以把原来只能进行粘接固位的修复体改变为螺丝固位,减少了粘接剂残留的可能,还方便后期的维护。

3. 修复体与余留牙色泽稳定性　戴牙时,患者对修复体色泽满意,但1年后随访时,细心的患者主诉天然牙颜色的改变导致21种植牙冠与11天然牙之间出现了细微色差,但不明显。这提示我们在进行年轻恒牙修复时,患者自身天然牙颜色有出现变化的可能。在临床中还有一些患者在对美学区牙齿修复前,往往对剩余天然牙先行了漂白治疗,然后再进行缺失牙修复,此时患者余留牙的色泽稳定性不佳也会对远期美学修复效果构成挑战。医患双方对此都要有足够的认识。

参考文献

1. Chappuis V,Martin W. ITI Treatment Guide:Implant Therapy in the Esthetic Zone-Current Treatment Modalities and Materials for Single-tooth Replacements.volume 10.Berlin:Quintessenz Verlags GmbH,2017.

2. Schropp L,Wenzel A,Kostopoulos L,et al. Bone healing andsoft tissue contour changes following single-tooth extraction:Aclinical and radiographic 12-month prospective study. Int J Periodontics Restorative Dent,2003,23:313-323.

3. Araujo MG,Lindhe J. Dimensional ridge alterations following tooth extraction. An experimental study in the dog. J Clin Periodontol,2005,32:212-218.

4. Petropoulou A,Pappa E,Pelekanos S. Esthetic considerations when replacing missing maxillary incisors with implants:A clinical report.JProsthet Dent,2013,109(3):140-144.

5. Buser D,Warrer K,Karring T. Formation of a periodontal ligamentaround titanium implants. J Periodontol,1990,61(9):597-601.

6. Davarpanah M,Szmukler-Moncler S. Unconventional implant treatment:I. Implant placement in contact with ankylosed root fragments. A series of five case reports. Clin Oral Implants Res,2009,20:851-856.

7. Hurzeler MB,Zuhr O,Schupbach P,et al. The socket-shield technique:A proof-of-principle report.J Clin Periodontol,2010,37:855-862.

8. KD Siormpas,ME Mitsias,E Kontsiotou-Siormpa,et al. Immediate implant placement in the esthetic zone utilizing the "root-membrane " technique:clinical results up to 5 years postloading. International Journal of Oral & Maxillofacial implants,2014,29(6):1397-405.

9. Niklaus P Lang,Jan Lindhe. Clinical Periodontology and Implant Dentistry. 6th ed.Willy:Blackwell,2015.

四、病例 4　采用即刻种植结合牙根屏障技术修复上颌双侧中切牙

主诊医师:谭震

(一) 患者情况

患者,女,33岁。

主　　诉:上颌前牙烤瓷冠边缘"发黑"6个月。

现 病 史:6年前,患者因外伤导致上颌前牙冠折,后行根管治疗及金属桩核及烤瓷冠修复。现因烤瓷冠边缘暴露、变色影响美观而就诊。

既 往 史:患者体健,否认全身系统疾病病史,否认吸烟史。

检　　查:11、21烤瓷冠修复,边缘不密合,桩核金属暴露,牙龈透灰黑色,11、21牙探(-),叩(-),松(-)。前牙浅覆𬌗、浅覆盖。口腔卫生状况尚可(图5-4-1~图5-4-4)。

辅助检查:CBCT显示11、21为桩核及烤瓷冠修复体,唇侧骨板完整,根尖无明显异常(图5-4-5,图5-4-6)。

诊　　断:11、21为不良修复体。

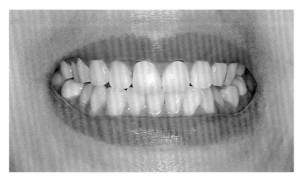

图5-4-1　术前微笑像,患者为中笑线

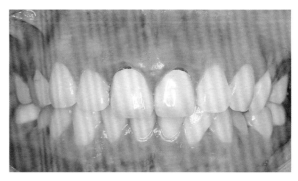

图5-4-2　正面咬合像,可见患者覆𬌗覆盖关系无明显异常

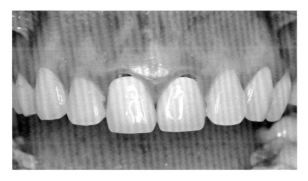

图5-4-3　11、21牙龈薄,牙根区透色

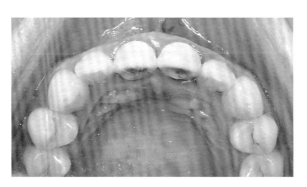

图5-4-4　𬌗面像,可见11、21治疗前唇侧丰满度尚可

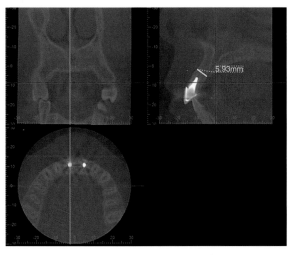
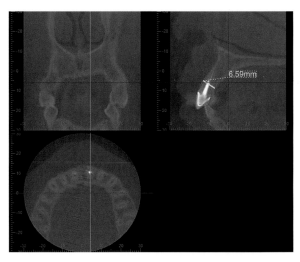

图 5-4-5 术前 CBCT 矢状面显示 11 牙槽骨唇舌侧厚度约为 5.9mm

图 5-4-6 术前 CBCT 矢状面显示 21 牙槽骨唇舌侧厚度约为 6.5mm

（二）美学风险评估

根据 ERA 表（表 5-4-1），结合其他临床因素，该病例外科难度等级为高度复杂（complex）。

（三）治疗方案

患者 6 年前行上颌前牙金属桩核及烤瓷冠修复，现因修复体边缘不密合导致金属暴露使得牙龈"发黑"，同时由于患者是薄龈生物型，可以透出金属的灰黑色，使得"发黑"的问题更加突出，影响患者美观而就诊。从 CBCT 可以看到，在保留根尖 4mm 根充材料的条件下，金属桩的长度已无法满足其在骨内的长度大于根在牙槽骨内总长度 1/2 的条件，因此，重新制作桩核冠修复体的远期效果不佳，且患者希望能够解决牙龈透色的问题，而单纯通过重新制作修复体，该问题也无法彻底解决，故结合 11、21 根尖区无明异常的条件，术者计划采用 11、21 牙根屏障技术，同时从上颌腭部取上皮下结缔组织瓣来增厚 11、21 唇侧软组织的厚度，以解决薄龈透色的问题。

表 5-4-1 美学风险评估表[1]

风险因素 Esthetic risk factors	风险级别 level of risk		
	低 low	中 medium	高 high
全身状况 medical status	健康,愈合良好 healthy,uneventful healing	—	愈合欠佳 compromised healing
吸烟习惯 smoking habit	非吸烟者 non-smoker	吸烟者(每天≤10 根) light smoker(≤10cig/day)	吸烟者(每天 >10 根) heavy smoker(>10cig/day)
笑线位置 gingival display at full smile	低笑线 low	中笑线 medium	高笑线 high
缺牙间隙的宽度 width of edentulous span	单颗牙缺失(缺牙间隙 ≥7mm^a 或≥6mm^b) 1tooth(≥7mm^a or≥6mm^b)	单颗牙缺失(缺牙间隙 <7mm^a or <6mm^b) 1tooth (<7mm^a or < 6mm^b)	2 颗及以上牙位缺失 2 teeth or more
缺失牙[和(或)邻牙]形态 shape of tooth crowns	矩形或椭圆形 rectangular	—	三角形 triangular
邻牙修复情况 restorative status of neighboring teeth	未修复 virgin	—	已修复 restored
牙龈生物学类型 gingival phenotype	低平弧形,厚龈生物型 low-scalloped,thick	中等弧形,中厚生物型 medium-scalloped, medium-thick	高陡弧形,薄龈生物型 high-scalloped,thin
种植位点的感染 infection at implant site	无感染 none	慢性感染 chronic	急性感染 acute
软组织形态 soft-tissue anatomy	软组织形态完整 Soft tissue intact	—	软组织缺损 soft-tissue defects
邻牙骨高度 bone level at adjacent teeth	距接触点≤5mm ≤5mm to contact point	距接触点 5.5~6.5mm 5.5~6.5mm to contact point	距接触点≥ 7mm ≥ 7mm to contact point
唇(颊)侧骨厚度 * facial bone-wall phenotype*	唇(颊)测骨厚度≥1mm thick-wall phenotype ≥1mm thickness	—	唇(颊)测骨厚度 <1mm thin-wall phenotype <1mm thickness
骨组织形态 bone anatomy of alveolar crest	无骨缺损 no bone deficiency	水平骨缺损 horizontal bone deficiency	垂直骨缺损 vertical bone deficiency
患者的期望值 patient's esthetic expectations	较实际的期望值 realistic expectations	—	不切实际的期望值 unrealistic expectations

^{a} 标准径种植体(standard-diameter implant,regular connection)

^{b} 窄径种植体(narrow-diameter implant,narrow connection)

* 如果牙齿存在且有 CT 影像(if three-dimensional imaging is available with the tooth in place)

（四）详细治疗过程

详细治疗过程见图 5-4-7~ 图 5-4-46。

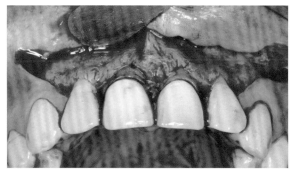

图 5-4-7　沿 12~22 作唇侧龈沟切口,于 12、22 远中作松弛切口,翻瓣,沿牙冠颈部磨断 11、21 牙冠

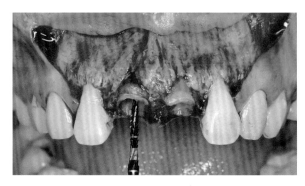

图 5-4-8　用侧切钻磨削修整 11、21 牙根

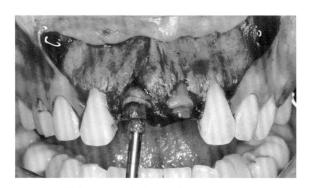

图 5-4-9　修整 11、21 牙根颊侧骨壁高度

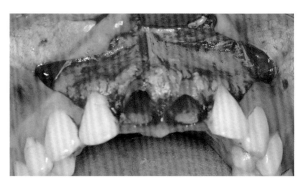

图 5-4-10　11、21 牙根修整好后(骀面观)

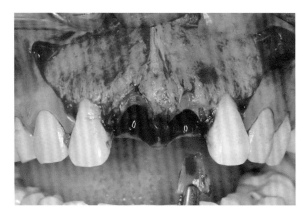

图 5-4-11　切断和拔除 11、21 牙剩余的腭侧根片

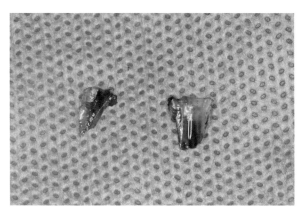

图 5-4-12　拔除的 11、21 的腭侧根片

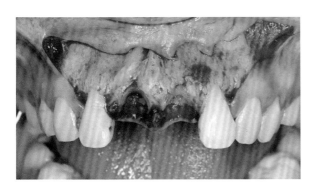

图 5-4-13　于 11、21 区完成种植骨孔的制备

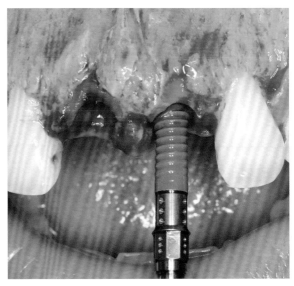

图 5-4-14　于 11、21 区植入种植体（Straumann 钛锆骨水平 3.3mm×14mm）

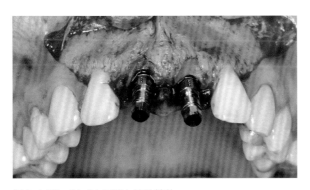

图 5-4-15　11、21 区植入的种植体

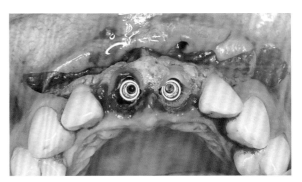

图 5-4-16　植入种植体（殆面观）

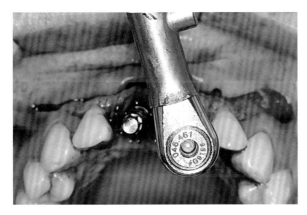

图 5-4-17　初期稳定性良好，超过 35N·cm

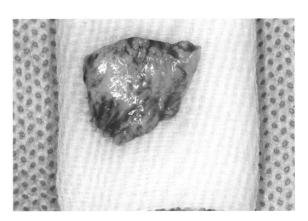

图 5-4-18　取腭侧上皮下结缔组织瓣

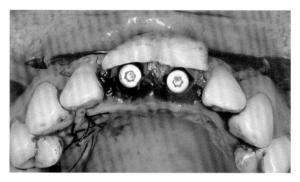

图 5-4-19　将上皮下结缔组织瓣置于 11、21 唇侧（𬌗面观）

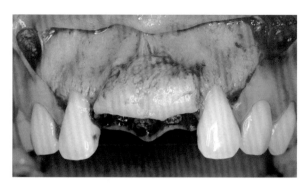

图 5-4-20　将上皮下结缔组织瓣置于 11、21 唇侧（唇面观）

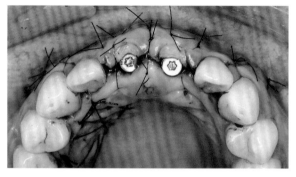

图 5-4-21　严密缝合创口（𬌗面观）

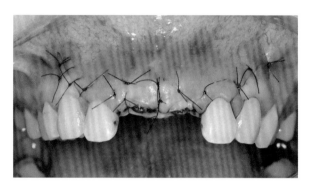

图 5-4-22　严密缝合创口（唇面观）

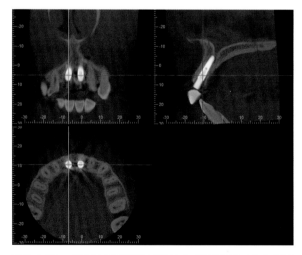

图 5-4-23　术后行 CBCT（11 牙）检查，冠状面（左上）、矢状面（右上）及横断面（左下）均显示种植体植入方向良好，唇侧骨板完整，骨量充足

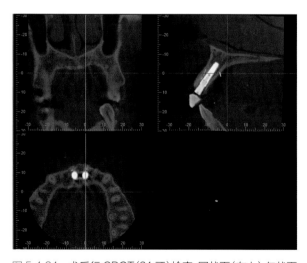

图 5-4-24　术后行 CBCT（21 牙）检查，冠状面（左上）、矢状面（右上）及横断面（左下）均显示种植体植入方向良好，唇侧骨板完整，骨量充足

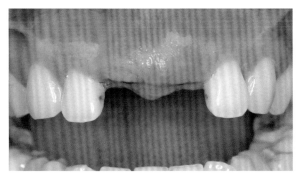

图 5-4-25　术后 20 天,可见软组织愈合良好,牙龈变色问题已得到改善

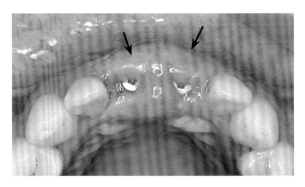

图 5-4-26　术后 20 天,唇侧丰满度良好(殆面观)(箭头所示)

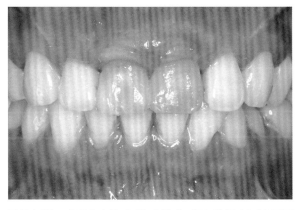

图 5-4-27　术后 2 个月,取模,制作临时冠,进行 11、21 区牙龈塑形

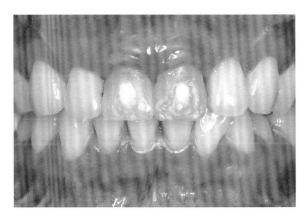

图 5-4-28　塑形近 2 个月后,11、21 牙龈缘水平一致,与邻牙协调

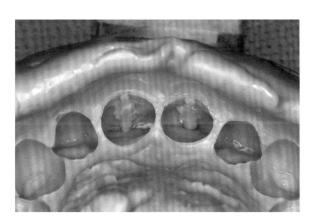

图 5-4-29　利用临时冠进行个性化取模,注意需在临时冠上磨出凹槽以加强固位

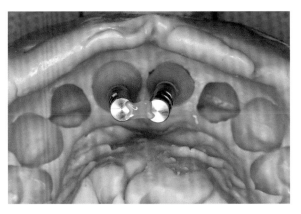

图 5-4-30　连接植体代型并将临时冠复位,在两植体代型之间用速凝树脂固定,以防止其灌模过程中出现移位

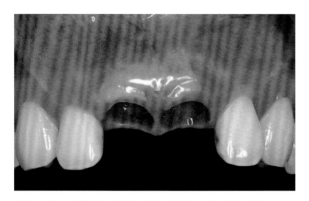

图 5-4-31　最终修复前 11、21 区软组织形态（唇面观）

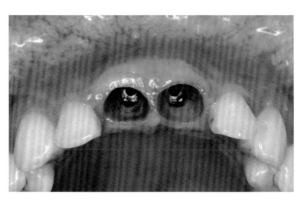

图 5-4-32　穿龈袖口健康（𬌗面观）

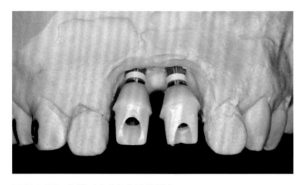

图 5-4-33　制作 11、21 个性化基台

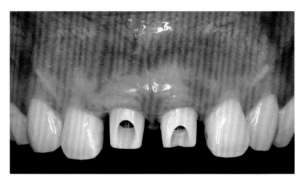

图 5-4-34　11、21 个性化全瓷基台就位

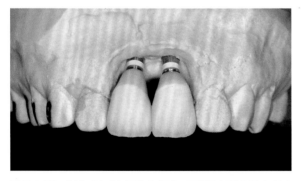

图 5-4-35　制作 11、21 最终修复体，可见修复体颈缘与基台密合

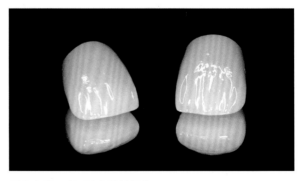

图 5-4-36　11、21 最终修复体

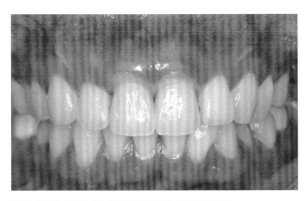

图 5-4-37　戴入 11、21 最终修复体（孙强技师）

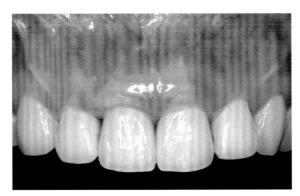

图 5-4-38　11、21 最终修复口内局部像

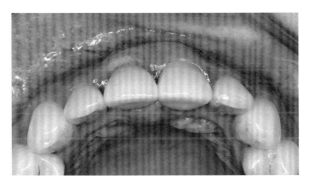

图 5 4 39　11、21 最终修复殆面像

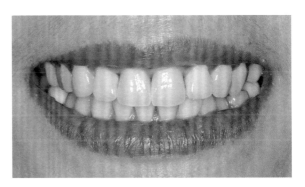

图 5-4-40　11、21 修复完成后微笑像

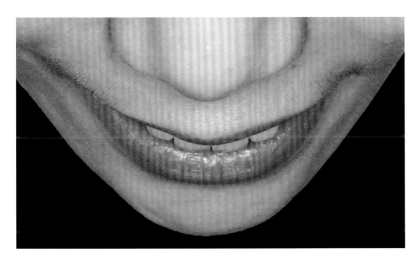

图 5-4-41　上颌前牙唇面外形与唇缘轮廓一致

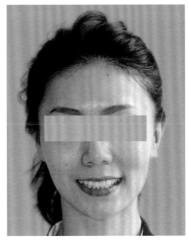

图 5-4-42　11、21 修复后正面微笑像

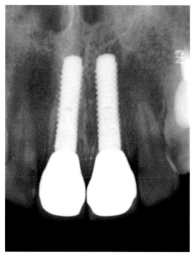

图 5-4-43　11、21 修复完成后,根尖片
显示修复体完全就位

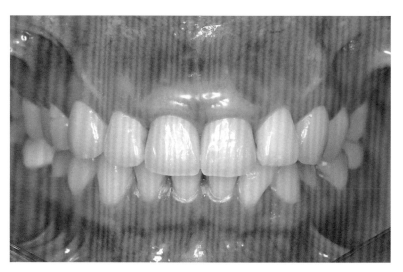

图 5-4-44　11、21 修复后 7 个月随访,口内像

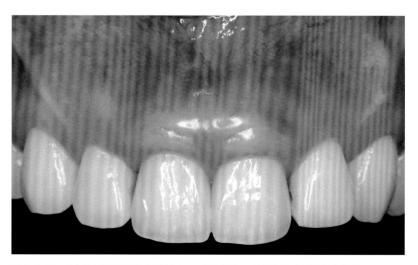

图 5-4-45　11、21 修复后 7 个月随访,口内局部像可见龈缘稳定,龈乳头完整

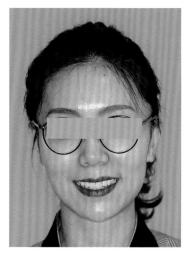

图 5-4-46　11、21 修复后 7 个月随
访,微笑像可见整体美观

（五）治疗流程

　　这是上颌两颗前牙连续缺失的病例,术者采用牙根屏障技术以保存唇侧和嵴顶牙槽骨,避免了复杂的
骨增量手术,取得了理想的美学效果(图 5-4-47)。

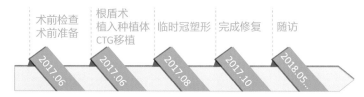

图 5-4-47　治疗流程图

（六）病例点评

1. **牙根屏障技术的应用** 众所周知,唇侧骨板的厚度是前牙美学最重要的影响因素。伴随着牙拔除,牙槽嵴随之改建,尤其是唇侧牙槽骨主要由束状骨组成,随着拔牙后束状骨的消失,牙槽嵴吸收的更多。因此,如何减缓、补偿唇侧牙槽嵴的吸收一直是美学区种植的难点。除了保证种植体理想的位置轴向外,不翻瓣拔牙、牙槽窝植骨、引导骨再生、软组织移植等技术也是常用的减缓、补偿唇侧牙槽嵴吸收的方法。近年来有学者提出,牙根屏障技术即预备牙根保留唇侧部分根片,同时植入种植体,唇侧的束状骨和牙周膜得以保存,这样能够明显减少唇侧牙槽嵴的改建,从而保留牙槽嵴顶和唇侧的牙槽骨,进而软组织也得以稳定。多项动物研究表明,保留部分唇侧根片,即刻植入种植体4个月后,种植体可成功达到骨结合,根片的唇侧以牙周膜与唇侧牙槽骨相连,而根片的舌侧与种植体表面有骨生成[2,3]。一项回顾性研究表明在随访1~4年的时间内,牙根屏障技术的种植体存留率为96.1%,其中,128颗种植体中有123颗成功达到了骨结合[4]。但最新的系统性回顾研究表明,目前的证据尚无法预测牙根屏障技术的长期成功率[5]。

2. **牙根屏障技术的操作要点** 目前牙根屏障技术主要应用于上颌前牙,当然其他牙位并非禁忌,而是因为后牙牙根较弯曲,下颌牙根较细,预备难度大,技术敏感性更高。下面简述前牙牙根屏障技术的操作要点:①完善的术前检查和计划:术前CBCT,判断唇舌侧牙槽嵴与牙根的关系,检查有无根尖感染、吸收、骨开裂或骨开窗等,以及根的长度和宽度,设计种植体的三维位置;②局麻后,将患牙沿牙龈水平横断,注意不要损伤牙龈;③以根管作为参照,用车针将牙根沿近远中离断以分离唇舌侧牙根;④将牙周膜刀插入腭侧牙周膜内,取出腭侧根片,注意不要损伤唇侧根片和牙周膜,可以将一指放于唇侧牙槽嵴上,这样可以敏感感受到根片的移动或唇舌侧根片不完全的分离;⑤修整唇侧根片,使其高度不超过牙槽嵴顶1mm,注意不损伤牙龈;⑥修整根片厚度,使其成一凹面;⑦按理想的三维位置预备种植窝,也可以考虑使用数字化导板引导种植体植入(图5-4-48~图5-4-53),当根片与种植体之间存在较大空隙时需在其中填充植骨材料;⑧务必彻底冲洗清理种植窝以避免牙根炎症[6]。

3. **种植体的选择** 在种植体直径的选择上,该患者选用了3.3mm直径的钛锆种植体,相对于4.1mm直径的种植体,其唇侧得以保留了更多的根片和牙槽骨(图5-4-54,图5-4-55),对于维持种植体周围软组织的长期稳定性更加有利。而选择14mm的长种植体,充分利用根尖下方的牙槽骨,有时甚至可以利用鼻底的皮质骨,保证了即刻种植的初期稳定性。

4. **软组织移植** 该患者的牙龈较薄,牙根的颜色可以通过牙龈透出,因此行腭侧上皮下结缔组织移植以增加唇侧的牙龈厚度,这样一方面可以防止牙龈颜色透出;另一方面对于维持龈缘位置的长期稳定性大有好处。

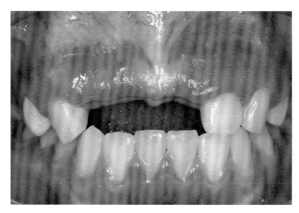

图 5-4-48 术前口内像,患者缺失 11、12 和 21,牙槽嵴高度正常

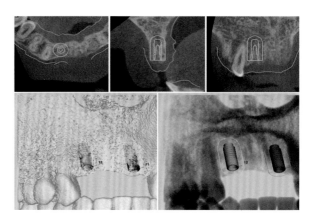

图 5-4-49 种植体三维轴向的设计,同时可见缺牙区牙槽嵴唇侧丰满度不足

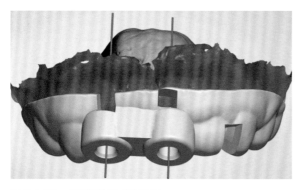

图 5-4-50 虚拟设计完成的导板

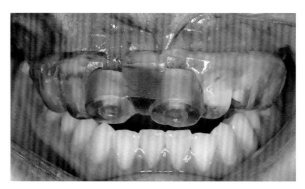

图 5-4-51 3D 打印的数字化导板就位

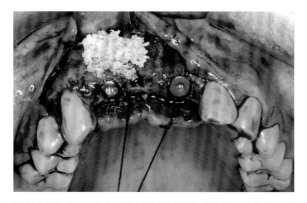

图 5-4-52 依据数字化外科手术导板完成种植体的植入。由于导板设计及模型分析过程中发现缺牙区唇侧牙槽骨丰满度不佳,故种植体植入后,翻瓣行局部骨增量

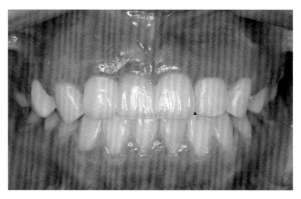

图 5-4-53 完成最终修复

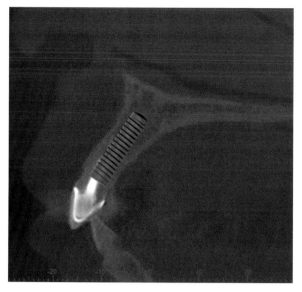

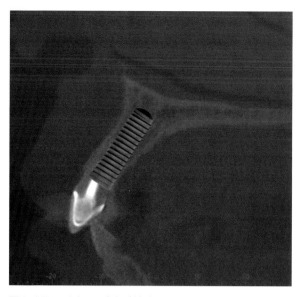

图 5-4-54　3.3mm 直径种植体,剩余唇侧骨量更多　　　　　图 5-4-55　4.1mm 直径种植体,剩余唇侧骨量较少

参考文献

1. Chappuis V,Martin W. ITI Treatment Guide:Implant Therapy in the Esthetic Zone-Current Treatment Modalities and Materials for Single-tooth Replacements.volume 10.Berlin:Quintessenz Verlags GmbH,2017.

2. Hürzeler MB,Zuhr O,Schupbach P,et al. The socket-shield technique:a proof-of-principle report.J Clin Periodontol,2010,37(9):855-862.

3. Bäumer D,Zuhr O,Rebele S,et al.The socket-shield technique:first histological,clinical,and volumetrical observations after separation of the buccal tooth segment-a pilot study. Clin Implant Dent Relat Res,2015,17(1):71-82.

4. Gluckman H,Salama M,Du Toit J.A retrospective evaluation of 128 socket-shield cases in the esthetic zone and posterior sites:Partial extraction therapy with up to 4 years follow-up.Clin Implant Dent Relat Res,2018,20(2):122-129.

5. Gharpure AS,Bhatavadekar NB.Current Evidence on the Socket-Shield Technique:A Systematic Review.J Oral Implantol,2017,43(5):395-403.

6. Gluckman H,Salama M,Du Toit J.Partial Extraction Therapies(PET)Part 2:Procedures and Technical Aspects. Int J Periodontics Restorative Dent,2017,37(3):377-385.

图书在版编目（CIP）数据

美学区种植实战图谱 / 谭震主编 . —北京：人民
卫生出版社，2019
ISBN 978-7-117-28496-7

Ⅰ. ①美… Ⅱ. ①谭… Ⅲ. ①种植牙 – 口腔外科学 –
图谱 Ⅳ. ①R782.12-64

中国版本图书馆 CIP 数据核字（2019）第 088490 号

人卫智网　**www.ipmph.com**	医学教育、学术、考试、健康，
	购书智慧智能综合服务平台
人卫官网　**www.pmph.com**	人卫官方资讯发布平台

美学区种植实战图谱

主　　编：谭　震
出版发行：人民卫生出版社（中继线 010-59780011）
地　　址：北京市朝阳区潘家园南里 19 号
邮　　编：100021
E - mail：pmph @ pmph.com
购书热线：010-59787592　010-59787584　010-65264830
印　　刷：北京盛通印刷股份有限公司
经　　销：新华书店
开　　本：889×1194　1/16　印张：23
字　　数：546 千字
版　　次：2019 年 7 月第 1 版　2019 年 7 月第 1 版第 1 次印刷
标准书号：ISBN 978-7-117-28496-7
定　　价：228.00 元
打击盗版举报电话：**010-59787491**　**E-mail：WQ @ pmph.com**
（凡属印装质量问题请与本社市场营销中心联系退换）

52检